国家卫生健康委员会"十四五"规划教材

全国高等中医药教育教材

供中医学、针灸推拿学、中西医临床医学、康复治疗学等专业用

推 拿 学

第 3 版

中醫

主　编　孙武权　吴云川

副主编　李铁浪　齐凤军　王金贵　王　琳　张　欣

主　审　严隽陶

U0292834

人民卫生出版社

·北 京·

图书在版编目（CIP）数据

推拿学 / 孙武权，吴云川主编 . —3 版 . —北京：
人民卫生出版社，2021.8（2024.7重印）
ISBN 978–7–117–31555–5

Ⅰ. ①推… Ⅱ. ①孙…②吴… Ⅲ. ①推拿 —医学院
校 —教材 Ⅳ. ①R244.1

中国版本图书馆 CIP 数据核字（2021）第 128221 号

人卫智网	www.ipmph.com	医学教育、学术、考试、健康，购书智慧智能综合服务平台
人卫官网	www.pmph.com	人卫官方资讯发布平台

推 拿 学
Tuinaxue
第 3 版

主　　编：孙武权　　吴云川
出版发行：人民卫生出版社（中继线 010-59780011）
地　　址：北京市朝阳区潘家园南里 19 号
邮　　编：100021
E - mail：pmph @ pmph.com
购书热线：010-59787592　　010-59787584　　010-65264830
印　　刷：人卫印务（北京）有限公司
经　　销：新华书店
开　　本：850×1168　1/16　　印张：17
字　　数：446 千字
版　　次：2012 年 6 月第 1 版　　2021 年 8 月第 3 版
印　　次：2024 年 7 月第 7 次印刷
标准书号：ISBN 978-7-117-31555-5
定　　价：69.00 元
打击盗版举报电话：010-59787491　　E-mail：WQ @ pmph.com
质量问题联系电话：010-59787234　　E-mail：zhiliang @ pmph.com

编　委（按姓氏笔画排序）

王　琳（山东中医药大学）　　李守栋（南京中医药大学）

王先滨（黑龙江中医药大学）　李应志（云南中医药大学）

王金贵（天津中医药大学）　　李铁浪（湖南中医药大学）

王晓东（浙江中医药大学）　　杨　硕（贵州中医药大学）

牛　坤（海南医学院）　　　　吴云川（南京中医药大学）

朱炜楷（大连医科大学）　　　张　玮（江西中医药大学）

刘元华（成都中医药大学）　　张　欣（长春中医药大学）

刘俊昌（新疆医科大学）　　　张瑞娟（河北中医学院）

齐凤军（湖北中医药大学）　　陈　军（陕西中医药大学）

安玉兰（山西中医药大学）　　赵彬元（甘肃中医药大学）

孙武权（上海中医药大学）　　姚长风（安徽中医药大学）

严　振（上海中医药大学）　　唐宏亮（广西中医药大学）

严晓慧（河南中医药大学）　　赖淑华（广州中医药大学）

李成林（辽宁中医药大学）　　薛卫国（北京中医药大学）

秘　书　严　振（兼）

修订说明

为了更好地贯彻落实《中医药发展战略规划纲要（2016—2030年）》《中共中央国务院关于促进中医药传承创新发展的意见》《教育部 国家卫生健康委 国家中医药管理局关于深化医教协同进一步推动中医药教育改革与高质量发展的实施意见》《关于加快中医药特色发展的若干政策措施》和新时代全国高等学校本科教育工作会议精神，做好第四轮全国高等中医药教育教材建设工作，人民卫生出版社在教育部、国家卫生健康委员会、国家中医药管理局的领导下，在上一轮教材建设的基础上，组织和规划了全国高等中医药教育本科国家卫生健康委员会"十四五"规划教材的编写和修订工作。

为做好新一轮教材的出版工作，人民卫生出版社在教育部高等学校中医学类专业教学指导委员会、中药学类专业教学指导委员会和第三届全国高等中医药教育教材建设指导委员会的大力支持下，先后成立了第四届全国高等中医药教育教材建设指导委员会和相应的教材评审委员会，以指导和组织教材的遴选、评审和修订工作，确保教材编写质量。

根据"十四五"期间高等中医药教育教学改革和高等中医药人才培养目标，在上述工作的基础上，人民卫生出版社规划、确定了第一批中医学、针灸推拿学、中医骨伤科学、中药学、护理学5个专业100种国家卫生健康委员会"十四五"规划教材。教材主编、副主编和编委的遴选按照公开、公平、公正的原则进行。在全国50余所高等院校2 400余位专家和学者申报的基础上，2 000余位申报者经教材建设指导委员会、教材评审委员会审定批准，聘任为主编、副主编、编委。

本套教材的主要特色如下：

1. **立德树人，思政教育** 坚持以文化人，以文载道，以德育人，以德为先。将立德树人深化到各学科、各领域，加强学生理想信念教育，厚植爱国主义情怀，把社会主义核心价值观融入教育教学全过程。根据不同专业人才培养特点和专业能力素质要求，科学合理地设计思政教育内容。教材中有机融入中医药文化元素和思想政治教育元素，形成专业课教学与思政理论教育、课程思政与专业思政紧密结合的教材建设格局。

2. **准确定位，联系实际** 教材的深度和广度符合各专业教学大纲的要求和特定学制、特定对象、特定层次的培养目标，紧扣教学活动和知识结构。以解决目前各院校教材使用中的突出问题为出发点和落脚点，对人才培养体系、课程体系、教材体系进行充分调研和论证，使之更加符合教改实际、适应中医药人才培养要求和社会需求。

3. **夯实基础，整体优化** 以科学严谨的治学态度，对教材体系进行科学设计、整体优化，体现中医药基本理论、基本知识、基本思维、基本技能；教材编写综合考虑学科的分化、交叉，既充分体现不同学科自身特点，又注意各学科之间有机衔接；确保理论体系完善，知识点结合完备，内容精练、完整，概念准确，切合教学实际。

4. **注重衔接，合理区分** 严格界定本科教材与职业教育教材、研究生教材、毕业后教育教材的知识范畴，认真总结、详细讨论现阶段中医药本科各课程的知识和理论框架，使其在教材中得以凸显，既要相互联系，又要在编写思路、框架设计、内容取舍等方面有一定的区分度。

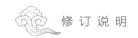

5. **体现传承,突出特色** 本套教材是培养复合型、创新型中医药人才的重要工具,是中医药文明传承的重要载体。传统的中医药文化是国家软实力的重要体现。因此,教材必须遵循中医药传承发展规律,既要反映原汁原味的中医药知识,培养学生的中医思维,又要使学生中西医学融会贯通,既要传承经典,又要创新发挥,体现新版教材"传承精华、守正创新"的特点。

6. **与时俱进,纸数融合** 本套教材新增中医抗疫知识,培养学生的探索精神、创新精神,强化中医药防疫人才培养。同时,教材编写充分体现与时代融合、与现代科技融合、与现代医学融合的特色和理念,将移动互联、网络增值、慕课、翻转课堂等新的教学理念和教学技术、学习方式融入教材建设之中。书中设有随文二维码,通过扫码,学生可对教材的数字增值服务内容进行自主学习。

7. **创新形式,提高效用** 教材在形式上仍将传承上版模块化编写的设计思路,图文并茂、版式精美;内容方面注重提高效用,同时应用问题导入、案例教学、探究教学等教材编写理念,以提高学生的学习兴趣和学习效果。

8. **突出实用,注重技能** 增设技能教材、实验实训内容及相关栏目,适当增加实践教学学时数,增强学生综合运用所学知识的能力和动手能力,体现医学生早临床、多临床、反复临床的特点,使学生好学、临床好用、教师好教。

9. **立足精品,树立标准** 始终坚持具有中国特色的教材建设机制和模式,编委会精心编写,出版社精心审校,全程全员坚持质量控制体系,把打造精品教材作为崇高的历史使命,严把各个环节质量关,力保教材的精品属性,使精品和金课互相促进,通过教材建设推动和深化高等中医药教育教学改革,力争打造国内外高等中医药教育标准化教材。

10. **三点兼顾,有机结合** 以基本知识点作为主体内容,适度增加新进展、新技术、新方法,并与相关部门制订的职业技能鉴定规范和国家执业医师(药师)资格考试有效衔接,使知识点、创新点、执业点三点结合;紧密联系临床和科研实际情况,避免理论与实践脱节、教学与临床脱节。

本轮教材的修订编写,教育部、国家卫生健康委员会、国家中医药管理局有关领导和教育部高等学校中医学类专业教学指导委员会、中药学类专业教学指导委员会等相关专家给予了大力支持和指导,得到了全国各医药卫生院校和部分医院、科研机构领导、专家和教师的积极支持和参与,在此,对有关单位和个人表示衷心的感谢!希望各院校在教学使用中,以及在探索课程体系、课程标准和教材建设与改革的进程中,及时提出宝贵意见或建议,以便不断修订和完善,为下一轮教材的修订工作奠定坚实的基础。

人民卫生出版社

2021 年 3 月

前 言

　　为了适应新形势下全国高等院校中医药类专业教育教学改革和发展的需要,按照全国高等院校中医药类各专业的培养目标,在全国高等中医药教育教材建设指导委员会的组织规划下,基于医学模式的转变和不断发展的医学现状,我们对上版《推拿学》教材进行了修订。本次修订在上版基础上,注重形式创新,内容实用,知识系统,图表直观清晰。

　　推拿是中医外治法的有效干预手段之一,推拿学是以手法技能为主的临床应用性学科。《推拿学》教材全面反映了推拿学科的整体性,系统介绍了本专业的基础内容,主要包括推拿手法、功法、经络腧穴、体表解剖及相关交叉学科知识,以及临床在骨伤科、内科、妇科、儿科等各科优势病种中的运用。

　　目前,推拿学科与相关学科的交叉结合尤为重要,其可以进一步阐释推拿的作用机制及临床效应。因此,为了使学生全面了解推拿学科的发展,本次教材还介绍了一些与推拿学科发展比较紧密的拓展性内容,主要包括脊柱运动生理及其临床意义、推拿手法及生物力学作用机制,以及推拿学科在推拿基础与临床方面的研究进展。

　　中医推拿治病防病历史悠久,运用推拿方法防病保健在民间流传甚广。因此,保健推拿(按摩)是推拿学的重要组成部分,是《推拿学》教材常备的内容之一,也可满足学生了解、学习保健推拿的实际需要。

　　本教材分为概论、上篇基础篇、中篇治疗篇、下篇拓展篇和附篇。中医学、针灸推拿学、中西医临床医学、康复治疗学等专业的本科生或硕士研究生等可以选择使用本教材。

　　本教材的概论由王先滨编写;第一章由安玉兰编写;第二章由安玉兰、张瑞娟编写;第三章由张玮编写;第四章由李应志、姚长风、吴云川编写;第五章由李成林编写;第六章由孙武权、齐凤军、薛卫国、杨硕、赖淑华、李守栋编写;第七章由王金贵、刘俊昌、刘元华、王晓东编写;第八章由王琳、严晓慧、赵彬元、陈军、朱炜楷编写;第九章由张欣编写;第十章由牛坤编写;第十一章由严振编写;第十二章由唐宏亮编写;本教材数字增值服务内容主要由李铁浪负责整理和编写。

　　本教材虽经全体编委多次修改,但内容或许仍存在不足或疏漏之处,望各院校师生在使用中提出宝贵意见,以便再版时进一步修订与提高。

编者

2021 年 3 月

◇◇◇ 目　　录 ◇◇◇

概论……………………………………………………………………………………1
　　一、推拿的名称………………………………………………………………………1
　　二、推拿学的发展源流………………………………………………………………1
　　三、推拿和推拿学的定义……………………………………………………………6
　　四、推拿学的特点……………………………………………………………………6
　　五、学习推拿学的两个环节…………………………………………………………7

上篇　基　础　篇

第一章　推拿的作用原理和治疗原则…………………………………………………12
　第一节　推拿的作用原理………………………………………………………………12
　　一、疏通经络,调和气血……………………………………………………………12
　　二、理筋整复,滑利关节……………………………………………………………13
　　三、调整脏腑功能,增强免疫能力…………………………………………………14
　第二节　推拿的治疗原则………………………………………………………………14
　　一、整体观念,辨证施术……………………………………………………………14
　　二、标本同治,缓急兼顾……………………………………………………………19
　　三、以动为主,动静结合……………………………………………………………20

第二章　经络系统………………………………………………………………………22
　第一节　经脉……………………………………………………………………………22
　　一、十二经脉…………………………………………………………………………23
　　二、奇经八脉…………………………………………………………………………24
　　三、十五络脉…………………………………………………………………………24
　　四、推拿的经络按诊法………………………………………………………………25
　第二节　经筋和经别及皮部……………………………………………………………25
　　一、十二经筋分布特点和临床功能…………………………………………………25
　　二、十二经别分布特点和临床功能…………………………………………………25
　　三、十二皮部分布特点和临床功能…………………………………………………26
　第三节　腧穴与特定穴…………………………………………………………………27
　　一、腧穴………………………………………………………………………………27
　　二、特定穴……………………………………………………………………………35

第三章　体表解剖 ·· 50
　第一节　颈部 ··· 50
　　一、体表标志 ·· 50
　　二、体表投影 ·· 51
　第二节　胸部 ··· 52
　　一、体表标志 ·· 52
　　二、体表投影 ·· 53
　第三节　腹部 ··· 54
　　一、体表标志 ·· 54
　　二、体表投影 ·· 55
　第四节　脊柱区 ·· 56
　　一、体表标志 ·· 57
　　二、体表投影 ·· 57
　第五节　上肢 ··· 60
　　一、体表标志 ·· 60
　　二、体表投影 ·· 60
　第六节　下肢 ··· 64
　　一、体表标志 ·· 64
　　二、体表投影 ·· 65

第四章　推拿手法 ·· 71
　第一节　成人推拿手法 ··· 72
　　一、㨰法 ··· 72
　　　附：滚法 ··· 73
　　二、一指禅推法 ··· 73
　　　附：一指禅偏锋推法 ··· 74
　　三、揉法 ··· 75
　　四、摩法 ··· 76
　　五、推法 ··· 77
　　六、擦法 ··· 79
　　七、搓法 ··· 80
　　八、抹法 ··· 81
　　九、按法 ··· 82
　　十、点法 ··· 83
　　十一、捏法 ··· 84
　　十二、拿法 ··· 85
　　十三、捻法 ··· 86
　　十四、拍法 ··· 87
　　十五、击法 ··· 87
　　十六、拨法 ··· 90
　　十七、抖法 ··· 91
　　十八、振法 ··· 92

十九、摇法 ·· 93
二十、扳法 ·· 97
二十一、拔伸法 ··· 103
第二节　小儿推拿手法 ··· 107
一、推法 ·· 107
二、揉法 ·· 108
三、按法 ·· 109
四、摩法 ·· 109
五、掐法 ·· 110
六、捏脊法 ·· 110
七、运法 ·· 111
八、捣法 ·· 111
九、打马过天河 ··· 111
十、黄蜂入洞 ··· 111
十一、开璇玑 ··· 112
十二、按弦走搓摩 ·· 112
第三节　推拿手法临床应用 ··· 112
一、工作条件 ··· 112
二、体位要求 ··· 113
三、医患准备 ··· 113
四、推拿辅助治疗 ·· 114

第五章　推拿功法 ··· 123
第一节　基本姿势 ·· 123
一、并步 ·· 123
二、虚步 ·· 123
三、马步 ·· 124
四、弓步 ·· 124
第二节　呼吸锻炼方法 ··· 125
一、推拿功法中常用的呼吸锻炼法 ··· 125
二、呼吸锻炼的原则 ·· 126
第三节　实用练功方法 ··· 127
一、韦驮献杵势 ··· 127
二、摘星换斗势 ··· 127
三、青龙探爪势 ··· 128
四、饿虎扑食势 ··· 129
五、掉尾摇头势 ··· 130
六、前推八匹马势 ·· 130
七、倒拉九头牛势 ·· 131
八、力劈华山势 ··· 131
九、三起三落势 ··· 131
十、推把上桥势 ··· 132

　　十一、双虎夺食势 ……………………………………………………………… 133
　第四节　常用保健功法介绍 …………………………………………………… 134
　　一、易筋经 ……………………………………………………………………… 134
　　二、五禽戏 ……………………………………………………………………… 134
　　三、六字诀 ……………………………………………………………………… 135
　　四、八段锦 ……………………………………………………………………… 135

中篇　治　疗　篇

第六章　骨伤科疾病 ……………………………………………………………… 138
　第一节　颈椎病 ………………………………………………………………… 139
　第二节　落枕 …………………………………………………………………… 142
　第三节　颈椎间盘突出症 ……………………………………………………… 143
　第四节　胸椎后关节紊乱 ……………………………………………………… 145
　第五节　腰椎间盘突出症 ……………………………………………………… 146
　第六节　急性腰扭伤 …………………………………………………………… 147
　第七节　慢性腰肌劳损 ………………………………………………………… 149
　第八节　退行性腰椎滑脱症 …………………………………………………… 150
　第九节　第三腰椎横突综合征 ………………………………………………… 152
　第十节　臀上皮神经炎 ………………………………………………………… 154
　第十一节　肩关节周围炎 ……………………………………………………… 155
　第十二节　肱骨外上髁炎 ……………………………………………………… 157
　第十三节　腕管综合征 ………………………………………………………… 158
　第十四节　膝骨关节炎 ………………………………………………………… 159
　第十五节　踝关节扭伤 ………………………………………………………… 161
　第十六节　颞下颌关节紊乱症 ………………………………………………… 162

第七章　内、外、妇、五官科疾病 ……………………………………………… 164
　第一节　头痛 …………………………………………………………………… 168
　第二节　失眠 …………………………………………………………………… 170
　第三节　胃脘痛 ………………………………………………………………… 171
　第四节　便秘 …………………………………………………………………… 173
　第五节　眩晕 …………………………………………………………………… 174
　第六节　中风 …………………………………………………………………… 175
　第七节　面神经麻痹 …………………………………………………………… 178
　第八节　乳痈 …………………………………………………………………… 180
　第九节　痛经 …………………………………………………………………… 181
　第十节　慢性鼻炎 ……………………………………………………………… 182

第八章　儿科疾病 ………………………………………………………………… 185
　第一节　小儿肌性斜颈 ………………………………………………………… 186
　第二节　小儿桡骨头半脱位 …………………………………………………… 188

第三节　小儿腹泻 ………………………………………………………………………… 189
第四节　疳证 …………………………………………………………………………………… 191
第五节　遗尿 …………………………………………………………………………………… 193
第六节　小儿发热 …………………………………………………………………………… 194
第七节　夜啼 …………………………………………………………………………………… 195
第八节　小儿咳嗽 …………………………………………………………………………… 197
第九节　小儿脑性瘫痪 …………………………………………………………………… 198
第十节　厌食 …………………………………………………………………………………… 200
第十一节　小儿便秘 ……………………………………………………………………… 201
第十二节　小儿近视 ……………………………………………………………………… 202

下篇　拓　展　篇

第九章　脊柱运动生理和推拿临床意义 ……………………………………… 208
　第一节　颈胸椎运动生理和推拿临床意义 ……………………………… 208
　　一、上颈椎运动生理和推拿临床意义 …………………………………… 208
　　二、下颈椎运动生理和临床意义 …………………………………………… 209
　　三、胸椎运动生理和临床意义 ……………………………………………… 211
　第二节　腰椎运动生理和推拿临床意义 ………………………………… 211
　　一、腰椎屈伸、侧屈、旋转运动和临床意义 ………………………… 211
　　二、腰部旋转时腰椎间盘的受力情况和临床意义 ……………… 213

第十章　生物力学及其在推拿学中的运用 ……………………………… 215
　第一节　基本力学理论 ……………………………………………………………… 215
　　一、基本力学概念 ……………………………………………………………………… 215
　　二、基本力学原理和定律 ………………………………………………………… 218
　第二节　推拿手法的生物力学 ………………………………………………… 219
　　一、推拿手法生物力学范畴 …………………………………………………… 219
　　二、推拿手法生物力学研究设备和装置 ……………………………… 220
　　三、推拿手法生物力学研究分析方法 …………………………………… 222
　第三节　推拿作用的生物力学机制 ………………………………………… 224
　　一、手法作用层次 ……………………………………………………………………… 224
　　二、推拿作用的生物力学机制 ……………………………………………… 225

第十一章　推拿学研究进展 ……………………………………………………… 229
　第一节　推拿学基础研究进展 ………………………………………………… 229
　第二节　推拿学临床研究进展 ………………………………………………… 233

附　篇

第十二章　保健推拿 ………………………………………………………………… 238
　第一节　保健推拿概述 ……………………………………………………………… 238

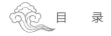

目 录

第二节　他人保健推拿 ·· 239

第三节　自我保健推拿 ·· 244

第四节　小儿保健推拿 ·· 248

主要参考书目 ··· 251

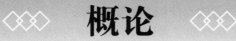

概论

> **📖 学习目标**
>
> 1. 掌握推拿的名称、定义和特点。
> 2. 熟悉推拿学的发展源流。
> 3. 了解现代推拿学科的建立和建设。
> 4. 掌握学习推拿学的两个环节。

一、推拿的名称

推拿,古称"按摩""按跷""乔摩""挢引""案抚"等。如《素问·血气形志》记载:"形数惊恐,经络不通,病生于不仁,治之以按摩醪药。"《素问·异法方宜论》记载:"中央者,其地平以湿,天地所以生万物也众,其民食杂而不劳,故其病多痿厥寒热,其治宜导引按跷。"《灵枢·病传》记载:"黄帝曰:余受九针于夫子,而私览于诸方,或有导引行气、乔摩、灸、熨、刺、焫、饮药之一者,可独守耶,将尽行之乎?岐伯曰:诸方者,众人之方也,非一人之所尽行也。"

"推拿"名称始见于明代张四维的著作《医门秘旨》。清代钱汝明在《秘传推拿妙诀·序》中指出:"推拿一道,古曰按摩,上世治婴赤,以指代针之法也。"清代以后"按摩"与"推拿"在医籍中均有使用,在不同的地域其称谓也有所不同,南方多称推拿,北方常称按摩。

二、推拿学的发展源流

(一)从甲骨文看推拿起源

在古代殷墟甲骨文中,有多种图文与疾病相关,"𣛭"为其中一种。近现代学者研究后认为:"𠂉"表示人,"𠂊"表示人腹部有病,"爿"表示病人所卧之床,"乂"表示手,所以"𣛭"表示古代人患腹部疾病,用手法进行治疗。由此推测,早在殷商时期,人们患病后就采用推拿手法进行治疗。

推拿的起源,可能萌芽于人类本能的自我防护。原始社会时期,人类在艰苦的自然环境和繁重的劳作中,面对损伤和病痛,本能地抚触伤痛局部及其周围部位。当这种本能的慰藉使疼痛减轻后,古人从中积累了经验,逐渐由自发的本能行为发展到自觉的医疗行为,再经过积累、总结、优化、提高,成为古代中医学中的重要组成部分——"导引按跷"。现代有学者根据古代殷商地处中央,对照《素问·异法方宜论》导引按跷从中央来的说法,提出中医学中按摩之法是由殷人首先使用的。

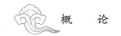

（二）推拿是先秦时期主要的治疗和养生保健手段

从现有文献资料看，先秦时期常常将"导引"和"按摩"联系在一起称谓。1973 年，长沙马王堆出土的帛画《导引图》描绘了 44 种导引姿势，其中有捶背、抚胸、按压等动作，并注明了各种动作所防治的疾病。这些动作，就是自我按摩（推拿）的方法。湖北省江陵县张家山出土的简书《引书》是一部导引术专著，其中也描写了治疗颞下颌关节脱位的口内复位法、治疗落枕（急性斜颈）的仰卧位颈椎拔伸法、治疗肠澼（痢疾）的腰部踩踏法和腰部后伸扳法、治疗喉痹的颈椎后伸扳法，将按摩推拿方法用于骨伤科、内科等疾病的诊治。

先秦时期的推拿还应用于临床急救。《周礼注疏》一书中说："扁鹊治虢太子暴疾尸厥之病，使子明炊汤，子仪脉神，子术按摩。"描述了春秋战国时期，名医扁鹊运用按摩推拿等方法成功地抢救了尸厥病人一事。

（三）秦汉时期的医学著作比较完整地记载了推拿防治疾病的方法

据《汉书·艺文志》所载，当时有导引按摩专著《黄帝岐伯按摩经》十卷，可惜这本专著已佚。《黄帝内经》是我国现存最早全面系统阐述中医学理论体系的中医学经典巨著，约成书于秦汉时期。该书中有许多有关手法医学的记载，如《素问·调经论》《素问·举痛论》《素问·血气形志》等概括了手法具有行气、活血、舒筋、通络、镇静、止痛、退热等作用；《灵枢·经筋》《灵枢·杂病》《灵枢·癫狂》等记载了手法可以治疗痹证、痿证、口眼㖞斜和胃痛等多种病症；《灵枢·九针十二原》描述了"九针"中的"员针"和"锓针"作为按摩工具的功用；《素问·举痛论》《素问·玉机真脏论》介绍了手法治疗的适应证及禁忌证；《灵枢·官能》还提出了对按摩人员的选材与考核标准。

这一时期，临床上已科学地应用体外心脏按摩抢救自缢死者。东汉名医张仲景在《伤寒杂病论》中介绍了"救自缢死"方法。《金匮要略·杂疗方》曰："徐徐抱解，不得截绳，上下安被卧之。一人以脚踏其两肩，手少挽其发，常弦弦勿纵之。一人以手按据胸上，数动之。一人摩捋臂胫，屈伸之。若已僵，但渐渐强屈之，并按其腹。如此一炊顷，气从口出，呼吸眼开而犹引按莫置，亦勿苦劳之。"

同时，按摩手法操作时，重视与介质、药物的结合，出现"膏摩"治法。《史记·扁鹊仓公列传》记载了汉代淳于意以寒水推头治疗头痛、身热、烦懑等症；《金匮要略》中提到对四肢重滞的患者可用导引、吐纳、针灸、膏摩等方法治疗。膏摩是将药煎成膏剂，涂在患处进行按摩。用"寒水"作介质进行推，以药膏作介质进行摩，起到两者协作相辅相成的作用。

（四）魏晋南北朝时期已有推拿应用于抢救的记载

葛洪在《肘后救卒方》中记载治卒心痛方："闭气忍之数十度，并以手大指按心下宛宛中，取愈。"治卒腹痛方（抄腹法）："使病人伏卧，一人跨上，两手抄举其腹，令病人自纵重轻举抄之，令去床三尺许便放之，如此二七度止。拈取其脊骨皮，深取痛引之，从龟尾至顶乃止，未愈更为之。"治卒腹痛方所介绍的"拈取其脊骨皮，深取痛引之"的方法，可谓是最早的捏脊法。捏脊法和抄腹法的出现，表明推拿手法逐渐从简单的按压、摩擦向手指相对用力且双手协同操作的成熟化方向发展。

（五）隋唐时期推拿已发展为一门专业的治疗方法

隋唐时期，太医署是隋代所设置的全国最高的医学教育机构，其中设有按摩博士的职务；按摩科是唐代太医署所设置的四个医学部门之一，其按摩博士在按摩师和按摩工的辅助下，教授按摩生"导引之法以除疾，损伤折跌者正之"。

导引，唐代王冰解释为"摇筋骨，动支节"，是自摇、自动，还是他摇、他动，王冰未加详说；唐代慧琳在《一切经音义》中则认为导引是一种"自摩自捏，伸缩手足，除劳去烦"的方法，指出了导引具有自我操作的特点。《庄子·刻意》提出"吹呴呼吸，吐故纳新，熊经鸟伸，为寿而已矣,此道引之士,养形之人,彭祖寿考者之所好也",强调了呼吸运动的要求。由此可以概括地认为,"导引"是一种配合呼吸,进行自我手法操作、自主活动的防治疾病和强身保健的方法。它与现在的功法锻炼相类似。"按摩"则是一种可以配合呼吸,既自动又他动地进行手法操作的防病治病方法。因此,导引和按摩是两种密切相关的疗法。尤其是自我手法操作,既可谓之按摩,也可称之导引。

隋唐时期的推拿学术发展有五个特点:一是推拿已成为骨伤病的普遍治疗方法,不仅适用于软组织损伤,而且对骨折、脱位也应用推拿手法整复。唐代蔺道人所著《仙授理伤续断秘方》为我国现存最早的骨伤科专著,第一次系统地将手法运用到骨伤科疾病的治疗之中,提出治疗闭合性骨折的四大手法——揣摸、拔伸、撙捺、捺正,对骨伤科推拿手法的发展,作出了重大贡献。二是推拿疗法渗透到内、外、儿诸科,《唐六典》中载有按摩可除风、寒、暑、湿、饥、饱、劳、逸,并说"凡人肢节脏腑积而疾生,宜导而宣之,使内疾不留,外邪不入"。《千金翼方》的作者孙思邈尤推崇按摩疗法应用于小儿疾病,认为小儿"鼻塞不通有涕出""夜啼""腹胀满""不能哺乳"等病症,都可用按摩治疗。三是推拿广泛地被应用于防病养生。导引(或称自我按摩、自我推拿)得到充分的发展。如隋代《诸病源候论》全书 50 卷中几乎每卷都附有导引按摩法,唐代孙思邈在《备急千金要方》中详细介绍的"婆罗门按摩法"和"老子按摩法"都是自我按摩(推拿)、自我锻炼的方法。四是膏摩盛行。《千金翼方》《外台秘要》中收录了大量膏摩方,可根据不同病情选择应用,如莽草膏、丹参膏、乌头膏、野葛膏、苍梧道士陈元膏、木防己膏等。孙思邈还在《备急千金要方》中指出:"小儿虽无病,早起常以膏摩囟上及手足心,甚辟寒风。"五是对外交流比较活跃。推拿在唐代开始传到日本,同时国外的推拿方法也流入到我国。如《备急千金要方》中介绍的"婆罗门按摩法",其中"婆罗门"即是古印度,说明与我国同样具有古代文明的印度,很早就与我国有推拿学术交流活动。

(六) 宋、金、元时期推拿广泛应用于临床并不断深化认识推拿治疗作用

宋、金、元时期,虽然国家医学机构中没有设置推拿专科,但推拿治疗已经广泛地应用于临床,并有明确的使用规范。宋代的大型医学著作《圣济总录》明确提出:对按摩手法要进行具体分析,而后才能正确认识按摩的作用和在临床上的应用。该书卷四"治法"一章中说:"可按可摩,时兼而用,通谓之按摩。按之弗摩,摩之弗按,按止以手,摩或兼以药,曰按曰摩,适所用也。"并提出了按摩能"开达则壅蔽者以之发散,抑遏则慓悍者有所归宿"。书中对于"凡坠堕颠扑,骨节闪脱,不得入臼,遂致蹉跌者",强调用按摩手法复位;对骨折者"急须以手揣搦,复还枢纽",最后"加以封裹膏摩"。元代名医危亦林所著《世医得效方》记载了利用身体的重力牵引复位的各种方法,特别是髋关节脱位的倒吊复位法和脊椎骨折的悬吊复位法,以身体下坠力来替代拔伸手法。此外,宋代还运用按摩催产,如宋医庞安时用按摩法催产获得"十愈八九"的效果。金代创立"攻邪论"的张从正在《儒门事亲》一书中,认为按摩也具有汗、吐、下三法的作用,对推拿的治疗作用,提出了新的见解。据《宋史·艺文志》记载,宋代有《按摩法》和《按摩要法》各 1 卷,惜已亡佚。

(七) 明代"隆庆之变"后"推拿"始出现,形成小儿推拿独特体系

明代的推拿学术发展有三个特点:一是在国家最高医学教育及医疗机构太医院中设立按摩科,使推拿成为医术十三科之一。《明史》卷七十四"太医院"条写道:"太医院掌医疗之法,凡医术十三科,医官医生医士专科肄业,曰大方脉,曰小方脉,曰妇人,曰疮疡,曰针灸,曰眼,曰口齿,曰接骨,曰伤寒,曰咽喉,曰金镞,曰按摩,曰祝由。凡医家子弟,择师而教之,三年五年,一试、再试、三试,乃黜陟之。"二是"按摩"之名开始有"推拿"之称。其原因可能是原本用来专指小儿按摩的"推拿"一词,由于当时小儿推拿的蓬勃兴起而影响甚大,广泛地取代了按摩的概念。也可能是官方取缔了按摩科(明隆庆五年,即 1571 年),民间将按

摩改称为推拿。三是形成了小儿推拿的独特体系。小儿推拿不仅是推拿诊治方法在小儿疾病中的应用，而且在理论、手法、穴位等方面都有总结和提升，形成了小儿推拿特色，这一点不同于推拿诊治方法在其他临床学科中的应用。这一时期还有多部小儿推拿专著问世，如我国现存最早的小儿推拿专题文献《秘传看惊掐筋口授手法论》（约成书于 1405 年），我国现存最早的推拿专著《小儿按摩经》（被收录于杨继洲的《针灸大成》一书中，作者仅说是"四明陈氏"），龚云林撰著的《小儿推拿方脉活婴秘旨全书》又名《小儿推拿秘旨》和《小儿推拿方脉全书》（1604 年），周于蕃撰著的《小儿推拿秘诀》又名《推拿仙术》《秘传男女小儿科推拿秘诀》（1605 年）等。

（八）清代小儿推拿的继续发展和骨伤科疾病正骨推拿独立体系的形成

清代太医院未设立推拿科，推拿学术在民间发展，主要表现在小儿推拿和骨伤科疾病推拿手法的临床实践和理论总结。一是小儿推拿在临床实践和理论总结上得到了一定的发展。17 世纪 70 年代（康熙年间），熊应雄编撰的《小儿推拿广意》，对前人的推拿论述与经验进行了比较全面的总结，在详细介绍推拿疗法的同时，收录了不少小儿病症的内服方剂，具有较大的实用价值；张振鋆的《厘正按摩要术》在《小儿推拿秘诀》一书基础上增补了一些新的内容，书中所介绍的"胸腹按诊法"为其他医书所少见。清代还有不少小儿推拿专著，如骆如龙的《幼科推拿秘书》、钱襟邨的《小儿推拿直录》、夏云集的《保赤推拿法》等，都是小儿推拿实践和理论的总结。二是以骨伤科疾病为对象的正骨推拿已形成其相对独立的学科体系。《医宗金鉴·正骨心法要旨》对正骨手法总结出"摸、接、端、提、按、摩、推、拿"正骨八法；提出了手法操作要领；对于骨折、脱位、伤筋等病症手法诊治的意义，不仅有诊断、整复作用，还有康复作用，至今仍有重要的临床指导价值。此外，吴尚先的《理瀹骈文》（1864 年）为清代最有影响的外治法专著，书中论述了推拿、针灸、膏摩、刮痧等数十种外治法。

（九）民国时期推拿学术流派的初步形成促进了近现代推拿学的发展

民国时期的国家卫生政策不重视中医，尤其不重视操作型的医疗技术，推拿只能以分散的形式在民间存在和发展。植根于民间的推拿虽受地域之限而缺乏交流，但顺应地域性流行病的特点和民间要求，在几代推拿从业者薪火传承下，发展成为各具特色的推拿学术流派。如由江苏扬州传入上海的一指禅推拿流派，源自山东发展于上海的内功推拿流派，流传于河北、天津、北京、河南等地区的脏腑推拿流派，南北方均可见到的正骨推拿，流传于山东、湖南、上海、北京的儿科推拿流派等。深厚的历史积淀，清晰的发展传承脉络，鲜明的地域文化特色，独特的实用技术，显著的临床疗效，具有标志性的核心人物是形成推拿流派的要素。推拿学术流派的形成、发展、争鸣、融合、创新，促进了近现代推拿学的发展。

中医推拿学术流派在根植中医传统理论的前提下不断发展创新，上海等地区的推拿吸收了西方医学的解剖、生理等基础知识以充实自身的推拿学术发展，还出现了融合西方医学的现代中医推拿流派。如上海的𫐓法推拿流派就是在这种情况下发展起来的；曹泽普的《按摩术实用指南》注重解剖知识，手法中的叩打、震颤等法操作时注重机械力的作用；杨华亭的《华氏按摩术》集古法秘本与现代西洋之生理、病理、解剖、组织、电磁气学等于一体，以古法为经，新法为纬。

（十）新中国以设立推拿专业为标志的推拿学科建设

新中国成立后，推拿的临床、教学、科研、推拿专业教材及著作的出版和推拿人才队伍的建设，都出现了空前的繁荣景象。推拿作为治疗方法源远流长，而作为临床医学学科之一，则是新兴的。临床医学中相对独立学科的标志应该具有三个条件：第一，学科体系的内涵和外延，与其他学科有比较清晰的边际；第二，有反映其特殊规律的理论；第三，有独特的治疗技术。理论及技术的统一才会形成相对独立的学科体系。在明清时期，推拿已发展到有特殊的穴位应用及特殊的手法操作,既有独特的诊断方法,也有自身的理论总结,并因此出现了不少推拿的专门著作,尤其是儿科推拿专著,可认为这是推拿作为独立学科的萌芽时期。20世纪60年代,推拿不仅应用于骨伤科、内科、儿科、神经科、妇科疾病等比较广泛的疾病范围,而且其他临床学科的专业工作者也应用推拿疗法治疗其学科的疾病,他们以自身学科的理论和临床思维,指导手法的具体应用。如骨伤科采用手法治疗腰椎间盘突出症,并以解剖学、病理学的概念,指导手法应用。这无疑丰富了推拿疗法的理论。20世纪70年代到80年代期间,推拿的基础性研究也在不断探索之中,临床和基础理论的丰富和充实,以及应用手法时目的性和针对性的增强,标志着推拿疗法日趋形成一门独立的学科。

　　推拿学科的建立与建设有以下标志性内容:1956年上海中医学院附属推拿学校成立,为中国第一所推拿专科学校;1958年上海建立了国内第一所中医推拿门诊部。通过设科办校,使推拿专业人才的培养除了"师带徒"的形式外,还有课堂集体教育的方式,培养了一大批推拿专业的后继人才,继承和整理了推拿的学术经验。20世纪60年代整理出版了推拿专业教材和专著,开展了推拿的实验观察和文献研究。1977年上海中医学院等高等中医院校正式招收五年制针灸推拿伤科专业的本科生。1982年上海中医学院率先将推拿与针灸专业分开招生,招收五年制推拿专业本科生;1985年上海中医学院招收了全国第一批推拿硕士研究生,培养推拿高级中医师;全国的医疗机构、康复(保健)机构,普遍设立推拿(按摩)科,推拿被更为广泛地应用到临床各科。1987年成立了全国性的推拿学术团体即中华中医药学会推拿分会。1991年上海市中医药研究院推拿研究所成立,为国内第一家专业性推拿科研机构。全国多数中医院校的推拿专业从专科教育发展到本科教育。1997年在上海首次招收推拿学专业博士研究生,2000年以后还有成都、南京、长春、北京、天津、山东等地的中医院校招收推拿学专业博士研究生,不断为推拿教学、临床、科研输送高素质的专业人才。2002年以后,上海、天津、浙江、吉林、广西、云南、福建等地的中医院校及其附属医院的推拿学科(推拿科)成为国家级重点学科(专科),推拿学科的发展逐渐得到各地中医主管部门的重视。2012年以后,推拿流派整理和学术传承工作在上海、吉林、天津、湖南、浙江、山东、云南、广东等地广泛开展起来,一些流派成功入选省市级或者国家级非物质文化遗产名录,提升了推拿学科的文化自信。

思政元素

现代推拿教育的开创者——朱春霆

　　朱春霆是上海嘉定黄墙中医内外科的第六代传人,16岁师从一指禅推拿名师丁树山学习推拿医术,每天清晨坚持练"易筋经"和一指禅推法,米袋被手指磨破了,袋中的米粒被磨成了粉,经过整整4年的勤学苦练,终于练就了一手一指禅推拿的绝技,悬壶沪上。20岁时为沪上名画家吴昌硕治愈半身不遂,一时名重申城。20世纪50年代初,小儿麻痹症肆虐,朱氏以独特的一指禅推拿手法治愈了许多患者的后遗症,名噪沪上。嗣后,朱春霆作为"推拿专家"曾多次受邀赴北京,为党和国家领导人治病。1956年起受宋庆龄、陆定一的委托,在上海成立了中国第一所推拿学校,并设立了推拿门诊部,朱春霆亲自任校长和推拿门诊部主任,并编写了近10万字的中医推拿讲义,为中医推拿的理论化、系统化和手法规范化奠定了基础。其推拿学校培养的500多名学生,现已成为中国推拿界的骨干力量。朱春霆也被誉为"一指禅"推拿一代宗师、现代推拿教育的开创者。

(十一）推拿学科所面临的冲击与机遇

推拿学科与其他各学科相比存在理论学说上的多元性。推拿作为一种疗法在治疗运动系统疾病时，基本上是采用现代解剖学、生理学、病理学等理论；在治疗内科、妇科疾病时，是采用中医脏腑学说、经络学说的理论；在治疗儿科疾病时，则是按照小儿推拿的特定穴位、小儿推拿复式操作法等独特的理论。针对不同系统的疾病，推拿所运用的临床思维方法和诊断、治疗理论出现了多元现象。这种理论学说上的多元性，虽然容易催化学科的形成和发展，但是若多元现象长期不能整合起来，则说明学科的不成熟性。推拿学科目前正处于这样的境况，仍然面临其他各学科的冲击和挑战。

推拿的独特医疗作用已经引起国内外医学界的重视。生物医学模式已转向生物 - 心理 - 社会医学模式，人们治疗疾病的方法不仅是手术和合成药物，而是根据疾病谱的变化，正在偏重于自然疗法和非药物治疗。中国推拿界与国外的交流日益广泛，一方面学者出国讲学、医疗，赢得了国外好评，另一方面许多国家和地区的推拿专业人员来中国学习中医推拿，并对推拿医学开始进行研究。推拿具有的有效、安全、舒适、简便的独特医疗作用正被国内外医者日益重视，学科之间相互渗透以及对推拿的认识，为推拿医学的发展提供了新的机遇和空间，推拿学科发展将进入一个崭新的时期。

三、推拿和推拿学的定义

推拿是中医学的一门外治法，是中医学伟大宝库的重要组成部分。推拿的防治手段主要是手法治疗和功法训练。手法治疗，是指术者用手或肢体的其他部分，或借助一定的器具，在受术者体表的特定部位上进行规范性的操作，用以防病治病；功法训练，则是由术者选择针对性的功法指导和帮助受术者进行运动训练，不仅借以巩固和延伸手法的治疗效果，而且直接产生防治疾病的作用。在推拿的医疗过程中，手法治疗和功法训练结合应用。根据不同的病情，在两者结合应用的先后、主次和方式上，也有所不同。

推拿学是在中医和现代科学理论指导下，阐述和研究运用手法和功法防治疾病的方法、规律和原理的一门医学学科。推拿学是以治疗的方法作为学科的标志特征。

四、推拿学的特点

(一）推拿学的基本特征是手法治疗和功法训练

手法治疗以操作者的手，或借用一定的器具以达到手的功能延伸，或者适当运用操作者肢体的其他部分，在受治者体表的特定部位上进行规范性的操作，来达到防病治病的目的。其具体的操作形式有很多种，包括运用手指、手掌、腕部、肘部及肢体其他部位如头、脚等，甚至运用桑枝棒，直接在患者体表进行操作，通过功力作用于特定部位或经络腧穴而产生作用。

功法训练对推拿专业人员来说，有两重意义。一是推拿专业人员本人必须进行功法锻炼，以助于掌握手法的技巧；也有利于增强体质，胜任长时间的具有一定力量的手法操作。二是指导和帮助患者进行功法训练。推拿临床工作人员的功法锻炼有动功和静功之分。而训练病人的功法锻炼，则是推拿医务人员针对患者不同疾病的病理和症状，选择中国传统功法如易筋经、五禽戏、太极拳等相应的功法姿势，指导和帮助患者进行意念、呼吸、形体结合的功法运动。

(二）推拿学的理论内涵是中医学和现代科学理论的紧密结合

中医推拿是中医外治法之一，虽不同于药物治疗，但其基本理论也是以中医基础理论为依据的，如阴阳五行、脏腑经络、气血津液等。但由于推拿学的临床治疗特点表现为手法在人体体表上操作以及运动人体肢体的治疗方式,在基础理论应用方面,尤以经络腧穴为重。推拿学以经络学为重要的理论基础,特别与经络学中的"皮部"和"经筋"密切相关。推拿学不仅重视传统的腧穴,还注重应用一些十四经穴以外具有自身特色的穴位,如呈面状穴、线状穴的天河水、三关、六腑、五经穴、板门等。

在现代推拿学的临床治疗中,在治疗不同系统疾病时推拿常常与现代科学理论相结合。如在治疗内科、妇科疾病时,除了采用中医脏腑学说、经络学说等理论外,还要结合脊柱病因学说、神经体液学说等;治疗儿科疾病时,除了按照小儿推拿的特定穴位、小儿推拿补泻手法、复式操作等独特的理论外,还要结合胚胎发育学、小儿发育学等;治疗运动系统疾病时,除了采用经筋学说,更是结合了现代功能解剖学、运动医学等理论。

由于从现代科学的角度来看,推拿是一种以力学为特征的物理疗法,所以为了正确地掌握推拿手法并有效地用于临床,推拿学十分重视现代生物力学的理论和应用。

（三）推拿学的临床特点是宽泛的适用范围和严格的禁忌证

推拿治疗的范围较广。推拿的治疗范围,是由推拿手法的作用决定的。不同的临床学科,如骨伤科、内科、妇科、神经科、儿科等,如手法能改善其临床疾病的某些病理过程,缓解症状,必然会被毫无异议地采纳。它作为一种疗法,其适应证是广泛的,对于运动系统、神经系统、消化系统、呼吸系统、循环系统、泌尿系统及生殖系统的疾病都有一定的疗效,涵盖了临床各学科病种,如眩晕、感冒、头痛、失眠、胃脘痛、胆囊炎、腹泻、便秘、落枕、颈椎病、漏肩风、腰椎间盘突出症、急性腰扭伤、椎骨错缝、四肢关节伤筋、中风后遗症、痛经、月经不调、婴儿腹泻、斜颈、咳嗽、咳喘、近视等。此外,推拿疗法也可应用于临床急救。

推拿的治疗范围广,但并非对每一种病症均有良好的治疗效果。手法所产生的治疗效果,是由手法的作用原理所决定的。当不同的疾病出现同一病理变化,手法作用产生治疗效果时,临床症状均会得以改善和消除。然而,在同一疾病的不同时期,在其某一病理阶段,手法无法产生作用时,治疗就无效。因此,手法的临床应用,一定要根据不同疾病及不同的病理阶段,把握好手法能产生的主治、辅助、参与等不同作用,进行有针对性的治疗;对无效及可能发生的有害结果应该清楚,并加以避免。

推拿作为一种自然疗法,没有药物毒副作用,更是一种无创伤疗法。然而它毕竟是一种运用外力作用于人体的疗法,如果操作错误,患者体位不当或精神过于紧张,就可能出现一些异常情况,轻者影响推拿疗效,重者可能对人体造成严重的损害,甚至危及生命。这些在临床中所产生的异常情况,称之为推拿意外。对此,古人早有认识,在《幼科发挥》《古今医统大全》等医籍中都有记载。

推拿意外的发生原因不外乎以下几点:①诊断不明或误诊;②对疾病的机制和手法作用原理缺乏认识;③手法操作或选用不当;④未注意推拿治疗的适应证和禁忌证。

要减少、避免推拿意外的发生,推拿医生需提高自身的理论基础和医疗技能:①提高诊断的正确率,避免误诊、误治而发生意外;②提高手法操作的正确性和安全性,特别是摇法、扳法、屈伸法等运动关节类手法;③在治疗时需注意采取适当的体位。这样就可以预防推拿意外的发生。

五、学习推拿学的两个环节

鉴于推拿学的上述特点,学习推拿学有两个环节:一是学习和掌握中医学的基础理论,以及现代科学（包括西医学）的理论和技术。二是认真地学习手法和进行持续的功法锻炼,掌握手法和功法的基本技能和临床应用。推拿手法是一种技术,它是形体、气机在神志统领结合下的力学运用技术。推拿手法技术具有鲜明的技术要求,不具备技巧的手法动作是不

笔记栏

能称之为推拿手法的。从对初学者的要求上,手法的技巧学习是关键,而力量训练则是发挥技巧的基础,两者缺一不可。中国传统功法锻炼的精髓是形(形体动作)、气(呼吸)与神(意念)的结合。没有神的统领,气的结合,单纯的形体动作也只是体操而已。因此,作为一名推拿专业人员,不但要掌握手法的技术,同时要注意体力的锻炼,而体力的锻炼就是练功。练功既是为了提高推拿专业人员的体力和手法操作的功力,同时也是为了日后在临床上能指导和帮助患者进行功法锻炼。手法的训练和练功,必须经过一段较长时间的艰苦训练,再经过不断的临床实践,才能使手法和功法技术由生到熟,熟能生巧,乃至运用自如。

学习小结

1. 学习内容

(1)列表简述推拿学科的发展历史

历史阶段	社会地位	学术特点	代表著作及历史影响
原始社会	保健	按、揉等简单手法,本能的操作	起源于中原
先秦	养生、保健、治疗	已有拔伸等手法;按摩是治疗手段之一,也用于急救和伤科疾病诊治;按摩和导引一起称谓	导引专著《引书》
秦汉	防治疾病	初步概括按摩的作用和病种,出现手法和药物结合的膏摩	按摩记载于《黄帝内经》等医学书籍
隋唐	太医署设立按摩科,专业治疗	手法普遍用于骨伤科疾病治疗,内外、儿科运用推拿疗法;按摩与导引开始区分,并用于防病养生;膏摩盛行;按摩对外交流	按摩记载于《仙授理伤续断秘方》《唐六典》《千金翼方》《备急千金要方》《外台秘要》等医学书籍
宋金元	专业治疗	按摩广泛应用于临床各科	按摩记载于《圣济总录》等医学书籍
明	先是太医院十三科之一,后取缔	"按摩"之名始有"推拿"之称;按摩在民间发展;形成小儿推拿独特体系	《小儿按摩经》《小儿推拿方脉活婴秘旨全书》《小儿推拿秘诀》等小儿推拿专著丰富
清	民间,专业治疗	小儿推拿继续发展;正骨推拿初步形成;推拿为中医外治法之一	《厘正按摩要术》《幼科推拿秘书》《小儿推拿直录》《保赤推拿法》等小儿推拿专著丰富;推拿记载于《医宗金鉴》《理瀹骈文》等医学书籍
民国	民间,专业治疗	初步形成各地区的推拿学术流派,包括一指禅推拿、内功推拿、脏腑推拿、正骨推拿、儿科推拿、擦法推拿等	《按摩术实用指南》《华氏按摩术》等书籍,中医推拿与现代解剖学、生理学开始结合
新中国	推拿学科	推拿的临床、教学、科研,以及教材和专著的出版空前繁荣;国家高等教育的学科之一;本、硕、博各级专门人才培养	中国医学百科全书之一;国家级"十五""十一五""十二五"《推拿学》规划教材;众多的推拿专著等

(2)手法治疗和功法训练,中医学和现代科学理论紧密结合,宽泛的适用范围和严格的禁忌证,是推拿学的三个显著特点。理论知识和推拿技能是学习推拿的两个主要环节。

2. 学习方法　结合中国历史尤其是中国医学发展史学习。

(王先滨)

复习思考题

1. 什么是推拿？什么是推拿学？
2. 《黄帝内经》中有哪些有关推拿的记载？
3. 隋唐时期推拿学术发展有哪些特点？
4. 明清时期推拿学术发展有哪些特点？

上篇

基 础 篇

◇◇◇ 第一章 ◇◇◇

推拿的作用原理和治疗原则

第一节　推拿的作用原理

推拿防治疾病的效果主要是通过推拿手法来实现的。手法在推拿治疗中起着关键作用。推拿手法作用于人体体表的特定部位而对机体生理、病理产生影响。推拿的作用原理概括起来主要有疏通经络、调和气血、理筋整复、滑利关节、调整脏腑功能、增强免疫能力等。

一、疏通经络，调和气血

经络，"内属于腑脏，外络于肢节"（《灵枢·海论》），为人体内经脉和络脉的总称。它通达表里，贯穿上下，像网络一样，通布全身，将人体所有的组织器官、四肢百骸联结成一个统一的有机整体。它是人体全身气血运行的通路，具有"行血气而营阴阳，濡筋骨，利关节"（《灵枢·本脏》）的作用，以维持人的正常生理功能。经络闭塞不通和组织失去濡养，是疼痛发生的根源。各种暴力损伤作用于人体，可导致经络损伤、瘀血阻滞，也可因肌肉挛缩而压迫或阻滞经络；慢性劳损，积劳而导致局部气血耗伤，经络失于充养，气虚而不运，也可致经络闭塞不通。推拿手法可直接刺激腧穴或经络，激发气血运行，起到疏通经络的作用。《素问·血气形志》最早提出了按摩疏通经络的作用："形数惊恐，经络不通，病生于不仁，治之以按摩醪药。"

经气，是脏腑生理功能的动力；经气的盛衰，直接反映了脏腑功能的强弱。推拿手法作用于体表的经络穴位上，可引起局部经络反应，起到激发和调整经气的作用，并通过经络影响到所连属的脏腑、组织、肢节的功能活动，以调节机体的生理、病理状况，达到百脉疏通，五脏安和，使人体恢复正常生理功能的目的。中医推拿在治疗上非常重视经络辨证，主张"推穴道，走经络"，其理论依据就是"经脉所过，主治所及"。这一理论在临床治疗中均有体现，如搓摩胁肋可疏肝理气而使胁肋胀痛缓解，按合谷穴可以止牙痛，推桥弓可以降血压等。现代研究证实，长时间柔和地施以推拿手法，可使中枢神经抑制，周围神经兴奋，这说明推拿对经气的调整作用是通过调节神经系统的兴奋和抑制，并通过神经的反射作用，进而调整内脏功能来实现的。

气血,是构成人体和维持人体生命活动的基本物质,是脏腑、经络、组织器官进行生理活动的基础。气血具有营养和滋润作用。气血周流全身,运行不息,促进人体的生长发育和新陈代谢。人体一切疾病的发生、发展无不与气血相关。气血调和则阳气温煦,阴精滋养,经络畅通,抵御外邪;气血失和则外邪入侵,经络闭塞,能使皮肉筋骨、五脏六腑均失去濡养,以致脏腑组织等人体正常的功能活动发生异常,不通则痛,使机体产生疼痛、麻木等一系列症状。如《素问·调经论》指出:"五脏之道,皆出于经隧,以行血气,血气不和,百病乃变化而生,是故守经隧焉。"

推拿具有调和气血、促进气血运行的作用。其途径有四:一是推拿对气血的生成有促进作用。推拿通过手法的刺激可调节与加强脾胃的功能,即健运脾胃。脾胃有主管饮食消化和运化水谷精微的功能,而饮食水谷是生成气血的重要物质基础,故有脾胃是"后天之本""气血生化之源"之说。推拿可引起胃运动的增强,促进脾的运化功能,进而增强脾胃的升降功能,有利于气血的化生。二是通过疏通经络和加强肝的疏泄功能,促进气机的调畅。气血的运行有赖于经络的传注,经络畅通则气血得以通达全身,发挥其营养组织器官、抵御外邪、保卫机体的作用;肝的疏泄功能,关系着人体气机的调畅,气机条达舒畅,则气血调和而不致发生瘀滞。三是通过手法对人体体表的直接刺激,推动了气血的运行,起到行气活血的作用。手法对体表经穴、部位的直接刺激,使局部毛细血管扩张,肌肉血管的痉挛得到缓解或消除,则经脉通畅,血液循环加快。正如《素问·血气形志》所说:"形数惊恐,经络不通,病生于不仁,治之以按摩醪药。"四是通过手法对机体体表做功,产生热效应,热量会逐渐渗透,从皮毛往筋、脉、肉、骨里渗透,从而加速了气血的流动,也起到行气活血、散寒止痛的作用。《素问·举痛论》指出:"寒气客于肠胃之间,膜原之下,血不得散,小络急引故痛,按之则血气散,故按之痛止。"又说:"寒气客于背俞之脉则脉泣,脉泣则血虚,血虚则痛,其俞注于心,故相引而痛,按之则热气至,热气至则痛止矣。"

二、理筋整复,滑利关节

筋、骨及关节是人体的运动器官。中医学的"筋",又称"经筋",是指与骨及关节相连的肌筋组织,为现代解剖学的肌肉、肌腱、筋膜、韧带、关节囊、腱鞘、滑液囊、椎间盘、关节软骨盘、脂肪垫等软组织的统称。经筋是经络系统的组成部分。人体12条经筋,起自四肢末端,结聚于关节和骨骼部,主要起到支持、维系、联络、运动和保护等作用,正如《素问·痿论》所云:"主束骨而利机关。"气血调和、阴阳平衡才能确保机体筋骨强健、关节滑利,从而维持正常的生活起居和活动功能,正如《灵枢·本脏》所云:"是故血和则经脉流行,营复阴阳,筋骨劲强,关节清利矣。"

筋、骨及关节受损,必累及气血,以致脉络损伤,气滞血瘀,肿胀疼痛,从而影响肢体关节的活动。在日常工作生活中,各种原因可造成有关软组织的损伤,称为筋伤或伤筋。筋伤必然会不同程度地影响到骨及关节,产生"筋出槽、骨错缝"等解剖位置异常的一系列病理变化,出现诸如关节错缝(脱臼滑脱、不全脱位)、椎骨错缝(小关节紊乱)、椎间盘突出、肌肉筋膜或韧带撕裂等病症。临床上运用适当的按、揉、推、擦等手法,可将部分轻度撕裂的肌肉、肌腱、韧带组织抚顺理直而消肿止痛;运用适当的拨、推、扳等手法,可将滑脱的肌腱回复到正常的解剖位置;运用适当的屈伸、旋转、牵拉等手法,可解除关节交锁现象,使移位嵌顿的关节回纳;运用适当的牵引、拔伸、扳法、按压法、摇法等手法,可改变椎管内突出物与神经根的位置关系;运用适当的脊柱旋转复位法、脊柱旋转拔伸复位法、脊柱斜扳法等,可调整脊柱小关节紊乱。理筋整复可使经络关节通顺,即顺则通。

《医宗金鉴·正骨心法要旨》指出："因跌仆闪失,以致骨缝开错,气血郁滞,为肿为痛,宜用按摩法。按其经络以通郁闭之气,摩其壅聚以散瘀结之肿,其患可愈。"说明推拿具有理筋整复、滑利关节的作用。这表现在三个方面:一是手法作用于损伤局部,可以促进气血运行,消肿祛瘀,理气止痛;二是推拿的整复手法可以通过力学的直接作用来纠正筋出槽、骨错缝,达到理筋整复的目的;三是被动和主动运动相结合的手法和功法可以起到松解粘连,滑利关节的作用。

三、调整脏腑功能,增强免疫能力

"正气存内,邪不可干",只要人体有充分的抗病能力,致病因素就不起作用;"邪之所凑,其气必虚",说明疾病之所以发生和发展,是因为人体的抗病能力处于相对劣势,邪气乘虚而入。疾病的发生、发展及其转归的全过程,是正气和邪气相互斗争、盛衰消长的结果。

从人体后天之本来看,脏腑是化生气血、通调经络、主持人体生命活动的主要器官。脏腑功能与人体正气功能有直接关系。中医的脏腑,包括五脏、六腑和奇恒之腑。脏腑有受纳排浊、化生气血的功能。当脏腑功能失调或衰退时,则受纳有限,化生无源,排浊困难,从而正气虚弱,邪气壅盛。其所产生的病变,通过经络传导反映在外,出现如精神不振、情志异常、腹胀、疼痛及肌痉挛等各种症状,即所谓"有诸内,必形诸外"。

推拿手法作用于人体体表上的相应经络腧穴、痛点(或疼痛部位),并通过经络的连属与传导作用,对内脏功能进行调节,可以达到治疗疾病和增强免疫能力的目的。临床实践表明,不论是虚证或实证,寒证或热证,只要在相应穴位、部位上选用适宜的推拿手法进行治疗,均可使脏腑功能得到不同程度的改善。如按揉脾俞、胃俞穴可调理脾胃,缓解胃肠痉挛,止腹痛;肾阳不足者,可用擦命门穴的方法达到温补肾阳的作用;肝阳上亢者,可用点按法强刺激太冲穴,达到平肝潜阳的作用。现代研究证实,在足三里穴上运用按揉或一指禅推法,既能使分泌过多的胃液减少,抑制胃肠的功能,也可使分泌不足的胃液增多,兴奋胃肠的功能;用按法、拿法较强地刺激内关,可使心率加快而治疗心动过缓;用按法、揉法较弱地刺激内关,又可使心率减慢而治疗心动过速;按揉肝俞、胆俞、胆囊穴,可抑制胆囊收缩,减少胆汁排出,缓解胆绞痛。这些说明了推拿不仅可以调整阴阳、补虚泻实,而且对脏腑功能具有良好的双向调节作用。

推拿手法调整脏腑功能主要体现在三个方面:一是在体表的相应穴位上施以手法,是通过经络的介导对脏腑功能发生作用的。二是对于脏腑的器质性病变,手法是通过调节脏腑功能来发生作用的。三是手法对脏腑功能具有双向良性调节作用,手法操作要辨证得当。推拿手法通过对脏腑功能的调整,使机体处于良好的功能状态,有利于激发机体内的抗病因素,扶正祛邪。

第二节　推拿的治疗原则

临床运用推拿治疗疾病时,要因人、因病、因症、因时、因地制宜,采用不同的推拿治疗方法并将其进行组合。推拿的治疗原则主要有:整体观念,辨证施术;标本同治,缓急兼顾;以动为主,动静结合。

一、整体观念,辨证施术

整体观念、辨证论治是中医治病的根本原则。人体是一个有机整体,构成人体的各个组成部分之间,在结构上是不可分割的,在功能上是相互协调、相互为用的,在病理上是相互影响的。同时,人体与自然环境也有着密切的关系,人类在能动地适应自然和改造自然的斗争中,维持着机体正常的生命活动。这种机体自身整体性、机体与自然界统一性的思想,贯穿在中医生理、病理、诊法、辨证、治疗等各个方面。在推拿临床中,整体观念的原则既体现在分析局部症状时要注意机体整体对局部的影响,又体现在处理局部症状时要重视对机体整体的调整。

辨证论治是中医的精华所在。临床中辨证论治表现在将四诊所收集的资料、症状和体征,通过分析、综合,辨清疾病的原因、性质,以及邪正之间的关系,概括判断为某种性质的证,然后根据这种辨证的结果,确定相应的理法方药。辨证论治是认识疾病和治疗疾病的过程,是理论和实践相结合的体现。然而,在推拿临床工作中,辨证论治具体表现为辨证施术,即根据辨证的结果确立治疗法则,选择手法的操作方法、穴位和部位,进行具体的操作治疗。对按照西医学分类的疾病的推拿治疗,辨证施术的原则表现了同病异治和异病同治的特点。同病异治与异病同治是以病机的异同为依据的治疗原则,即《素问·至真要大论》"谨守病机,各司其属"之意。同病异治,即同一疾病采用不同的推拿手法治疗。某些疾病,病变部位和症状虽然相同,但因其具体的病机不同,所以在治疗方法上选用的推拿手法及穴位、部位就因之而异。异病同治,即不同的疾病采用相同的推拿手法治疗。某些疾病,病变部位和症状虽然不同,但因其主要病机相同,所以在治疗方法上可以选用相同的推拿手法及穴位、部位。

(一)脏腑经络辨证与推拿施术

人体的一切生理、病理活动,都离不开脏腑;临床上所出现的证候,也是脏腑病变的外在表现。掌握有关脏腑经络的辨证论治,必须以脏腑经络的基础理论作为指导,选用相应的经络腧穴和不同强度刺激的推拿手法,或补泻或平和治疗疾病,对于推拿治疗内科、妇科疾病等尤为重要。

1. 肺与大肠　肺与大肠互为表里,司呼吸。肺为娇脏,易受外邪侵袭。若外感风寒,肺失宣降,多见恶寒发热、头痛无汗、鼻塞流涕等。推拿治疗取手太阴肺经和手阳明大肠经穴为主,用手法强刺激以泻之。若邪热犯肺,肺气失宣,症见咳嗽气喘、痰黄多黏、胸痛、身热口渴等,推拿治疗宜取手太阴、手阳明经穴为主,用强刺激手法(如掐法)泻之。大肠为传导之官,主传递食物糟粕。若大肠传导功能失司,其症多见肠鸣腹痛、泄泻等,治疗多采用手足阳明经穴、募穴及相应下合穴,强刺激和柔和手法并用。若久泻不止、脱肛等,治疗可用轻快柔和的手法,如按揉丹田、提拿腹直肌等。若风寒痹阻经络,可出现肢体酸痛、麻木、臂痛不举等,治疗上以手阳明经穴位为主,推拿用刺激较强的泻法,配合擦法、擦法等。

2. 脾与胃　脾与胃互为表里。脾主运化,胃主受纳、腐熟水谷。脾病以虚证居多,胃病多见实证,但寒热虚实两脏又常兼之。虚证常由脾胃阴津亏损、阳气不足等引起,常见脾胃气虚、脾阳虚、脾不统血和胃阴不足等证,推拿治疗多取足太阴脾经、足阳明胃经腧穴为主,用轻刺激的柔和手法以补之。实证多由外邪侵袭、内伤饮食等引起,常见寒湿困脾、脾胃湿热、食滞胃脘等证,推拿治疗多取足太阴、足阳明及手太阳小肠经募穴为主,用较强的刺激手法以泻之。若胃受纳失常、食滞胃脘,则会出现呕吐或泻下酸腐臭秽等症,推拿治疗选取足阳明、足太阴经穴及募穴、背俞穴,手法采用刺激量较重的泻法。若寒邪偏盛,胃脘疼痛,遇寒加重等症,推拿治疗选取足阳明、足太阴、手厥阴经穴及下合穴为主,手法运用轻柔缓和的补法,加以艾灸。若风寒湿邪侵袭经络或脾胃蕴热上逆,出现口舌生疮、喉痛、缺盆中痛、下肢经脉循行部位麻木疼痛或痿痹不用等症,推拿治疗选用本经腧穴为主,用较强的泻法或轻快柔和的手法,以攻补兼施。

3. 心与小肠　心与小肠互为表里,主血脉,司神明,是维持人体生命、精神及思维活动的中心,故外邪或内伤七情影响心神时,都可引起病变。若思虑过度,劳伤心神,可见失眠健忘、头晕耳鸣等症,推拿治疗选取手厥阴、足少阴经穴为主,手法用柔和的补法或补泻兼施。如郁证日久,可见心悸、不寐、哭笑无常,或见面赤口渴、小便赤热等症,治疗以手少阴、手厥阴、足阳明经穴及背俞穴为主,推拿用强刺激的手法以泻之。小肠与大肠相连,分清泌浊。若心热下移小肠或热结本腑,可见心烦、咽痛、小便短赤、小腹胀痛等,宜选手少阴、手太阳经穴及募穴、下合穴为主,手法用刺激量较强的泻法。若感受寒邪,可见小腹隐痛、肠鸣溏泄、小便频数等,治宜取本经募穴、背俞穴及下合穴为主,手法用轻柔缓和的补法。若邪袭经络,可见经脉循行部位疼痛麻木、痿痹不用、小腹痛连及腰脐痛等症,治疗宜取手太阳经穴及下合穴、背俞穴为主,选用刺激量较强的手法,或用刚柔兼施的补泻手法。

4. 肾与膀胱　肾主骨生髓,络膀胱,为先天之本。若外感六淫或房事过度伤肾,均可发病。若劳损过度,久病失养,致肾气亏耗,可见面色淡白、腰膝酸软、头晕耳鸣、形寒畏冷等,推拿治疗选本脏募穴、背俞穴及任督二脉穴位,手法以轻柔温和的补法为主,以刺激量较小的平补平泻手法为辅。若外邪侵袭经络,则会出现四肢疼痛、痿痹不用等症,治宜用本经腧穴,可用刺激量轻重兼施的手法。膀胱主行气化水。若下焦虚寒,气化无权,则可见小便频数或遗尿等症,治宜选取本脏募穴、背俞穴和足太阳、足少阴经穴为主,手法用轻快柔和或中等刺激量的手法。若风寒外侵,伤及经络,则可见项背、腰臀等经脉循行部位疼痛、拘急或痿痹麻木不用等症,治宜取本经腧穴,手法用强刺激或刺激量稍重的手法,也可选用轻重交替的手法。

5. 心包与三焦　心包与三焦互为表里,有护卫心神的作用。若外感风寒湿邪,伤及经脉,多见胸部疼痛牵引至腋下,心烦及循行部位疼痛、麻木、痿痹不用,手掌发热等症,治疗选用本经腧穴,手法用刺激量较强的泻法,或用轻重交替的补泻兼施的方法。人体津液的输布与代谢,有赖于三焦的气化作用,若气化功能失常,导致水湿内停,可见肌肤肿胀、腹胀、气逆腹冷或遗尿等症,治宜取募穴、俞穴、下合穴及足三里等,手法用强刺激的泻法。

6. 肝与胆　肝与胆相表里,主筋,藏血,喜条达恶抑郁。凡精神情志失调,均与肝有关。若情志所伤,肝气郁结,可见胁肋疼痛、胸闷不舒、易怒,或腹痛、泄泻等症,治宜取足厥阴、足少阳、足阳明、足太阴经穴为主,实证者手法用刺激量较强的泻法,虚证者选用轻快柔和的和法以疏调之。若寒邪侵袭经络,可见少腹冷痛、疝气、睾丸偏坠而痛,或其经脉循行部位疼痛、麻木、转筋拘急、掣痛等症,治宜选取本经腧穴,用刺激量中等的手法。胆附于肝,其脉络肝,互为表里。若湿热之邪致胆的疏泄功能失调,可见头痛目眩、口苦咽干、耳鸣耳聋、胁肋胀痛等症,治宜取本脏募穴、背俞穴及足少阳经穴为主,手法用刺激量轻柔的一指禅推法或指揉法。若外感风寒或湿邪阻滞经络,可见经脉循行部位疼痛,选取本经穴位,手法用点按或推揉补泻兼施。

（二）八纲辨证与推拿施术

根据中医学理论,运用望、问、闻、切四诊,确立阴阳、表里、寒热、虚实八纲辨证,按照病情的发展变化来选择适宜的推拿手法治疗疾病。疾病常是错综复杂的,八纲辨证及其推拿辨证施术可指导推拿治疗方法。

1. 阴阳　阴阳是八纲辨证的总纲。推拿治病从阴阳的角度来分,一般阳证可用掐法、按法、点法等,阴证多用推法、揉法、擦法等。

2. 表里　表证是指六淫、疫疠邪气经皮毛、口鼻侵入人体所产生的证候,表现为发热恶寒、鼻塞流涕等症,推拿宜用摆动类、摩擦类等手法,如一指禅推法、擦法等。里证是疾病深入于里（脏腑、气血、骨髓）的一类证候,常见壮热、烦躁神昏、小便短赤等症,推拿用刺激量稍重的手法,使之深透入里,多用挤压类、摩擦类手法,如点法、摩法、揉法等。

3. 寒热　寒证或热证是疾病本质属于寒性或热性的证候,有时可表现为里热表寒或里寒表热,寒热夹杂。寒证常见恶寒喜暖、肢冷蜷卧、小便清长等症,多用摆动类、摩擦类手法,如摩法、揉法、擦法等。热证常见恶热喜冷、口渴喜冷饮、烦躁不宁、小便短赤等症,推拿治疗常采用泻法,多用挤压类、摩擦类手法,如掐法、点法等。

4. 虚实　虚证是对人体正气虚弱的各种临床表现的病理概括。虚证有先天不足、后天失养和疾病耗损等原因,常见口咽干燥、五心烦热,形寒肢冷、精神萎靡、自汗等症状,推拿治疗用轻快柔和的温补法与和法,多用摆动类、摩擦类、挤压类手法,如一指禅推法、揉法、摩法等。实证是对人体感受外邪,或体内病理产物堆积而产生的各种临床表现的病理概括。实证有外邪入侵和脏腑功能失调等原因,常见脘腹胀痛拒按、胸闷烦躁,小便不利等症,推拿治疗采用泻法,多用挤压类、摩擦类手法,如点法、揉法等。

推拿对于虚实辨证的基本治疗原则是补虚泻实。对于虚中夹实、实中有虚的患者,应根据虚实的轻重,或先补后泻,或先泻后补,或补泻兼施进行推拿手法操作。

(三) 气血辨证与推拿施术

气血津液,在生理上是脏腑生理活动的物质基础,又是脏腑功能活动的产物,因此脏腑发生病变,可以影响到气血津液的变化。而气血津液的变化,又必然会影响到脏腑的功能。

1. 气病　气的辨证一般分为气虚、气陷、气滞、气逆四种。气虚证常见少气懒言、神疲乏力、头晕目眩等,宜取督脉、任脉、手足阳明经穴为主,手法选用摩法、揉法、一指禅推法等,以补气为主。气陷证常见久痢久泄、腹部坠胀、脱肛等,宜取督脉、任脉、手足阳明经穴为主,手法宜用摩法、揉法、一指禅推法、托法等,以益气升提为主。气滞证多因情志不舒,或用力努伤、闪挫等,使某一脏腑或某一部位气机阻滞而运行不畅,推拿治疗时根据不同原因采用不同手法。若情志不畅,取手足厥阴、足少阳经穴位为主,手法用摩法、分法、拿法等,以疏肝理气为主;若由用力努伤、闪挫等引起,可局部取穴与循经取穴相结合,常用揉法、摩法、点法等,以理气通络为主。气逆证多见呃逆、嗳气呕吐、头痛、眩晕、昏厥等,宜取手足阳明经穴为主,手法宜用摩法、点法、按法等,以降气止逆为主。

2. 血病　血的辨证一般分为血虚、血瘀、血寒三种。血虚证有濡养不足及心神失常两方面的特点,常见面色无华、头晕眼花、心悸失眠、手足发麻,妇女月经量少色淡、闭经等症,宜取足阳明、足太阴、足少阴经穴为主,用揉法、一指禅推法、按法等,以补血为主;血瘀证常见疼痛,痛如针刺或固定不移,或疼痛夜间加剧,或体表有肿块等症,宜取足太阴、足厥阴、足太阳经穴为主,用揉法、摩法、点法、拿法等,以活血化瘀为主;血寒证以寒象、瘀血和疼痛为特点,常见手足疼痛、恶寒,而得温则痛减,形寒肢冷、妇女少腹冷痛、经色紫黯夹有血块等,宜取足太阴、足太阳经穴,选用摩法、擦法等,以温经散寒为主。

(四) 三因辨证与推拿施术

三因制宜是指因时、因地、因人制宜,即根据患者所处的季节(包括时辰)、地理环境和个人体质、年龄等具体情况,而制订适宜的推拿治疗方法。

1. 因时制宜　在推拿治疗疾病时应考虑患者所处的时间和季节。四时气候变化对人体的生理功能和病理变化有一定的影响。如秋冬之季,肌肤腠理致密,推拿介质多用葱姜水、麻油,手法力度应稍强;春夏季节,肌肤腠理疏松,推拿介质可用滑石粉以防汗,或薄荷水以清凉,手法力度要稍轻,多用轻快柔和的手法。因时制宜还包括针对某些疾病的发作或加重规律而选择有效的治疗时机,如情志疾患多在春季发作,故应在春季到来之前开始进行治疗;痛经患者常常表现为经行腹痛,可在经前 1 周开始治疗。

2. 因地制宜　由于地理环境与气候条件的不同,人体的生理功能、病理特点也有所区别,治疗的手法、穴位和部位应有差异。如北方地区天气寒冷,手法多缓慢、深透性强;南方地区天气温热,手法多轻快、发散性强。另外,也要注意治疗环境,患者在手法治疗过程中及治疗后不可受风,周围环境要安静而不可嘈杂等。

3. 因人制宜 就是根据患者的性别、年龄、体质、职业、习惯等的不同而制订适宜的治疗方法。由于男女在生理上有不同的特点,如妇人以血为用,在治疗妇人病时要多考虑调理冲脉、任脉等。患者个体差异更是决定推拿手法治疗的重要环节。如体质虚弱、皮肤薄嫩、年老体衰、经常从事脑力劳动、对手法较敏感者,手法宜轻;体质强壮、皮肤粗厚、年轻力壮、经常从事体力劳动、手法感应较迟钝者,手法可适当重些。因人制宜最为重要,根据患者的年龄、性别、体质、胖瘦和部位等不同,选择不同的治疗方法。如小儿患者推拿时手法要轻柔,可配合介质,成人体质强者手法可稍重,体质弱者手法可稍轻;肌肉丰厚部可稍重,头面胸腹的肌肉薄弱部手法可稍轻;病变部位浅者手法稍轻,病变部位较深者手法可稍重。

(五)辨证施术的推拿八法

根据中医学理论,尤其是辨证施治原则,在长期的临床实践中,推拿学科已形成温、通、补、泻、汗、和、散、清等常用的推拿治疗八法;根据不同的病情而选择适当的手法以辨证治疗,是临床上推拿辨证施术的具体运用。

1. 温法 即温热之,是具有温通经络、舒筋活血、补益阳气作用,多用于治疗虚寒证的一类手法,如摆动类、摩擦类、挤压类等手法。常用于治疗慢性筋伤、虚寒证,治疗时手法多缓慢、柔和,作用时间较长,患者有较深沉的温热刺激感。该手法可起到温经散寒、补益阳气的作用,适用于阴寒虚冷的病症。又如摩揉丹田,擦肾俞、命门等能温补肾阳;按摩中脘、关元,拿肚角等能温中散寒止痛。

2. 通法 即疏通之,是具有活血止痛、松解粘连、通壅滞、行气血作用,多用于治疗经络不通之病的一类手法,如挤压类、摩擦类、运动类等使用轻重交替的手法。该法可用于陈旧性、经久难愈的慢性损伤,如慢性腰肌劳损、肩背筋膜劳损等病症,常用推法、擦法、按法、点法、拨法配合背部夹脊穴达到畅通气血、强筋壮骨的作用。又如搓摩胁肋以疏肝气,掐拿肩井以通气行血,击打大椎、八髎、命门、腰阳关等处可以通调一身阳气。

3. 补法 即滋补之,是具有补益气血、强壮筋骨、补气血津液之不足、脏腑功能之衰弱作用,多用于治疗各种虚证的一类手法,如摆动类、摩擦类、振动类等手法。适用于平素体虚,肾气虚弱,外感风寒湿邪留滞肌肉、筋脉,以致筋脉不和、肌肉筋膜拘挛、经络阻痹、气血运行障碍而致慢性关节疼痛、腰痛的患者。此类疼痛多为隐痛,时轻时重,喜温畏冷,其中以摩法、擦法、搓法、振法、拍法等最为常用。又如胃脘虚寒疼痛,遇寒加重,得热痛减等症,多采用摩揉中脘、关元、脾俞、胃俞、肾俞,按揉膻中、膈俞等,以健脾和胃,加强胃腑功能,疏理气机。气血虚弱者用摩腹、揉脐、按揉足三里等以健脾胃,促进生化之源;肝肾虚者用擦命门、腰阳关,揉关元、气海等穴补肾,摩揉涌泉穴等以滋补肝肾、壮阳。

4. 泻法 即泻下之,是具有泻下、疏通作用,多用于治疗各种实证的一类手法,多用轻重交替的摩擦类、挤压类手法等。该法常用于内科疾病如腹痛、腹胀、便秘等,宜用按法、点法、捏法、拿法、摩法等,多选用中脘、天枢、大横、长强等穴及摩腹。如心胃火盛见烦渴、口舌生疮、大便干结等,可选用摆动类、摩擦类等手法,以泻热通下。若寒湿伤及经络,四肢屈伸不利、麻木不仁常用摩擦类、振动类等手法,以通络止痛。

5. 汗法 即发汗之,是具有祛风散寒解表作用,多用于治疗外感风寒和风热表证的一类手法,多选用摆动类、挤压类和叩击类手法。外感风寒可用先轻后重的拿法以强刺激,达到祛风散寒、发汗解表的目的。外感风热用轻快柔和的拿法,使腠理疏松,微汗解表,多选用一指禅推法、拿法、捏法等手法,多配合风池、大椎、风府、合谷、外关、风门、肺俞等穴以祛风解表、散热通经、祛风宣肺。小儿外感常用开天门、推坎宫、掐二扇门及黄蜂入洞等法,以祛风散寒。

6. 和法 即和解之,是具有调和气血、平衡阴阳、调理脏腑作用,多用于治疗气血不和、脏腑功能失调病症的一类手法,常选用摆动类、摩擦类等手法。凡病在半表半里,且不宜汗、不宜吐、不宜下者,均可用和解之法。运用平稳而柔和、频率稍缓的推拿手法,可疏通经气、调和气血。气血不和、经脉不通所引起的肝胃不和及胃痛、月经不调等,宜用揉法、摩法、推法、抹法等。肝胃不和常用推揉膀胱经背俞穴以和脏腑阴阳;揉中脘、章门、期门,搓胁肋,揉按关元、中极,搓擦八髎等以健脾和胃,和阴阳气血。小儿捏脊,有调阴阳、理气血、和脏腑、通经络、培元气的功效。

7. 散法 即消散之,是具有行气散瘀、活血作用,多用于治疗气滞、血瘀、积聚之证的一类手法,多使用摩擦类、挤压类等手法。推拿所用的散法有独到之处,其主要作用是"摩而散之,消而化之",使结聚疏通。临床中对于气滞、血瘀、积聚、饮食过度、脾失健运所致的胸腹胀满等症,可用摩法、按法、拨法、捏法、拿法、一指禅推法以散之;肝气郁滞所致的胁肋疼痛,常以搓抹双胁的方法散之;有形的凝滞积聚,可用一指禅推、摩、揉、搓等手法消结散瘀。

8. 清法 即清除之,是具有清热解毒、凉血止血、清热祛暑、生津除烦等作用,多用于治疗热病的一类手法。多选用摩擦类、挤压类等手法。临床中热性病的症状极其复杂,必须辨其卫气营血、表里虚实,要根据不同情况采取相应的治疗方法,以按法、点法、捏法、拿法等为常用。如病在表者,当治以清热解表,多用拿风池、揉肺俞等;表实热者,逆经轻推背部膀胱经,揉大椎等;表虚热者,顺经轻推背部膀胱经,顺揉太阳穴等;病在里且属气分大热者,当清其气分之邪热,逆经轻推脊柱,掐揉合谷、外关等;阴亏虚热者,轻擦腰部,推涌泉等;血分实热者,逆经重推脊柱,退六腑等。

二、标本同治,缓急兼顾

疾病的临床表现多种多样,任何疾病的发生、发展,总是通过若干症状表现出来,但这些症状只是疾病的现象,并不都反映疾病的本质,有的甚至是假象。因此,只有透过现象洞察本质,才能制定相应的治疗方法。"治病必求于本。"本,是指疾病的本质、疾病的主要矛盾和矛盾主要方面;求本,即是针对疾病最根本的病因病机进行治疗。"标"和"本"的含义有多种,两者是相对而言的,主要是用来说明病变过程中各种矛盾的主次关系。例如,症状与病因,症状为标,病因为本;病变部位与症状表现部位,病变部位则是本,症状表现部位为标。只有在充分了解疾病的各个方面,包括症状表现在内的全部情况的前提下,通过综合分析,才能透过现象看到本质,找出疾病的根本原因,从而确定何者为标,何者为本,辨证论治从而确立恰当的治疗方法。疾病的临床症状常是复杂多变的,标本的关系也不是绝对的,在一定条件下可相互转化,因此临证时还要注意掌握标本转化的规律,不为假象所迷惑,始终抓住疾病的主要矛盾,做到治病求本。例如,由腰椎小关节功能紊乱及慢性腰肌劳损引起的腰痛,就不能简单地采取相同手法对症止痛,而应通过病史、症状、体征,综合检查结果,全面分析,找出最基本的病理变化,分别采用纠正紊乱的腰椎小关节和增加腰肌力量的手法进行治疗,方能取得满意的疗效。

临床上治本和治标应根据病情辩证地对待。某些标病情况甚急,若不及时解决,可能使患者难以忍受或危及患者生命,此时应当采取"急则治标"的原则,先治其标病,而后再治其本病。治标只是在应急情况下所采取的权宜之计,但它必不可少,它能为治本创造条件。如小儿惊风,属来势迅猛的一种危重急症,发作时,应以开窍醒神、镇静止惊的手法,施以掐人中、老龙、十宣、威灵等,待缓解后,再审证求因,辨证施治。对于常见的慢性病或急性病恢复期,治疗时应针对疾病的本质进行治疗,此时应当采取"缓则治本"的原则。如对于年老肾阳亏损导致的腰膝酸软,治疗时则应配合擦腰骶、八髎、肾俞、命门等温补肾阳的方法进行治疗。

由于推拿学具有自身的特点,在"治病必求于本"原则的指导下,应该标本同治、缓急兼顾。既要针对疾病的主要矛盾进行治疗,又要注重疾病次要矛盾的处理;既要积极治疗疾病的急性发作,又要兼顾疾病慢性症状的处理。同时,在推拿临床中,正确地应用标本同治、缓急兼顾的治疗原则,不仅要制订推拿本身具体的治疗方法,还应依据这一原则与其他治疗方法合理地结合。

三、以动为主,动静结合

推拿治疗疾病属于一种运动疗法。不论手法对机体的作用方式,还是指导患者所进行的功法训练,都是在运动。推拿"以动为主"的治疗原则,是指在手法操作时,或指导患者进行功法锻炼时,应该根据不同的疾病、不同的病情、不同的病理状况,确定其作用力的强弱、节奏的快慢、动作的徐疾和活动幅度的大小。适宜的运动方式,是取得理想疗效的关键。同时,推拿治疗在"以动为主"时,也必须注意"动静结合"。一是在手法操作时,要求医务人员和患者都应该保持情志安静,思想集中,动中有静;医者做到"手动而心静"。二是推拿治疗及功法锻炼后,患者应该注意安静休息,使机体有一个自身调整恢复的过程;医者引导患者做到"被动治疗和安心静养"。医务人员在制订治疗方案时,动和静一定要合理地结合。

学习小结

1. 学习内容

(1)列表简述推拿的作用原理

作用原理	产生作用的主要途径	主要手法
疏通经络,调和气血	疏通内属于腑脏而外络于肢节的全身经络之经气,并能调和气血;一是促进气血生成,二是调畅气血,三是运行气血,四是产生热效应,加速气血流动	推法、摩法、擦法、按法、揉法、拿法、搓法、抖法等
理筋整复,滑利关节	行血气,营阴阳,濡筋骨,利关节;骨缝开错,气血郁滞,为肿为痛,按其经络,以通郁闭之气,摩其壅聚,以散瘀结之肿;一是促进气血运行,二是纠正筋出槽和骨错缝,三是松解粘连,滑利关节	拔法、推法、扳法、摇法、拔伸法等
调整脏腑功能,增强免疫能力	一是经络介导而发生作用,二是功能调节而发生作用,三是激发机体内抗病因素,扶正祛邪	按法、摩法、擦法、推法、拿法、揉法、捏法等

(2)列表简述推拿的治疗原则

治疗原则	中医学理论	推拿临床应用
整体观念,辨证施术	整体观念和辨证论治;"谨守病机,各司其属";同病异治和异病同治	脏腑经络辨证与推拿施术;八纲辨证与推拿施术;气血辨证与推拿施术;三因辨证与推拿施术;辨证施术的推拿八法
标本同治,缓急兼顾	治病必求于本;急则治标,缓则治本	既针对主要病症,又注重次要病症;既治疗急性发作,又兼顾慢性症状
以动为主,动静结合	整体观念和辨证论治	推拿是一种运动疗法,突出以动为主;动静结合,一是医者"手动而心静",二是患者"被动治疗和安静休息"

2. 学习方法　结合中医学基础理论学习。

(安玉兰)

复习思考题

1. 简述推拿的作用原理。
2. 推拿调和气血的作用体现在哪些方面？
3. 推拿理筋整复和滑利关节的作用体现在哪些方面？
4. 推拿调整脏腑功能的作用体现在哪些方面？
5. 简述推拿的治疗原则。
6. 什么是推拿辨证施术？
7. 什么是推拿异病同治和同病异治？
8. 什么是推拿八法？
9. 如何理解推拿的标本同治和缓急兼顾？
10. 如何理解推拿的以动为主和动静结合？

◈◈◈ 第二章 ◈◈◈

经 络 系 统

✎ 学习目标

1. 掌握推拿"点、线、面"三者结合的运用。
2. 掌握十二经脉、奇经八脉及十五络脉的基本知识。
3. 掌握十二经筋的分布特点和临床功能。熟悉经别和皮部的分布特点和临床功能。
4. 掌握常用经穴和小儿特定穴的定位、主治和常用操作。

经络腧穴是中医整体观念理论中的主要结构基础,是推拿学的重要组成部分之一。推拿疗法在治疗部位上针对疾病讲究"点、线、面"三者结合运用,"点"指相应腧穴,"线"指相应经络,"面"指相应的经筋皮部。

经络是人体结构的重要组成部分,具有联络脏腑器官、沟通上下内外、运行气血、协调阴阳、调节功能活动的作用。经络系统由经脉和络脉组成。《灵枢·脉度》说:"经脉为里,支而横者为络,络之别者为孙。"经,有路径的意思。经脉是经络系统的纵行干线,包括十二经脉和奇经八脉,以及附属于十二经脉的十二经筋、十二经别、十二皮部等。络,有网络的意思。络脉是经脉的分支,纵横交织,网络全身,无处不至,包括十五络脉、浮络、孙络等。人体通过经络系统有规律的循行和错综复杂的联络交会,把五脏六腑、四肢百骸、五官九窍、皮肉筋脉等组织器官联结成一个相互关联的统一整体。

腧穴是人体脏腑、经络之气输注于体表的部位。腧与"输"相通,有传输的含义;穴有孔隙的意思。腧穴在历代文献中有各种不同的名称,如"砭灸处""节""会""气穴""骨孔""穴位"等。人体的经络和腧穴是密切相连的,腧穴通过经络与脏腑相互联系,使腧穴、经络、脏腑成为一个不可分割的整体。

当人体的脏腑发生病理改变时,在相应腧穴上就会有一定的反映;同样,通过推拿手法刺激人体的腧穴,使其信息通过经络传导到相应的脏腑,就可以改变脏腑的病理状态,达到治疗作用。推拿临床证明,当患者在接受推拿治疗时,应用不同的推拿手法在一定的穴位上进行治疗常会使患者出现一些酸、胀、麻、痛、蚁行或流水等不同的感觉沿经络进行传导的现象。推拿临床上的经络辨证、循经取穴、手法补泻等,与经络理论密切相关。

第一节 经 脉

十二经脉是手三阳经、足三阳经和手三阴经、足三阴经的总称,是经络系统的主体。

一、十二经脉

(一) 十二经脉名称

十二经脉名称的命名是根据阴阳学说,结合脏腑、手足而确定的。十二经脉隶属于十二脏腑,其在手足循行时根据内外、前中后位置的不同,分为手三阴的太阴、厥阴和少阴,与肺、心包和心相对应的 3 条经脉;手三阳的阳明、少阳和太阳,与大肠、三焦和小肠相对应的 3 条经脉;足三阴的太阴、厥阴和少阴,与脾、肝和肾相对应的 3 条经脉,足三阳的阳明、少阳和太阳,与胃、胆和膀胱相对应的 3 条经脉;手足各有三阴三阳共十二经脉。

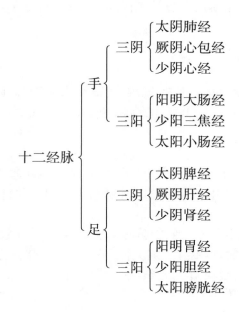

(二) 十二经脉分布

十二经脉对称地分布于头面、四肢和躯干,纵贯全身。

1. 四肢部　阴经隶属于五脏,行于四肢的内侧,太阴在前,少阴在后,厥阴在中(足厥阴在内踝上 8 寸以下循行于足太阴之前,8 寸以上交叉后行于太阴、少阴之间);阳经隶属于六腑,行于四肢的外侧,阳明在前,太阳在后,少阳在中。

2. 躯干部　足三阳经分布于躯干的外侧(顺序由前向后是阳明、少阳、太阳),足三阴经分布于胸腹部(顺序由内向外是少阴、厥阴、太阴)。手六经中,手三阳经过肩部、上颈部,除手厥阴在侧胸部有较短的分布外,手太阴、手少阴由胸内直接出于腋下。

3. 头面部　阳经都上行头面部而联系五官,但分布复杂,规律不明显;阴经多行于头、颈的深部而联系喉咙、舌、目等器官。

(三) 十二经脉表里属络

十二经脉内属于脏腑,脏与腑有表里相合的关系,阴经和阳经在体内不仅互为表里,而且属络脏腑,即阴经属脏络腑,阳经属腑络脏。

1. 表里关系　手太阴肺经与手阳明大肠经相表里,足阳明胃经与足太阴脾经相表里,手少阴心经与手太阳小肠经相表里,足太阳膀胱经与足少阴肾经相表里,手厥阴心包经与手少阳三焦经相表里,足少阳胆经与足厥阴肝经相表里。

2. 属络关系　手太阴肺经属肺络大肠,手阳明大肠经属大肠络肺;足阳明胃经属胃络脾,足太阴脾经属脾络胃;手少阴心经属心络小肠,手太阳小肠经属小肠络心;足太阳膀胱经属膀胱络肾,足少阴肾经属肾络膀胱;手厥阴心包经属心包络三焦,手少阳三焦经属三焦络心包;足少阳胆经属胆络肝,足厥阴肝经属肝络胆。共 6 组属络关系。

十二经脉互为表里和属络脏腑,在生理上相互联系,在病理上相互影响,而在治疗上相互为用。

（四）十二经脉交接流注

十二经脉构成"阴阳相贯,如环无端"的气血循环系统。

1. 经脉交接　手三阴经从胸走手,交手三阳;手三阳经从手走头,交足三阳;足三阳经从头走足,交足三阴;足三阴经从足走腹,交手三阴。

2. 流注规律　手太阴肺经→手阳明大肠经→足阳明胃经→足太阴脾经→手少阴心经→手太阳小肠经→足太阳膀胱经→足少阴肾经→手厥阴心包经→手少阳三焦经→足少阳胆经→足厥阴肝经。

二、奇经八脉

奇经八脉是督脉、任脉、冲脉、带脉、阴维脉、阳维脉、阴跷脉、阳跷脉的总称。"奇"有奇异、特殊的意思,即与十二正经不同,既不直属脏腑,又无表里关系,其循行每经各自独立,相互无规律。

（一）奇经八脉循行

1. 督脉、冲脉、任脉、带脉循行　督脉、冲脉、任脉三脉同起于胞中。督脉行于腰背正中,上至头面;任脉行胸腹正中,上抵颏部;冲脉与足少阴经并行,环绕口唇。带脉起于胁下,环行腰间一周。

2. 阴阳维脉和阴阳跷脉循行　阴维脉起于小腿内侧,沿腿股内侧上行,至咽喉与任脉会合。阳维脉起于足跗外侧,沿腿膝外侧上行,至项后与督脉会合。阴跷脉起于足跟内侧,随足少阴等经上行,至目内眦与阳跷脉等会合。阳跷脉起于足跟外侧,伴足太阳等经上行,至目内眦与阴跷脉等会合,沿足太阳经上额,于项后会合于足少阳经。

（二）奇经八脉与十二经脉关系及其作用

1. 奇经八脉与十二经脉关系　督脉与十二经脉的六阳经均有联系,故督脉为"阳脉之海",具有调节全身阳经经气的作用。任脉与十二经脉的六阴经均有联系,故任脉为"阴脉之海",具有调节全身阴经经气的作用。冲脉与督脉、任脉、足阳明经、足少阴经等均有联系,故冲脉有"十二经之海""血海"之称,总领诸经气血的要冲,具有涵蓄十二经气血的作用。带脉约束联系了纵行躯干部的诸条足经,使经气通畅。阴、阳跷脉分主一身左右之阴阳,濡养眼目,司眼睑的开合和下肢的运动。阴、阳维脉分别维系手足三阴经、手足三阳经。

奇经八脉中,督脉、任脉各有其腧穴,故常与十二经脉相提并论,合称为十四经。其余各脉的腧穴都寄附于十四经之中。

2. 奇经八脉的作用　奇经八脉主要有调和气血、协调阴阳的作用。一是在循行中将功能相似的经脉联系起来,达到统摄有关经脉气血、协调阴阳的作用;二是对于十二经脉的气血有蓄溢调节作用。

三、十五络脉

十二经脉和任督二脉各自别出一络,加上脾之大络,共计十五条,统称十五络脉,分别以十五络脉所发出的腧穴命名。

（一）十五络脉的分布

1. 十二经脉别络　十二经脉的别络在肘膝关节以下本经络穴发出后,均走向其相表里的经脉。

2. 督脉、任脉别络　督脉的别络从长强分出后,散布于头部左右,别走足太阳经;任脉的别络从鸠尾分出后散布于腹部。

3. 脾之大络　脾之大络从大包分出,散布于胸胁。

4. 浮络和孙络　络脉中浮行于浅表部位的称为"浮络";遍布于全身,难以计数的细小分支称为"孙络"。

（二）十五络脉的作用

1. 沟通经气　十二经的络脉沟通各组表里经脉,加强它们的相互联系;任脉的别络沟通了腹部经气;督脉的别络沟通了背部经气;脾之大络沟通了侧胸部经气。

2. 输布气血　孙络输布气血,以濡养全身组织。

四、推拿的经络按诊法

在推拿临床中,可以依据经络的循行,用按诊法进行辨证。按诊法,即用拇指指腹沿经络路线轻轻滑动,或用拇指、食指轻轻捏拿,或用拇指指腹稍重按压揉动,以探索经络上的敏感点、痛点,以及结节、条索状物、松弛度、温度变化等异常反应。在手法探索时用力要均匀,并注意左右对比。

第二节　经筋和经别及皮部

一、十二经筋分布特点和临床功能

经筋,是指十二经筋,为十二经脉连属之筋的总称。《黄帝内经太素》描述每一经脉连属之经筋,由大小、形状不一的"大筋""小筋""膜筋"等构成。《灵枢·经筋》《素问·厥论》《灵枢·官针》也有"经筋"的记载。经筋与运动功能密切相关。《说文解字》指出,筋为"肉之力",腱为"筋之本"。

1. 十二经筋的分布特点　十二经筋位于十二经脉相应区域的皮部深层,一律呈向心性分布,即各起自四肢末端,结聚于关节和骨骼等部位,有的进入体腔,但并不直接连属脏腑,最后多终止于头面部。手、足三阳经的经筋,其性多刚,主要分布在肢体外侧和躯干背面;手、足三阴经的经筋,其性多柔,主要分布在肢体内侧和躯干前面。

2. 十二经筋的临床功能　人体关节的屈伸,肢体的活动,各种姿势的形成与变换,以及内脏的保护等,主要是依靠经筋的作用。《灵枢·经脉》曰"筋为刚,肉为墙",认为经筋主司运动和保护内脏。《素问·厥论》曰"前阴者,宗筋之所聚",认为经筋与前阴的功能有关。《素问·痿论》曰"宗筋主束骨而利机关也",说明筋多附于骨和关节处,具有约束骨骼、主司关节运动的功能。《类经》则认为经筋的主要功能是连缀百骸、维络周身。

阴阳处于平衡状态时,肌肉的舒缩和关节的屈伸都是自如的。若阴阳失调,经筋发生异常改变时,可导致多种运动障碍的病症,如抽痛,或掣强、拘挛、瘛疭,或痿废、弛纵等。《灵枢·经筋》认为"寒则反折筋急,热则筋弛纵不收",说明了经筋病由于致病原因的不同会出现"筋急""筋弛纵不收"的不同表现。十二经筋的理论,对于运用手法和功法治疗肢体关节疾病有直接的指导意义。

二、十二经别分布特点和临床功能

经别,是指十二经别,为十二经脉（正经）离、入、出、合之别行部分,十二经脉（正经）别行深入体腔的支脉。

1. 十二经别的分布特点　十二经别多从四肢肘膝上下的正经离别,经过躯干,深入内脏,在头项部浅出体表后,阴经经别合于相表里的阳经经脉,阳经经别合于本经经脉,故有"六合"之称。足太阳、足少阴经别,从腘窝分出,入走肾与膀胱,上出于项,合于足太阳膀胱经;足少阳、足厥阴经别从下肢分出,行至毛际,入走肝胆,上系于目,合于足少阳胆经;足阳明、足太阴经别从髀部分出,入走脾胃,上出鼻颊,合于足阳明胃经;手太阳、手少阴经别从腋部分出,入走心与小肠,上出于目内眦,合于手太阳小肠经;手少阳、手厥阴经别从所属的正经分出,进入胸中,入走三焦,上出耳后,合于手少阳三焦经;手阳明、手太阴经别从所属正经分出,入走肺与大肠,上出缺盆,合于手阳明大肠经。

2. 十二经别的临床功能　十二经别加强了内外、脏腑联系的作用,扩大了经穴主治的范围。如阴经经别在头项部合于与其相表里的阳经经脉,这样就加强了阴经的经别同头面部的联系,在推拿治疗中就可以取手足三阴经的腧穴治疗头面、五官的病症。例如,按揉太渊、列缺等可以治疗偏侧头痛;应用一指禅推法、点法等作用于太溪、照海等穴可以治疗牙痛、咽喉病等。

三、十二皮部分布特点和临床功能

皮部,是指十二皮部,是经络系统在人体皮表的部分。人体整个皮表又遍布手足三阴三阳十二经络。《素问·皮部论》所谓"皮有分部",就是针对皮表有着经络的分布而言,所以它又接着指出"皮部以经脉为纪"。人体经脉有十二,则皮表的划分,亦相应地分为十二个部位,称之为十二皮部。所以皮部即经脉及其所属络脉在皮表的分区,尤其与络脉之中的浮络关系更为密切,故《素问·皮部论》又从经脉的角度指出:"凡十二经络脉者,皮之部也。"

1. 十二皮部的分布特点　十二皮部作为十二经脉在体表的分区,与经络的不同之处,在于经脉呈线状分布,络脉呈网状分布,而皮部则属于"面"的划分,其范围虽与经络的分布基本一致,但更为广泛。

关于经络在皮表的分布,有人从感觉传导现象进行观察,发现刺激经络某些穴位,所显示的路线多呈带状分布,有的还产生较宽的皮肤过敏带或麻木带。据有关资料报道,在某些皮肤病中,有时皮疹的出现也可呈带状分布,这些现象即被认为与经络皮部有关。

2. 十二皮部的临床功能　十二皮部为包裹人体之最外一层,是机体直接接触外界环境气候变化最敏感的组织,具有重要的调节和适应功能,起着保卫机体,抵抗外邪,即"卫外而为固"的屏障作用。皮部具有此作用,主要是依赖于人体的正气,特别是卫气的功能。卫气宣发于上焦,充斥于皮表,故皮部与肺是息息相关的,所以《素问·咳论》说"皮毛者,肺之合也"。

在疾病的诊断方面,由于皮部为浮络所在部位,故审视皮肤或浮络的颜色变化,即成为中医学色诊的重要内容,如见青紫色者多为痛证,见黯黑色者多为痹证,见黄赤色者多为热证,见苍白色者多为虚证或寒证等。《素问·刺热》说:"肝热病者左颊先赤,心热病者颜先赤,脾热病者鼻先赤,肺热病者右颊先赤,肾热病者颐先赤。"《灵枢·论疾诊尺》说:"肘所独热者,腰以上热;手所独热者,腰以下热。肘前独热者,膺前热;肘后独热者,肩背热。臂中独热者,腰腹热……鱼上白肉有青血脉者,胃中有寒。"皆反映了疾病在皮部的表现,都体现了皮部与机体的整体联系。

在中医内治法中,根据皮部理论,凡邪在肌表者,首当发汗以解表。清代著名医家叶天士更进一步指出,即使邪已入里,其治疗亦有"入营犹可透热转气""若其邪始终在气分流连者,可冀其战汗透邪"等方法,从而可使病邪由里达表,通过皮部而汗解。其他如中医外科关于皮肤疾患的外病内治、由里达表等治疗方法,可以说都是皮部理论在临床上的应用。

在中医外治法中,如手法膏摩、灸熨、拔罐、敷贴、熏洗等法,也是根据不同病症,在皮部理论的指导下,作用于相应的皮部部位,发挥治疗作用。

第三节 腧穴与特定穴

一、腧穴

腧穴是人体脏腑经络之气输注出入于体表的部位。腧,又作"俞",通"输",具有转输和输注的意思。穴,即穴位,具有空隙和聚集的意思。腧穴既是治疗的刺激点,也是疾病的反应点,腧穴的发现和定位是在实践中不断发展起来的。腧穴的治疗作用不只限于局部或浅表,还有远道和特殊作用,常可治疗邻近、远端或体内脏腑的疾病。

(一) 经穴和经外奇穴及阿是穴

1. 经穴　凡是有一定的名称和明确的部位,按照十二经脉、督脉和任脉(十四经脉)排列的腧穴称为经穴。

2. 经外奇穴　没有列入十四经脉,是从临床实践中逐渐发现的具有一定名称和明确部位的经验穴,称为经外奇穴。

3. 阿是穴　无一定名称和位置,以压痛点而定的穴位称为阿是穴(又称天应穴)。

(二) 腧穴定位与取穴方法

腧穴定位与取穴方法是指确定腧穴位置的基本方法,临床上可以运用人体体表的解剖标志、骨度分寸、手指同身寸等不同方法。取穴正确与否能直接影响治疗效果。在临床上除用以上方法取穴外,往往还可以根据特殊体表标志和肢体活动时所出现的肌肉皱纹、筋腱关节凹陷等标志取穴。选穴和配穴可依据腧穴的主治和所属经络而采用邻近、远端、前后、上下、左右等方法。

1. 骨度分寸　骨度分寸始见于医学文献《灵枢·骨度》篇。它将人体的各个部位分别规定其折算长度,作为量取腧穴的标准。患者不论男女、老少、高矮、胖瘦,均可按照这个标准测量。此方法经后人补充修改,已成为腧穴定位的基本准则(图2-1)。

人体各部常用的骨度分寸腧穴定位与取穴方法及说明见表2-1。

2. 解剖标志　即人体体表解剖标志,是腧穴定位与取穴的基本方法。临床常用以下两种:

(1) 固定标志:指不受人体活动影响而固定不移的标志,如五官、毛发、指(趾)甲、乳头、肚脐,以及各种关节突起和凹陷部。由于这种自然标志固定不移,所以有利于腧穴的定位,如两眉之间取印堂,两乳头之间取膻中等。

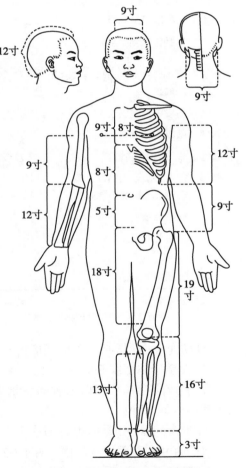

图2-1　全身骨度分寸示意图

表 2-1　骨度分寸的腧穴定位与取穴方法

分部	部位起止点	常用骨度	度量法	说明
头部	前发际正中至后发际正中	12 寸	直寸	如前后发际不明,从眉心量至大椎穴作 18 寸。眉心至前发际 3 寸,大椎穴至后发际 3 寸
	耳后两完骨(乳突)之间	9 寸	横寸	用于量头后部的横寸
	两额角发际(头维之间)	9 寸	横寸	用于量头前部的横寸
胸腹部	天突至歧骨(胸剑联合)	9 寸	直寸	胸部与胁肋部取穴直寸,一般根据肋骨计算,每一肋骨折作 1 寸 6 分。"天突"指穴名的部位
	歧骨至脐中	8 寸	直寸	
	脐中至横谷上廉(耻骨联合上缘)	5 寸	直寸	
	两乳头之间	8 寸	横寸	胸腹部取穴的横寸,可根据两乳头之间的距离折量。女性可用左右缺盆穴之间的宽度来代替两乳头之间的横寸
腰背部	大椎以下至尾骶	21 椎	直寸	背部腧穴根据脊椎定穴。一般临床取穴,肩胛骨下角相当于第 7 胸椎棘突,髂嵴相当于第 4 腰椎棘突。背部横寸用患者中指同身寸折量
	肩胛骨内侧缘至后正中线	3 寸	横寸	
上肢部	腋前、后纹头(腋前皱襞)至肘横纹	9 寸	直寸	用于手三阴、手三阳经的骨度分寸
	肘横纹至腕横纹	12 寸	直寸	
侧胸部	腋以下至季胁	12 寸	直寸	"季胁"指第 11 肋端
侧腹部	季胁以下至髀枢	9 寸	直寸	"髀枢"指股骨大转子
下肢部	横骨上廉至内辅骨上廉	18 寸	直寸	用于足三阴经的骨度分寸
	内辅骨下廉至内踝尖	13 寸		
	髀枢至膝中	19 寸	直寸	用于足三阳经的骨度分寸
	膝中至外踝尖	16 寸	直寸	"膝中"的水平线:前面相当于犊鼻穴,后面相当于委中穴
	外踝尖至足底	3 寸	直寸	臀横纹至膝中,作 14 寸折量

　　注:《灵枢·骨度》记载"发以下至颐长一尺""结喉以下至缺盆中长四寸""两颧之间相去七寸""足长一尺二寸"等。现代临床折量,多以自然标志取穴,或以横指同身寸代之。

　　(2)动作标志:指必须采取相应的动作姿势才能出现的标志,如张口于耳屏前方凹陷处取听宫,握拳于掌横纹头取后溪等。

　　3. 手指同身寸　即以患者的手指为标准进行测量而确定腧穴的定位与取穴的方法。临床常用以下 3 种:

　　(1)中指同身寸:是以患者的中指中节屈曲时内侧两端纹头之间作为 1 寸,可用于四肢部取穴的直寸和背部取穴的横寸(图 2-2)。

　　(2)拇指同身寸:是以患者拇指指间关节的宽度作为 1 寸,亦适用于四肢部的直寸取穴(图 2-3)。

　　(3)横指同身寸:又名"一夫法",是令患者将食指、中指、无名指和小指并拢,以中指中节横纹处为准,四指横量作为 3 寸(图 2-4)。

　　4. 简便取穴法　是临床上常用的一种简便易行的取穴方法,如两耳尖直上取百会,两手虎口交叉取列缺,垂手中指端取风市等。

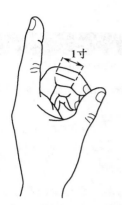

图2-2 中指同身寸示意图

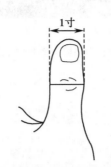

图2-3 拇指同身寸示意图

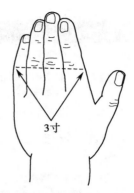

图2-4 横指同身寸示意图

（三）推拿临床取穴及其手法操作

1. 临床推拿取穴特点 推拿手法在人体穴位上操作，要准确地取穴，有两个特点：一是以痛为腧。正如《灵枢·背腧》中说"按其处，应在中而痛解，乃其腧也"，既要根据穴位的位置定位，又要结合手法刺激时受术者的感应来确定。二是穴位结合部位或是穴位呈多形性。由于手法在穴位上的操作，与针刺相比，接触点相对来说比较大，有时甚至是一个部位或区域。对某些穴位的推拿操作不仅仅是局限于某一点，而是具有点状、线状、面状的多形性特点，如桥弓穴等。

2. 不同腧穴的推拿手法操作 大多数穴位都可进行点法、按法、压法等操作，但因穴位所在人体部位的不同，即使是同一手法，用力轻重也是有区别的。头面部穴位多用一指禅推法、揉法、点法、按法、推法等手法，手法应轻柔和缓，切忌在皮肤上来回摩擦。颈项部穴位以一指禅推法、㨰法、揉法、拿法为主，手法应轻柔和缓，沉稳连贯，同时应注意避免对双侧颈动脉窦的刺激。胸部穴位手法主要有一指禅推法、按法、点压法等，力量不宜过重。腹部穴位以一指禅推法、点法、拿法、振法及多个穴位的摩法为主，操作时间可较长。腰背部穴位可进行一指禅推法、㨰法、揉法、按法、拿法、捏法、振法、推法、拍法、擦法等操作，是手法使用范围最广泛的部位，手法可沉稳有力，刺激量可较大，刺激时间可较长。四肢穴位均可进行一指禅推法、㨰法、按法、拿法、捏法、弹拨法、捻法、揉法等操作，手法应沉稳有力，其中下肢穴位要求手法刺激量可明显增大，必要时可使用肘关节等，但切忌粗暴，以患者能忍受为度。

（四）临床常用腧穴位置和主治

在推拿临床上，经常通过在一些腧穴上进行手法操作而治疗疾病。常用腧穴的位置和主治见表2-2。

表2-2 推拿临床常用腧穴位置和主治

经络	穴名	位置	主治
手太阴肺经	中府	胸前壁外上方，云门下1寸，平第1肋间隙，距前正中线6寸	哮喘、胸闷、肩背痛
	尺泽	肘横纹中，肱二头肌肌腱桡侧凹陷中	肘臂挛痛、哮喘、胸肋胀痛、小儿惊风
	孔最	前臂掌面桡侧，当尺泽与太渊连线上，腕横纹上7寸	咳嗽、咯血、声音嘶哑、咽喉痛、肘臂痛
	列缺	前臂桡侧缘，桡骨茎突上方，腕横纹上1.5寸，当肱桡肌与拇长展肌肌腱间	咳嗽、气急、头项强痛、牙痛

笔记栏

续表

经络	穴名	位置	主治
手太阴肺经	太渊	腕掌侧横纹桡侧,桡动脉搏动处	咳嗽、气喘、乳胀、咽喉痛、手腕痛
	鱼际	拇指第1掌指关节后凹陷处,约当第1掌骨中点桡侧,赤白肉际处	胸背痛、头痛、眩晕、喉痛、发热恶寒
	少商	拇指末节桡侧,距指甲角 0.1 寸	中风昏仆、手指挛痛、小儿惊风
手阳明大肠经	合谷	手背,第1、2掌骨间,当第2掌骨桡侧中点处	头痛、牙痛、发热、喉痛、指挛、臂痛、口眼㖞斜
	阳溪	腕背横纹桡侧,手拇指上翘时,当拇长展肌肌腱与拇短伸肌肌腱间凹陷中	头痛、耳鸣、齿痛、咽喉肿痛、目赤、手腕痛
	偏历	屈肘,前臂背面桡侧,当阳溪与曲池连线上,腕横纹上3寸	鼻衄、目赤、耳聋、耳鸣、手臂酸胀、喉痛、水肿
	温溜	屈肘,前臂背面桡侧,当阳溪与曲池连线上,腕横纹上5寸	腹痛、呃逆、喉舌痛、头痛
	手三里	前臂背面桡侧,当阳溪与曲池连线上,肘横纹下2寸	肘挛、屈伸不利、手臂麻木酸痛
	曲池	屈肘,肘横纹外侧端,当尺泽与肱骨外上髁连线中点	发热、高血压、手臂肿痛、肘痛、上肢瘫痪
	肩髃	肩部,三角肌上,臂外展,当肩峰前下方凹陷处	肩痛、肩关节活动障碍、偏瘫
	迎香	鼻翼外缘中点旁,当鼻唇沟中	鼻炎、鼻塞、口眼㖞斜
足阳明胃经	四白	面部,目正视,瞳孔直下,当眶下孔凹陷处	口眼㖞斜、目赤痛痒
	地仓	面部,口角外侧旁开 0.4 寸,上直瞳孔	流涎、口眼㖞斜
	大迎	在下颌角前下方约 1.3 寸,咬肌附着部前缘;当闭口鼓气时,下颌角前下方出现一沟形的凹陷中取穴	口噤不开、牙痛
	颊车	面颊部,下颌角前上方约一横指,当咀嚼时咬肌隆起,按之凹陷处	口眼㖞斜、牙痛、颊肿
	下关	面部耳前方,当颧弓与下颌切迹所形成的凹陷处	面瘫、牙痛
	头维	头侧部,当额角发际上 0.5 寸,头正中线旁开 4.5 寸	头痛
	人迎	颈部,结喉旁,当胸锁乳突肌前缘,颈总动脉窦搏动处	咽喉肿痛、喘息、瘰疬、项肿、气闷
	水突	颈部,胸锁乳突肌前缘,人迎与气舍连线中点	胸满咳喘、项强
	缺盆	锁骨上窝中央,距前正中线 4 寸	胸满咳喘、项强
	天枢	腹中部,脐中旁开 2 寸	腹泻、便秘、腹痛、月经不调
	髀关	大腿前面,当髂前上棘与髌底外侧端连线上,屈股时平会阴,缝匠肌外侧凹陷处	腰腿痛、下肢麻木痿软、筋挛急、屈伸不利
	伏兔	大腿前面,当髂前上棘与髌底外侧端连线上,髌底上 6 寸	膝痛冷麻不适、下肢瘫痪
	梁丘	屈膝,大腿前面,当髂前上棘与髌底外侧端连线上,髌底上 2 寸	膝痛冷麻不适
	犊鼻	屈膝,髌骨与髌韧带外侧凹陷中	膝关节酸痛、活动不便
	足三里	小腿前外侧,当犊鼻穴下 3 寸,距胫骨前缘一横指	腹痛、腹泻、便秘、下肢冷麻不适、高血压
	上巨虚	小腿前外侧,当犊鼻下 6 寸,距胫骨前缘一横指	夹脐痛、腹泻、下肢瘫痪
	下巨虚	小腿前外侧,当犊鼻下 9 寸,距胫骨前缘一横指	小腹痛、腰脊痛、乳痈、下肢痿痹

续表

经络	穴名	位置	主治
足阳明胃经	丰隆	小腿前外侧,当外踝尖上8寸,条口外,距胫骨前缘二横指	头痛、痰多咳嗽、肢肿、便秘、狂痫、下肢痿痹
	解溪	足背与小腿交界处横纹中央凹陷处,当跚长伸肌肌腱与趾长伸肌肌腱间	踝关节扭伤、足趾麻木
	冲阳	足背最高处,当跚长伸肌肌腱与趾长伸肌肌腱间足动脉搏动处	口眼㖞斜、面肿、上齿痛、胃痛、足缓不收、狂痫
足太阴脾经	太白	足内侧缘,当第1跖趾关节后下方赤白肉际凹陷处	胃痛、腹胀、肠鸣、泄泻、便秘、痔漏
	公孙	足内侧缘,当第1跖骨基底前下方	胃痛、呕吐、食不化、腹痛、泄泻、痢疾
	三阴交	小腿内侧,当足内踝尖上3寸,胫骨内侧缘后方	失眠、腹胀、纳呆、遗尿、小便不利、妇科病
	地机	小腿内侧,当内踝尖与阴陵泉连线上,阴陵泉下3寸	腹痛、泄泻、水肿、小便不利、遗精
	阴陵泉	小腿内侧,当胫骨内侧髁后下方凹陷处	膝关节酸痛、小便不利
	血海	屈膝,大腿内侧,髌底内侧端上2寸,当股四头肌内侧头隆起处	月经不调、膝痛
	大横	仰卧,腹中部,距脐中4寸	虚寒泻痢、大便秘结、小腹痛
手少阴心经	极泉	上臂外展,腋窝顶点,腋动脉搏动处	胸闷胁痛、臂肘冷痛
	少海	屈肘举臂,肘横纹内侧端与肱骨内上髁连线中点处	肘关节疼痛、手颤肘挛
	通里	前臂掌侧,当尺侧腕屈肌肌腱桡侧缘,腕横纹上1寸	心悸怔忡、头晕、咽痛、暴喑、舌强不语、腕臂痛
	阴郄	前臂掌侧,当尺侧腕屈肌肌腱桡侧缘,腕横纹上0.5寸	心痛、惊悸、骨蒸盗汗、吐血衄血、暴喑
	神门	腕部,腕掌侧横纹尺侧端,尺侧腕屈肌肌腱桡侧凹陷处	惊悸、怔忡、失眠、健忘
手太阳小肠经	少泽	手小指末节尺侧,距指甲根角0.1寸	发热、中风昏迷、乳少、咽喉肿痛
	后溪	手掌尺侧,微握拳,当小指本节(第5掌指关节)后远侧掌横纹头赤白肉际	头项强痛、耳聋、咽痛、齿痛、目翳、肘臂挛痛
	腕骨	手掌尺侧,当第5掌骨基底与钩骨之间凹陷处,赤白肉际	头痛、肩臂挛痛、腕痛指挛、热病无汗
	养老	前臂背面尺侧,当尺骨小头近端桡侧凹陷中	目视不明、肩臂痛、腰痛
	支正	前臂背面尺侧,当阳谷与小海连线上,腕背横纹上5寸	颈项强痛、手指拘挛、头痛、目眩
	小海	微屈肘,肘内侧,当尺骨鹰嘴与肱骨内上髁之间凹陷处	牙痛、颈项痛、上肢酸痛
	肩贞	肩关节后下方,臂内收时,腋后纹头上1寸	肩背酸痛、活动不便、上肢瘫痪
	天宗	肩胛部,当冈下窝中央凹陷处,与第4胸椎相平	肩背酸痛、肩关节活动不便、项强
	秉风	肩胛部,冈上窝内侧端,当臑俞与第2胸椎棘突连线中点处	肩胛疼痛、不能举臂、上肢酸麻
	肩外俞	背部,当第1胸椎棘突下,旁开3寸	肩背酸痛、颈项强急、上肢冷痛
	肩中俞	背部,当第7颈椎棘突下,旁开2寸	咳嗽、气喘、肩背疼痛、视物不清
	颧髎	面部,当目外眦直下,颧骨下缘凹陷处	口眼㖞斜
足太阳膀胱经	睛明	面部,目内眦角稍上方凹陷处	眼病
	攒竹	面部,当眉头陷中,眶上切迹处	头痛失眠、眉棱骨痛、目赤痛

笔记栏

续表

经络	穴名	位置	主治
足太阳膀胱经	天柱	项部,斜方肌外缘之后发际凹陷中,约当后发际正中旁开1.3寸	头痛、项强、鼻塞、肩背痛
	大杼	背部,当第1胸椎棘突下,旁开1.5寸	发热、咳嗽、项强、肩胛酸痛
	风门	背部,当第2胸椎棘突下,旁开1.5寸	伤风、咳嗽、项强、腰背痛
	肺俞	背部,当第3胸椎棘突下,旁开1.5寸	咳嗽气喘、胸闷、背肌劳损
	心俞	背部,当第5胸椎棘突下,旁开1.5寸	失眠、心悸
	膈俞	背部,当第7胸椎棘突下,旁开1.5寸	呕吐、噎膈、气喘、咳嗽、盗汗
	肝俞	背部,当第9胸椎棘突下,旁开1.5寸	胁肋痛、肝病、目涩
	胆俞	背部,当第10胸椎棘突下,旁开1.5寸	胁肋痛、口苦、黄疸
	脾俞	背部,当第11胸椎棘突下,旁开1.5寸	胃脘胀痛、消化不良、小儿惊风
	胃俞	背部,当第12胸椎棘突下,旁开1.5寸	胃病、小儿吐乳、消化不良
	三焦俞	腰部,当第1腰椎棘突下,旁开1.5寸	肠鸣、腹胀、呕吐、腰背强痛
	肾俞	腰部,当第2腰椎棘突下,旁开1.5寸	肾虚、腰痛、遗精、月经不调
	气海俞	腰部,当第3腰椎棘突下,旁开1.5寸	腰痛
	大肠俞	腰部,当第4腰椎棘突下,旁开1.5寸	腰腿痛、腰肌劳损、肠炎
	关元俞	腰部,当第5腰椎棘突下,旁开1.5寸	腰痛、泄泻
	八髎	骶部,当髂后上棘与后正中线间,适对第1~4骶后孔处	腰腿痛、泌尿生殖系统疾患
	秩边	臀部,平第4骶后孔,骶正中嵴旁开3寸	腰臀痛、下肢痿痹、小便不利、便秘
	殷门	大腿后面,承扶与委中连线上,承扶下6寸	腿痛、下肢瘫痪、腰背痛
	委阳	腘横纹外侧端,当股二头肌肌腱内侧	腰强痛、小腹胀满、小便不利、腿足挛痛
	委中	腘横纹中点,当股二头肌肌腱与半腱肌肌腱中间	腰痛、膝关节屈伸不利、半身不遂
	承山	小腿后面正中,委中与昆仑间,当伸直小腿或足跟上提时,腓肠肌肌腹下出现尖角凹陷处	腰腿痛、腓肠肌痉挛
	飞扬	小腿后面,当外踝后,昆仑穴直上7寸,承山外下方1寸处	头痛、腰背痛、腿软无力
	跗阳	小腿后面,外踝后,昆仑穴直上3寸	头痛、腰骶痛、外踝肿痛、下肢瘫痪
	昆仑	足部外踝后方,当外踝尖与跟腱之间凹陷处	头痛、项强、腰痛、踝关节扭伤
	申脉	足外侧部,外踝直下凹陷中	癫狂痫、腰腿酸痛
	金门	足外侧,当外踝前缘直下,骰骨下缘处	癫痫、腰痛、外踝痛、下肢痹痛
	京骨	足外侧,第5跖骨粗隆下方,赤白肉际处	癫痫、头痛、项强、腰腿痛、膝痛足挛
足少阴肾经	涌泉	足底部,屈足时足前部凹陷处,约当足底2、3趾趾缝纹头端与足跟连线前1/3与后2/3交点处	偏头痛、高血压、小儿发热
	太溪	足内侧,内踝后方,当内踝尖与跟腱之间凹陷处	喉痛、齿痛、不寐、遗精、阳痿、月经不调
	大钟	足内侧,内踝后下方,当跟腱附着部内侧前方凹陷处	腰脊强痛、足跟痛、气喘、咳血

笔记栏

续表

经络	穴名	位置	主治
足少阴肾经	水泉	足内侧,内踝后下方,当太溪直下1寸,跟骨结节内侧凹陷处	月经不调、痛经、小便不利、目昏花
	照海	足内侧,内踝尖下方凹陷处	月经不调、失眠
	交信	小腿内侧,当太溪直上2寸,复溜前0.5寸,胫骨内侧缘后方	月经不调、泄泻、便秘、睾丸肿痛
	筑宾	小腿内侧,当太溪与阴谷连线上,太溪上5寸,腓肠肌腹下	癫狂、疝痛、足胫痛
手厥阴心包经	曲泽	肘横纹中,当肱二头肌肌腱的尺侧缘	上肢酸痛、颤抖
	郄门	前臂掌侧,当曲泽与大陵的连线上,腕横纹上5寸,掌长肌肌腱与桡侧腕屈肌肌腱之间	心痛、心悸、呕吐
	内关	前臂掌侧,当曲泽与大陵的连线上,腕横纹上2寸,掌长肌肌腱与桡侧腕屈肌肌腱之间	胃痛、呕吐、心悸、精神失常
	大陵	腕掌横纹中点处,当掌长肌肌腱与桡侧腕屈肌肌腱之间	心痛、心悸、胃痛、呕吐、癫痫、胸胁痛
	劳宫	手掌心,当第2、3掌骨之间偏第3掌骨侧,握拳屈指时中指尖处	心悸、颤抖
手少阳三焦经	中渚	手背部,当掌指关节后方,第4、5掌骨间凹陷处	偏头痛、掌指痛及屈伸不利、肘臂痛
	阳池	腕背横纹中,当指伸肌肌腱尺侧缘凹陷处	肩臂痛、腕痛、疟疾、消渴、耳聋
	外关	前臂背侧,当阳池与肘尖连线上,腕背横纹上2寸,尺骨与桡骨间	头痛、手指痛、肘臂屈伸不利
	会宗	前臂背侧,当腕背横纹上3寸,支沟尺侧,尺骨桡侧缘	耳聋、痫证、臂痛
	肩髎	肩部,肩髃后方,当臂外展时,于肩峰后下方凹陷处	肩臂酸痛、肩关节活动不便
足少阳胆经	风池	项部,当枕骨下,与风府相平,胸锁乳突肌与斜方肌上端间凹陷处	偏侧头痛、感冒、项强
	肩井	肩上,当大椎与肩峰端连线中点处	项强、肩背痛、手臂上举不便
	居髎	髋部,当髂前上棘与股骨大转子最凸点连线中点处	腰腿痛、髋关节酸痛、骶髂关节炎
	环跳	股外侧部,侧卧屈股,当股骨大转子最凸点与骶管裂孔连线外、中1/3交点处	腰腿痛、偏瘫
	风市	大腿外侧部中线上,当腘横纹上7寸,或直立垂手时中指尖处	偏瘫、膝关节酸痛
	阳陵泉	小腿外侧,当腓骨头前下方凹陷处	膝关节酸痛、胁肋痛
	外丘	小腿外侧,当外踝尖上7寸,腓骨前缘,平阳交	胸胁支满、腹痛、痿痹、癫疾呕沫
	光明	小腿外侧,当外踝尖上5寸,腓骨前缘	膝痛、下肢痿痹、目痛、夜盲、乳胀
	悬钟	小腿外侧,当外踝尖上3寸,腓骨前缘	头痛、项强、下肢酸痛
	丘墟	足外踝前下方,当趾长伸肌肌腱外侧凹陷处	踝关节痛、胸胁痛
	足临泣	足背外侧,当足第4跖趾关节后方,小趾伸肌肌腱外侧凹陷处	瘰疬、胁肋痛、足跗肿痛、足趾挛痛

笔记栏

经络	穴名	位置	主治
足厥阴肝经	太冲	足背侧,当第1跖骨间隙后方凹陷处	头痛、眩晕、高血压、小儿惊风
	蠡沟	小腿内侧,当足内踝尖上5寸,胫骨内侧面中央	小便不利、月经不调、足胫痿痹
	中都	小腿内侧,当足内踝尖上7寸,胫骨内侧面中央	腹痛、泄泻、疝气、崩漏、恶露不尽
	章门	侧腹部,当第11肋游离端下方	胸胁痛、胸闷
	期门	当乳头直下,第6肋间隙前正中线旁开4寸(侧腹部,当第11肋游离端下方前胸部)	胸胁痛
任脉	关元	下腹部,前正中线上,当脐中下3寸	腹痛、痛经、遗尿
	石门	下腹部,前正中线上,当脐中下2寸	腹痛、泄泻
	气海	下腹部,前正中线上,当脐中下1.5寸	腹痛、月经不调、遗尿
	神阙	腹中部,脐中央	腹痛、泄泻
	中脘	上腹部,前正中线上,当脐中上4寸	胃痛、腹胀、呕吐、消化不良
	鸠尾	上腹部,前正中线上,当胸剑结合部下1寸	心胸痛、反胃、癫痫
	膻中	胸部,当前正中线上,平第4肋间,两乳头连线中点	咳喘、胸闷胸痛
	天突	仰靠坐位,颈部,当前正中线上,胸骨上窝中央	喘咳、咳痰不畅
督脉	长强	尾骨端下,当尾骨端与肛门连线中点处	腹泻、便秘、脱肛
	腰阳关	腰部,当后正中线上,第4腰椎棘突下凹陷中	腰脊疼痛
	命门	腰部,当后正中线上,第2腰椎棘突下凹陷中	腰脊疼痛
	身柱	背部,当后正中线上,第3胸椎棘突下凹陷中	腰脊疼痛
	大椎	后正中线上,第7颈椎棘突下凹陷中	感冒、发热、落枕
	风府	项部,当后发际正中直上1寸,枕外隆凸直下两侧斜方肌之间凹陷中	头痛项强
	百会	头部,当前发际正中直上5寸,或两耳尖连线中点	头痛头晕、昏厥、高血压、脱肛
	人中	面部,当人中沟上1/3与中1/3交点处	惊风、口眼㖞斜
	承浆	面部,当颏唇沟正中凹陷处	口眼㖞斜、牙痛
	印堂	额部,当两眉头之中间	头痛、鼻炎、失眠
经外奇穴	太阳	颞部,当眉梢与目外眦间,向后约一横指凹陷处	头痛、感冒、眼病
	鱼腰	额部,瞳孔直上,眉毛中	眉棱骨痛、目赤肿痛、眼睑瞤动
	腰眼	腰部,当第4腰椎棘突下,旁开约3.5寸凹陷中	腰扭伤、腰背酸痛
	夹脊	背腰部,当第1胸椎至第5腰椎棘突下两侧,后正中线旁开0.5寸	脊椎强痛、脏腑疾患
	十七椎	腰部,当后正中线上,第5腰椎棘突下	腰腿痛
	十宣	十指尖端,距指甲游离缘0.1寸,左右共10穴	昏厥
	鹤顶	屈膝,膝上部,髌底中点上方凹陷处	膝关节肿痛
	阑尾穴	屈膝,小腿前侧上部,当犊鼻下5寸,胫骨前缘旁开一横指	阑尾炎、腹痛
	桥弓	耳后翳风到缺盆一线(颈外侧胸锁乳突肌隆起一斜线)	头痛、头晕
	胆囊穴	阳陵泉直下1寸(腓骨小头前下方凹陷处直下2寸)	胆绞痛

二、特定穴

特定穴主要是指小儿特定穴,是小儿推拿特有的穴位(图2-5~图2-7)。这些穴位不仅有"点"状,还有"线"状及"面"状,且以两手居多,正所谓"小儿百脉汇于两掌"。为了便于学习及临床应用,本书引录了一些有关著作原文。其中"次数"一项仅供6个月至1足岁患儿临床应用时参考,临诊时尚要根据患儿年龄大小、体质强弱、病情轻重等情况而有所增减。上肢部穴位,一般不分男女,习惯推拿左手(亦可推拿右手)。小儿推拿操作的顺序,一般是先头面,次上肢,再胸腹、腰背,最后是下肢,亦有根据病情轻重缓急或患儿体位而定顺序先后,可以灵活掌握。

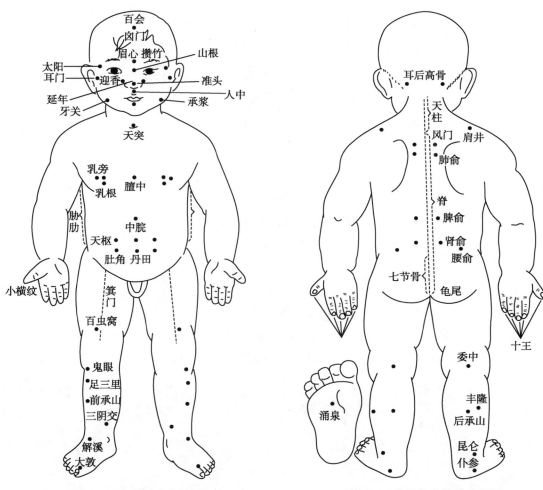

图2-5　正面小儿特定穴位图　　　　图2-6　背面小儿特定穴位图

1. 坎宫

定位:自眉头起沿眉向眉梢成一横线。

操作:两拇指自眉心向眉梢做分推,称推坎宫(图2-8),又称推眉弓。30~50次。

作用:疏风解表,醒脑明目,止头痛。

应用:常用于外感发热、头痛,多与推攒竹、揉太阳等合用;若用于治疗目赤痛,多与清肝经、掐揉小天心、揉肾纹、清天河水等合用。

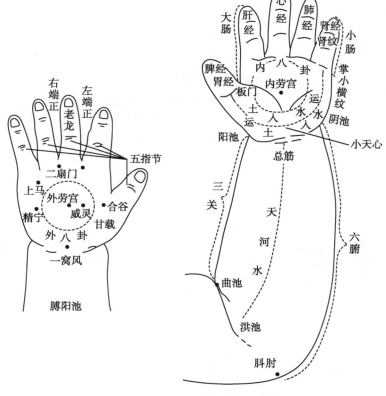

图 2-7　小儿上肢特定穴位图

2. 天门(攒竹)

定位:两眉中间至前发际成一直线。

操作:两拇指自下而上交替直推,称开天门(图 2-9),又称推攒竹。30~50 次。

作用:发汗解表,镇静安神,开窍醒神。

应用:常用于风寒感冒、头痛、无汗、发热等症,多与推坎宫、揉太阳等合用;若惊惕不安,烦躁不宁多与清肝经、捣小天心、掐揉五指节、清肝经、揉百会等合用。

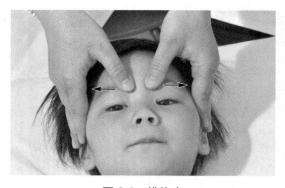

图 2-8　推坎宫

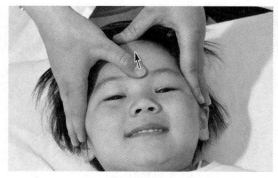

图 2-9　开天门

3. 耳后高骨

定位:耳后入发际高骨下凹陷中。

操作:两拇指或中指端揉,称揉耳后高骨(图 2-10)。30~50 次。

作用:疏风解表,安神除烦。

应用:治疗感冒头痛,多与推攒竹、推坎宫、揉太阳等合用;亦可治神昏烦躁等症。

4. 天柱骨

定位:颈后发际正中至大椎穴成一直线。

操作:用拇指或食、中两指自上向下直推,称推天柱骨(图 2-11)。或用汤匙边蘸水自上向下刮。推 100~500 次。

作用:降逆止呕,祛风散寒。

应用:主要治疗呕吐、恶心和外感发热、项强等症。治疗呕吐、恶心,多与横纹推向板门、揉中脘等合用;治疗外感发热、颈项强痛,多与拿风池、掐揉二扇门等同用。

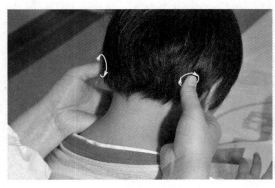

图 2-10 揉耳后高骨

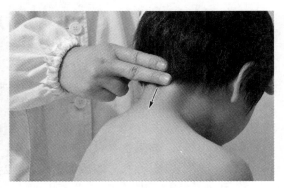

图 2-11 推天柱骨

5. 乳根

定位:乳下 2 分。

操作:中指端或食指端揉,称揉乳根。20~50 次。

作用:宽胸理气,止咳化痰。

应用:主要治疗胸闷、咳嗽、痰鸣、呕吐等症。临床上多乳旁、乳根两穴配用,以食、中两指同时操作。

6. 乳旁

定位:乳外旁开 2 分。

操作:中指端或食指端揉,称揉乳旁。20~50 次。

作用:宽胸理气,止咳化痰。

应用:主要治疗胸闷、咳嗽、痰鸣、呕吐等症。临床上多乳旁、乳根两穴配用,以食、中两指同时操作。

7. 胁肋

定位:从腋下两胁至天枢处。

操作:以两手掌从两胁腋下搓摩至天枢处,称搓摩胁肋(图 2-12),又称按弦走搓摩。50~100 次。

作用:顺气化痰,除胸闷、开积聚。

应用:本穴性开而降,多用于小儿由于食积、痰壅、气逆所致的胸闷、腹胀等。若肝脾肿大,则需久久搓摩,非一日之功。而中气下陷或肾不纳气者宜慎用。

8. 腹

定位:腹部。

操作:沿肋弓角边缘或自中脘至脐,向两旁分推,称分推腹阴阳(图 2-13);掌或四指摩称摩腹(图 2-14)。分推 100~200 次;摩 5 分钟。

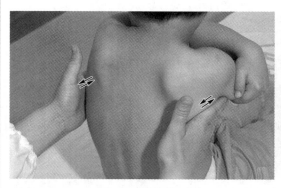

图 2-12　搓摩胁肋

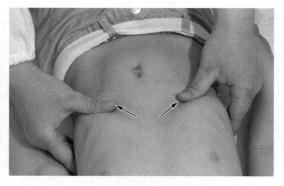

图 2-13　分推腹阴阳

作用:健脾和胃,理气消食。

应用:对于小儿腹泻、呕吐、恶心、便秘、腹胀、厌食等消化功能紊乱效果较好,常与捏脊、按揉足三里合用。也是小儿保健手法之一。

9. 丹田

定位:小腹部(脐下 2 寸与 3 寸之间)。

操作:或揉或摩,称揉丹田或摩丹田(图 2-15)。揉 50~100 次;摩 5 分钟。

作用:培肾固本,温补下元,分清别浊。

应用:多用于小儿先天不足,或寒凝少腹及腹痛、疝气、遗尿、脱肛等症,常与补肾经、推三关、揉外劳等合用。揉丹田对尿潴留有一定效果,常与推箕门、清小肠等合用。

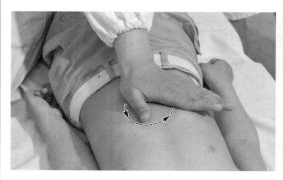

图 2-14　摩腹

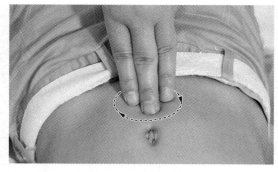

图 2-15　揉丹田或摩丹田

10. 肚角

定位:脐下 2 寸(石门)旁开 2 寸大筋。

操作:用拇、食、中三指做拿法,称拿肚角(图 2-16);或用中指端按,称按肚角。3~5 次。

作用:止腹痛。

应用:对寒痛、伤食痛效果较好,也用于其他原因引起的腹痛。为防止患儿哭闹影响后续手法操作,拿肚角可最后操作。

11. 脊柱

定位:大椎至长强成一直线。

操作:用食、中两指指面自上而下作直推,称推脊(图 2-17);用拇、食两指或拇、食、中三指自下而上捏背脊皮肤称为捏脊。捏脊一般捏 3~5 遍,每捏三下再将背脊皮提一下,称为捏三提一法。推 100~300 次,捏 3~5 遍。

作用:调阴阳,理气血,和脏腑,通经络,培元气,清热。

应用:推脊能清热,多与清天河水、退六腑、推涌泉等合用。捏脊治疗先天不足或后天不足的一些慢性病症,多与补脾经、补肾经、推三关、摩腹、按揉足三里等配合应用。单用捏脊,又名捏脊疗法,不仅常用于小儿疳积、腹泻等病症,也是小儿保健主要手法之一;还可应用于成人,治疗失眠、肠胃病、月经不调等病症。

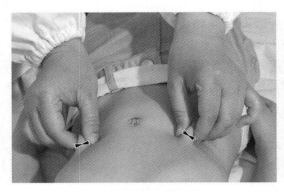

图 2-16　拿肚角

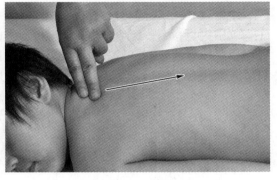

图 2-17　推脊

12. 七节骨

定位:第 4 腰椎至尾椎骨端(长强)成一直线。

操作:用拇指桡侧面或食、中两指指面自下向上或自上向下做直推,分别称为推上七节骨和推下七节骨(图 2-18)。100~300 次。

作用:温阳止泻,泻热通便。

应用:推上七节骨能温阳止泻,多用于虚寒腹泻、久痢等症。常与按揉百会、揉丹田等合用,治疗气虚下陷的脱肛、遗尿等症。若属实热证,则不宜用本法,用后多令小儿腹胀或出现其他变症。

推下七节骨能泻热通便,多用于肠热便秘或痢疾等症。若腹泻属虚寒者,不可用本法,以防滑泻。

13. 龟尾

定位:尾椎骨端。

操作:拇指端或中指端揉,称揉龟尾(图 2-19)。100~300 次。

作用:调理大肠。

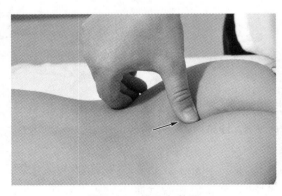

图 2-18　推下七节骨

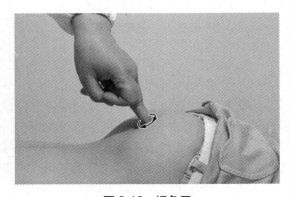

图 2-19　揉龟尾

应用:本穴即督脉之长强穴,揉之能通调督脉之经气。穴性平和,能止泻,也能通便。多与揉脐、推七节骨配合应用,以治腹泻、便秘等症。

14. 脾经

定位:拇指桡侧缘一线(另有一说为拇指末节螺纹面)。

操作:将患儿拇指屈曲,循拇指桡侧缘由指端向指根方向直推为补,或旋推拇指末节螺纹面为补,称补脾经(图 2-20)。而循拇指桡侧缘由指根向指端方向直推为清,称清脾经。补脾经和清脾经统称推脾经。100~500 次。

作用:补脾经可健脾胃,补气血;清脾经可清热利湿,化痰止呕。

应用:补脾经用于脾胃虚弱,气血不足而引起的食欲不振、消瘦、消化不良等症。清脾经用于湿热熏蒸、皮肤发黄、恶心呕吐、腹泻痢疾等症。小儿脾胃薄弱,不宜攻伐太甚,在一般情况下,脾经穴多用补法,体壮邪实者方能用清法。

15. 肝经

定位:食指末节螺纹面。

操作:自食指掌面末节指纹向指尖方向直推为清,称清肝经(图 2-21);旋推或自指尖向食指掌面末节指纹方向直推为补,称补肝经。补肝经和清肝经统称推肝经。100~500 次。

作用:平肝泻火,息风镇惊,解郁除烦。

应用:清肝经常用于惊风、抽搐、烦躁不安、五心烦热等症。肝经宜清不宜补,若肝虚应补时则需补后加清,或以补肾经代之,称为滋肾养肝法。

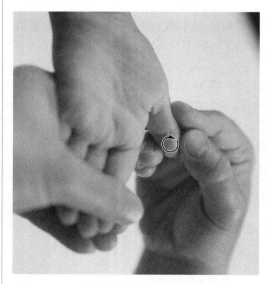

图 2-20　补脾经

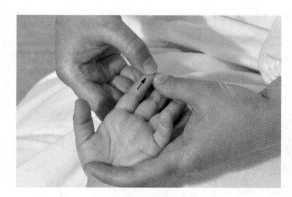

图 2-21　清肝经

16. 心经

定位:中指末节螺纹面。

操作:自中指掌面末节指纹向指尖方向直推为清,称清心经;旋推或自指尖向中指掌面末节指纹方向直推为补,称补心经。补心经和清心经统称推心经。100~500 次。

作用:清心经可清心泻火,补心经可养心安神。

应用:清心经常用于心火旺盛引起的高热神昏、面赤口疮、小便短赤等症,多与清天河水、清小肠等合用。本穴宜用清法,不宜用补法,恐动心火之故。若气血不足而见心烦不安、睡卧露睛等症,需用补法时,可补后加清,或以补脾经代之。

17. 肺经

定位：无名指末节螺纹面。

操作：旋推或自指尖向无名指掌面末节指纹方向直推为补，称补肺经；自无名指掌面末节指纹向指尖方向直推为清，称清肺经。补肺经和清肺经统称推肺经。100~500 次。

作用：补肺经可补益肺气；清肺经可宣肺清热，疏风解表，化痰止咳。

应用：补肺经用于肺气虚损，咳嗽气喘、虚汗怕冷等肺经虚寒证。清肺经用于感冒发热及咳嗽、气喘、痰鸣等肺经实热证。

18. 肾经

定位：小指末节螺纹面。

操作：旋推或自指尖向小指掌面末节指纹方向直推为补，称补肾经；自小指掌面末节指纹向指尖方向直推为清，称清肾经。补肾经和清肾经统称为推肾经。100~500 次。

作用：补肾经可补肾益脑，温养下元；清肾经可清利下焦湿热。

应用：补肾经用于先天不足、久病体虚、肾虚，久泻、多尿、遗尿、虚汗喘息等症。清肾经用于膀胱蕴热，见小便赤涩等症。临床上肾经穴一般多用补法，需用清法时，也多以清小肠代之。

19. 小肠

定位：小指尺侧边缘，自指尖到指根成一直线。

操作：循小指尺侧边缘自指尖向指根方向直推为补，称补小肠（图 2-22）；循小指尺侧边缘自指根向指尖方向直推为清，称清小肠。补小肠和清小肠统称为推小肠。100~300 次。

作用：清利下焦湿热。

应用：清小肠可泌别清浊，多用于小便短赤不利、尿闭、水泻等症。若心经有热，移热于小肠，以本法配合清天河水，能加强清热利尿的作用。若属下焦虚寒，多尿、遗尿，则宜用补小肠。

20. 大肠

定位：食指桡侧边缘，自食指尖至虎口成一直线。

操作：循食指桡侧边缘自食指尖向虎口方向直推为补，称补大肠（图 2-23）；循食指桡侧边缘自虎口向食指尖方向直推为清，称清大肠。补大肠和清大肠统称推大肠。100~300 次。

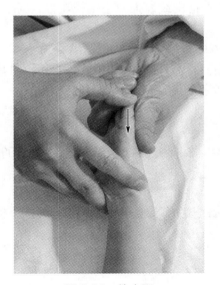

图 2-22 补小肠

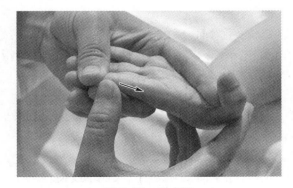

图 2-23 补大肠

作用：补大肠可涩肠固脱，温中止泻；清大肠可清利肠腑，除湿热，导积滞。

应用：补大肠多用于虚寒腹泻、脱肛等症。清大肠多用于湿热，积食滞留肠道，身热腹痛，痢下赤白，大便秘结等症。本穴又称指三关，尚可用于小儿诊断。

21．肾纹

定位：手掌面，小指第2指间关节横纹处。

操作：用中指或拇指端按揉，称揉肾纹（图2-24）。100~500次。

作用：祛风明目，散瘀结。

应用：揉肾纹主要用于目赤肿痛或热毒内陷、瘀结不散所致的高热、呼吸气凉、手足逆冷等症。

22．肾顶

定位：小指顶端。

操作：以中指或拇指端按揉，称揉肾顶（图2-25）。100~500次。

作用：收敛元气，固表止汗。

应用：揉肾顶用于自汗、盗汗或大汗淋漓不止等症。

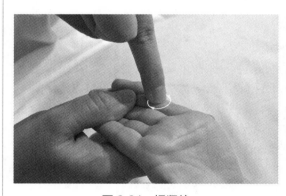

图2-24　揉肾纹

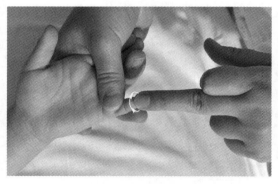

图2-25　揉肾顶

23．四横纹

定位：手掌面，食、中、无名、小指第1指间关节横纹处。

操作：用拇指指甲掐揉，称掐四横纹；四指并拢从食指横纹处推向小指横纹处，称推四横纹。掐各5次，推100~300次。

作用：掐四横纹能退热除烦，散瘀结；推四横纹能调中行气，和气血，消胀满。

应用：多用于疳积、腹胀、气血不和、消化不良等症。常与补脾经、揉中脘等合用。可用毫针或三棱针点刺本穴出血（或点刺并挤压出血及淡黄色液体）以治疗疳积，效果好。

24．小横纹

定位：手掌面，食、中、无名、小指掌指关节横纹处。

操作：用拇指指甲掐，称掐小横纹；用拇指侧推，称推小横纹。掐各5次，推100~300次。

作用：退热，消胀，散结。

应用：推小横纹、掐小横纹主要用于脾胃热结、口唇破烂及腹胀等症。临床上用推小横纹治疗肺部干性啰音，有一定疗效。

25．掌小横纹

定位：手掌面，小指根下，尺侧掌纹头。

操作：用中指或拇指端按揉，称揉掌小横纹（图2-26）。100~500次。

作用：清热散结，宽胸宣肺，化痰止咳。

应用：揉掌小横纹主要用于喘咳、口舌生疮等症，为治疗百日咳、肺炎要穴。临床上用揉掌小横纹治疗肺部湿性啰音，有一定的疗效。

26. 胃经

定位：拇指掌面近掌端第 1 节（或鱼际桡侧赤白肉际处）。

操作：自拇指根向掌根方向直推为补，称补胃经；自掌根向拇指根方向直推为清，称清胃经。补胃经和清胃经统称推胃经。100~500 次。

作用：清胃经可清中焦湿热，和胃降逆，泻胃火，除烦止渴；补胃经可健脾胃，助运化。

应用：清胃经多与清脾经、推天柱骨、横纹推向板门等合用，治疗脾胃湿热，或胃气不和所引起的上逆呕恶等症；若胃肠实热、脘腹胀满、发热烦渴、便秘纳呆，多与清大肠、退六腑、揉天枢、推下七节骨等合用。补胃经多与补脾经、揉中脘、摩腹、按揉足三里等合用，治疗脾胃虚弱、消化不良、纳呆腹胀等症。

27. 板门

定位：手掌鱼际平面。

操作：用指端揉，称揉板门或运板门（图 2-27）；用推法自拇指根推向腕横纹，称板门推向横纹（图 2-28）；用推法自腕横纹推向拇指根，称横纹推向板门。100~300 次。

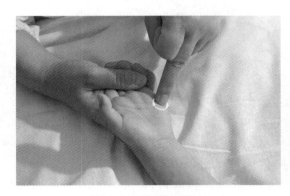

图 2-26　揉掌小横纹

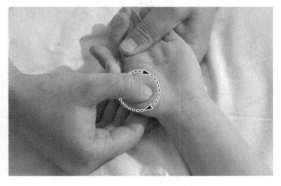

图 2-27　运板门

作用：健脾和胃，消食化滞，止腹泻，止呕吐。

应用：揉板门多用于乳食停积，食欲不振或嗳气、腹胀、腹泻、呕吐等症。板门推向横纹能止腹泻，横纹推向板门能止呕吐。

28. 内劳宫

定位：掌心中，屈指握拳时中指端与无名指端之间中点。

操作：用中指端揉，称揉内劳宫；起自小指根掐运，经掌小横纹、小天心至内劳宫，称运内劳宫（水底捞明月）。揉 100~300 次；运 10~30 次。

作用：清热除烦，清虚热。

应用：揉内劳宫用于心经有热致口舌生疮、发热、烦渴等症。运内劳宫（水底捞明月）为运掌小横纹、揉小天心、揉内劳宫的复合操作法，对心、肾两经虚热最为适宜。

29. 小天心

定位：鱼际与小鱼际交接处凹陷中。

操作：用中指端揉，称揉小天心（图 2-29）；用拇指指甲掐，称掐小天心；以中指尖或屈曲的指间关节捣，称捣小天心。揉 100~300 次；掐、捣 5~20 次。

作用：清热、镇惊、利尿、明目。

应用：揉小天心主要用于心经有热致目赤肿痛、口舌生疮、惊惕不安，或心经有热，移热于小肠而见小便短赤等症。掐、捣小天心主要用于惊风抽搐、夜啼、惊惕不安等症。若见惊风眼翻、斜视，可配合掐老龙、掐人中、清肝经等；眼上翻者则向下掐、捣；右斜视者则向左掐、捣；左斜视者向右掐、捣。

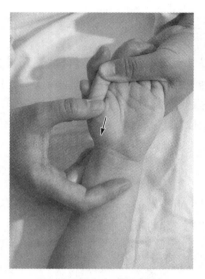 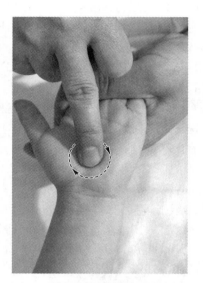

图 2-28　板门推向横纹　　　　　　　　　图 2-29　揉小天心

30. 运水入土、运土入水

定位：手掌面，拇指根至小指根，沿手掌边缘一条弧形曲线。

操作：自拇指根沿手掌边缘，经小天心推运至小指根，称运土入水（图 2-30）；自小指根沿手掌边缘，经小天心推运至拇指根，称运水入土（图 2-31）。100~300 次。

作用：运土入水可清脾胃湿热，利尿止泻；运水入土可健脾助运，润燥通便。

应用：运土入水常用于新病、实证，如因湿热内蕴而见少腹胀满、小便赤涩、泄泻痢疾等症。运水入土多用于因脾胃虚弱而见完谷不化、腹泻痢疾、疳积、便秘等症。

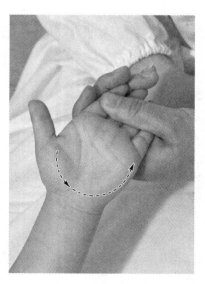 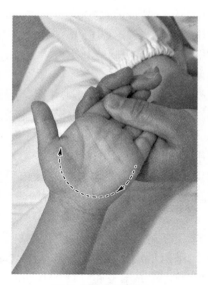

图 2-30　运土入水　　　　　　　　　　图 2-31　运水入土

31. 总筋

定位:掌后腕横纹中点。

操作:用指按揉,称揉总筋;用拇指指甲掐,称掐总筋(图 2-32)。揉 100~300 次;掐 3~5 次。

作用:清心经热,散结止痉,通调周身气机。

应用:揉总筋多配合清天河水、清心经,治疗口舌生疮、潮热、夜啼等实热证,操作时手法宜快,并稍用力。掐总筋可治疗惊风抽掣。

32. 大横纹

定位:仰掌,掌后横纹;近拇指端称阳池,近小指端称阴池。

操作:两拇指自掌后横纹中点(总筋)起向两旁分推,称分推大横纹(图 2-33),又称分阴阳;自两旁的阴池和阳池起向总筋合推,称合阴阳。30~50 次。

作用:平衡阴阳,调和气血,行滞消食,行痰散结。

应用:分阴阳多用于阴阳不调、气血不和致寒热往来、烦躁不安,以及乳食停滞、腹胀、腹泻、痢疾、呕吐等症;在操作时,如实热证阴池宜重分,虚寒证阳池宜重分。合阴阳多用于痰结喘嗽、胸闷等症,若配合揉肾纹、清天河水能加强行痰散结的作用。

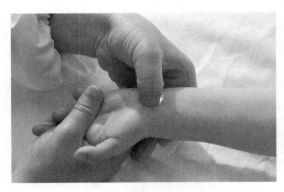

图 2-32 掐总筋

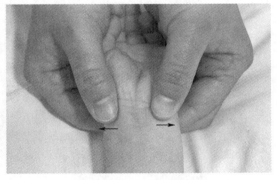

图 2-33 分推大横纹

33. 左端正

定位:中指指甲根桡侧赤白肉际处,称左端正。

操作:用拇指指甲掐,称掐左端正;用拇指螺纹面揉,称揉左端正。掐 5 次;揉 50 次。

作用:升阳止泻。

应用:揉左端正有提升功能,主要用于水泻、痢疾等症。

34. 右端正

定位:中指指甲根尺侧赤白肉际处,称右端正。

操作:用拇指指甲掐,称掐右端正;用拇指螺纹面揉,称揉右端正。掐 5 次;揉 50 次。

作用:降逆止呕。

应用:揉右端正,有降逆功能,主要用于胃气上逆引起的恶心呕吐等症。

掐左、右端正,多配合掐老龙、清肝经等,用于治疗小儿惊风。可用本穴治疗鼻衄,方法是用细绳由中指第 3 节横纹起扎至指端(不可太紧),扎好后小儿静卧即可。

35. 老龙

定位:在中指背,距指甲根中点 1 分许。

操作:先以拇指指甲掐之,继以揉之,称掐老龙(图 2-34)。掐 3~5 次。

作用:息风镇惊,开窍醒神。

应用:主要用于急救。若小儿急惊暴死或高热抽搐掐之知痛有声音,可治;不知痛而无声音,难治。

36. 五指节

定位:掌背五指的第1指间关节。

操作:用拇指指甲掐,称掐五指节;用拇、食指揉搓,称揉五指节。各掐3~5次;揉搓30~50次。

作用:安神镇惊,祛风痰,通关窍。

应用:掐五指节多与清肝经、掐老龙等合用,主要用于惊惕不安,惊风等症;揉五指节多与运内八卦、推揉膻中等合用,主要用于胸闷、痰喘、咳嗽等症。

37. 二扇门

定位:掌背中指根本节两侧凹陷处。

操作:用拇指指甲掐,称掐二扇门;用拇指偏锋按揉,称揉二扇门(图2-35)。掐5次;揉100~500次。

作用:发汗透表,退热平喘。

应用:掐、揉二扇门是发汗效法。配合揉肾顶、补脾经、补肾经等,适宜于平素体虚外感者。揉时要稍用力,速度宜快,多用于风寒外感。

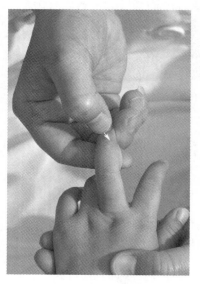

图 2-34　掐老龙

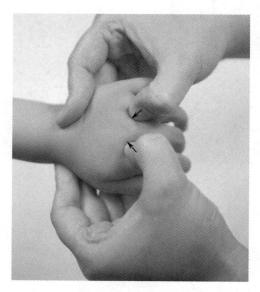

图 2-35　揉二扇门

38. 上马

定位:手背无名指及小指掌指关节凹陷中。

操作:用拇指端揉,称揉上马;用拇指指甲掐,称掐上马。掐3~5次;揉100~500次。

作用:滋阴补肾,顺气散结,利水通淋。

应用:临床上多用揉上马,主要用于阴虚阳亢、潮热烦躁、牙痛、小便赤涩淋沥等症。对体质虚弱,肺部感染有干性啰音、久不消失者用本法配合揉小横纹;对有湿性啰音者,用本法配合揉掌小横纹,多揉有一定疗效。

39. 威灵

定位:手背第2、3掌骨缝间。

操作:用拇指指甲掐,称掐威灵(图2-36)。掐5次,或醒后即止。

作用：开窍醒神。

应用：主要用于急惊暴死、昏迷不醒时的急救。

40．精宁

定位：手背第 4、5 掌骨缝间。

操作：用拇指指甲掐，称掐精宁（图 2-37）。掐 5~10 次。

作用：行气，破结，化痰。

应用：多用于痰食积聚、气吼痰喘、干呕、疳积等症。本法于体虚者慎用，如必须应用时则多与补脾经、推三关、捏脊等同用，以免克削太甚，元气受损。本法用于急惊昏厥时，多配合掐威灵，能加强开窍醒神的作用。

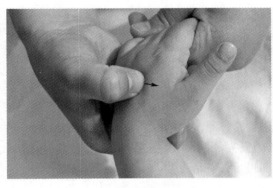

图 2-36　掐威灵

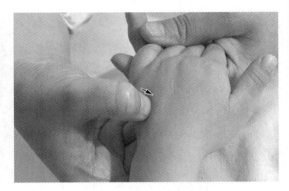

图 2-37　掐精宁

41．膊阳池

定位：在手背一窝风后 3 寸处。

操作：用拇指指甲掐，称掐膊阳池；用指端揉，称揉膊阳池。掐 3~5 次；揉 100~300 次。

作用：止头痛，通大便，利小便。

应用：对于大便秘结者，多揉膊阳池有显著的效果，但大便滑泻者禁用；用于感冒头痛，或小便赤涩短少，多与其他解表、利尿法同用。

42．一窝风

定位：手背腕横纹正中凹陷处。

操作：用指端揉，称揉一窝风（图 2-38）。100~300 次。

作用：温中行气，止痹痛，利关节，发散风寒。

应用：常用于受寒、食积等原因引起的腹痛等症，多与拿肚角、推三关、揉中脘等合用。对寒滞经络引起的痹痛，或感冒风寒等症，本法也有效。

43．三关

定位：前臂桡侧，阳池至曲池成一直线。

操作：用拇指桡侧面，或食、中指面自腕推向肘，称推三关（推上三关）（图 2-39）；屈小儿拇指，自拇指外侧端推向肘，称为大推三关。100~300 次。

作用：补气行气，温阳散寒，发汗解表。

应用：本穴性温热，主治一切虚寒病证，对于非虚寒病证者宜慎用。临床上治疗因气血虚弱、命门火衰、下元虚冷、阳气不足引起的四肢厥冷、面色无华、食欲不振、疳积、吐泻等症，多与补脾经、补肾经、揉丹田、捏脊、摩腹等合用。对感冒风寒、怕冷无汗或疹出不透等症，多与清肺经、推攒竹、掐揉二扇门等合用。对疹毒内陷、黄疸、阴疽等症，亦有疗效。

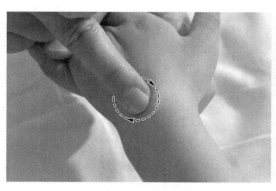

图 2-38　揉一窝风

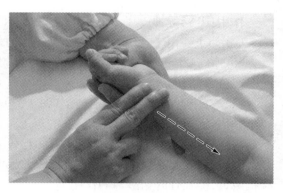

图 2-39　推三关

44. 六腑

定位：前臂尺侧，阴池至肘（内侧缘）成一直线。

操作：用拇指桡侧面，或食、中指面自肘推向腕，称推六腑（推下六腑）（图 2-40）或退六腑。100~300 次。

作用：清热，凉血，解毒。

应用：本穴性寒凉，主治温病邪入营血、脏腑郁热积滞、壮热烦渴、肿毒（腮腺炎）等实热证。与补脾经合用，本穴有止汗的效果。若小儿平素大便溏薄，脾虚腹泻者，本法慎用。

推三关与推六腑为大热大凉之法，可单用，亦可合用。若小儿气虚体弱，畏寒怕冷，可单用推三关；若小儿高热烦渴、发斑等，可单用推六腑。两穴合用则能平衡阴阳，防止大热大凉，伤其正气。若寒热夹杂，以热为主者，则以推六腑三数，推三关一数之比推之；而以寒为重者，则以推三关三数，推六腑一数之比推之。

45. 天河水

定位：前臂正中，总筋至洪池（曲泽）成一直线。

操作：用食、中指面自腕推向肘，称推天河水（清天河水）（图 2-41）；用食、中指面蘸水自总筋处，一起一落弹打如弹琴状，直至洪池，同时边用口吹气边随之弹打，称打马过天河。100~300 次。

作用：清热解表，泻火除烦。

应用：本穴性微凉，清热而不伤阴分，较平和，主要用于治疗热性病证。多用于小儿五心烦热、咽干口燥、唇舌生疮、夜啼等症。常与推攒竹、推坎宫、揉太阳等合用，治疗发热、头痛、恶风、汗微出、咽痛等外感风热者。打马过天河的清热作用大于清天河水，多用于实热、高热等。

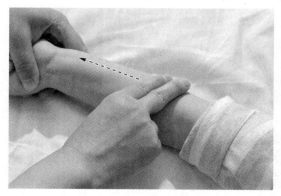

图 2-40　推六腑

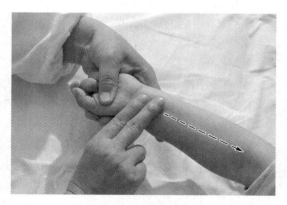

图 2-41　推天河水

46. 箕门

定位:大腿内侧,膝盖内上缘至腹股沟成一直线。

操作:用食、中指面自膝盖内上缘,沿大腿内侧推向腹股沟(直推法),称推箕门。100~300次。

作用:利尿。

应用:推箕门性平和,配合揉丹田、按揉三阴交等,用于尿潴留;配合清小肠等,用于小便赤涩不利。

学习小结

1. 学习内容

经络名称	功能作用	临床应用
十二经脉、任脉、督脉	联络脏腑器官,沟通上下内外,运行气血,协调阴阳,调节功能活动	推拿的经络按诊法;十四经脉常用腧穴及主治;大多数穴位适用点法、按法、压法等操作,但因穴位所在人体部位不同,即使是同一手法,用力轻重也有所区别
十二经筋	联缀百骸,维络周身;主司关节屈伸、肢体活动、姿势变换及内脏保护	推拿治疗抽痛,或掣强、拘挛、瘛疭,或痿废、弛纵等多种运动障碍病症;对运用手法和功法治疗肢体关节疾病具有直接的指导意义
十二经别	加强内外、脏腑联系,扩大经穴主治范围	阴经经别与阳经经脉在头项部相合,推拿时取手足三阴经的腧穴治疗头面、五官病症,如按揉太渊、列缺等治疗头痛和偏头痛,太溪、照海等穴的一指禅推法和点法等治疗牙痛、喉病
十二皮部	调节和适应功能,起着保卫机体、抵抗外邪即"卫外而为固"的屏障作用	皮部理论指导诊断:青紫色者多为痛证,黯黑色者多为痹证,黄赤色者多为热证,苍白色者多为虚证或寒证等;皮部理论指导手法:膏摩、灸熨、拔罐、敷贴、熏洗等外治法
特定穴	运行气血,协调阴阳,调节机体功能	主要是小儿推拿的应用;小儿推拿手法与特定穴相结合,实热证宜清,虚寒证宜补

2. 学习方法 文、表、图三者记忆相结合,经络腧穴理论与临床操作实践相结合。

(安玉兰 张瑞娟)

复习思考题

1. 推拿疗法在治疗部位上针对疾病讲究"点、线、面"分别指什么?

2. 简述经络的作用及组成。

3. 简述腧穴的含义。

4. 十二经脉的名称是什么?

5. 简述十二经脉交接以及流注规律。

6. 简述奇经八脉与十二经脉的关系。

7. 简述十二经筋的分布特点。

8. 简述十二经别的分布特点。

9. 简述十二皮部的临床功能。

10. 小儿特定穴有何分布特点?

11. 脊柱穴位如何进行推拿操作?有何临床意义?

第三章

◆◆◆ ◆◆◆

体 表 解 剖

学习目标

1. 熟悉颈部、胸部、腹部、脊柱区、上肢、下肢等部位的相关解剖知识。
2. 掌握脊柱、四肢、胸腹的体表标志、投影及其临床意义。

本章按 6 个局部顺序,以体表标志、体表投影为内容作简要叙述,其中还包括了与推拿学科相关的体表标志、体表投影临床意义以及注意事项。

第一节 颈 部

两侧斜方肌前缘之间和脊柱颈部前方的区域称为固有颈部(简称颈部);斜方肌前缘与脊柱颈部后方之间的区域称为项部。

一、体表标志

下颌后窝: 上界限为外耳道下壁,下界限是茎突舌骨肌及二腹肌后腹,前界限为下颌支和翼内肌,后界限是乳突和胸锁乳突肌,内界限为茎突及其肌肉。下颌后窝内有面神经、舌咽神经、颈外动脉。

舌骨: 位于颏隆突的下后方,甲状软骨的上方,适对第 3、4 颈椎椎间盘平面。循舌骨体向两侧可扪到舌骨大角,是寻找舌动脉的体表标志。

甲状软骨: 位于舌骨与环状软骨之间,其上缘约平第 4 颈椎高度,颈总动脉在此处分为颈内、外动脉。成年男子甲状软骨的上端向前突出而形成喉结。

环状软骨: 位于甲状软骨下方,环状软骨弓两侧平对第 6 颈椎横突,是喉与气管、咽与食管的分界,又可作为计数气管环的标志。

胸锁乳突肌: 其前、后缘比较明显,胸锁乳突肌后缘中点有颈丛皮支穿出,为颈部皮肤浸润麻醉的阻滞点。常是颈部分区和划分颈部诸三角的重要标志。

颈椎横突: 横突前、后结节为颈椎特有结构,可用于判断颈椎椎体大致的空间位置。其中第 6 颈椎横突前结节又称为颈动脉结节,颈总动脉在其前方(位于胸锁乳突肌前缘深处)。平环状软骨弓向后压迫,可暂时阻断颈总动脉血流。

锁骨上小窝: 胸锁乳突肌的胸骨头、锁骨头与锁骨上缘之间为锁骨上小窝。

锁骨上大窝: 位于锁骨中 1/3 上方。在窝底可触及锁骨下动脉、臂丛和第一肋骨。

胸骨上窝: 位于胸骨颈静脉切迹上方的凹陷处,可触诊气管颈段。

二、体表投影

（一）部分重要肌肉体表投影（表 3-1）

表 3-1　颈前部肌肉

名称	起点	止点	作用	神经支配
颈阔肌	胸大肌、三角肌筋膜	口角（下颌骨下缘、腮腺咬肌筋膜）	紧张颈部皮肤	面神经颈支
胸锁乳突肌	胸骨柄前面；锁骨内侧端（1/3 上缘上外部）	颞骨乳突（外面上项线外 1/3 寰椎前结节）	一侧收缩使头转向对侧（向同侧侧屈），两侧收缩使头向后仰，上提胸廓，助吸气	副神经（XI）及颈神经前支（C_{2-3}）
颈长肌	第 3~6 颈椎横突，第 1~3 胸椎椎体，第 5~7 颈椎椎体	第 2~4 颈椎椎体等	屈颈，侧屈	颈神经前支（C_{3-8}）
头长肌	第 3~6 颈椎横突	枕骨底下面	屈颈，侧屈	颈神经前支（C_{1-6}）
头前直肌	寰椎横突	枕骨底下表面，枕骨大孔前方	低头，侧屈	颈神经前支（C_{1-2}）
头侧直肌	寰椎横突上缘	枕骨外侧部	低头，侧屈	颈神经前支（C_{1-2}）
前斜角肌	第 3~6 颈椎横突前结节	第 1 肋斜角肌结节	一侧收缩使颈侧屈、旋转；两侧收缩使颈前屈；上提第 1、2 肋，助吸气	颈神经前支（C_{5-6}）
中斜角肌	颈椎横突后结节	第 1 肋骨上面中份	同上	同上
后斜角肌	第 5~6 椎横突后结节	第 2 肋	同上	同上

（二）部分重要血管体表投影

颈总动脉及颈外动脉：由乳突尖与下颌角连线的中点，右侧至右胸锁关节、左侧至左锁骨上小窝作一连线，以甲状软骨上缘为界，下段为颈总动脉的体表投影，上段为颈外动脉的体表投影。颈内动脉起始部和颈总动脉末端的膨大部分为颈动脉窦（压力感受器），当刺激该处时易导致心脏抑制或单纯血压降低。故对此处进行治疗时需进行精密评估。在颈总动脉分叉处的后方借结缔组织连有一米粒大小的椭圆形小体为颈动脉小球（化学感受器），有呼吸的作用。

锁骨下动脉：右侧自右胸锁关节、左侧自左锁骨上小窝，向外上方至锁骨上缘中点作一弓形线，该线的最高点距锁骨上缘约 1cm，即为锁骨下动脉的体表投影。

颈外静脉：在下颌角至锁骨中点的连线上。

（三）部分重要神经体表投影

副神经：自乳突尖与下颌角连线的中点，经胸锁乳突肌后缘中、上 1/3 交点，至斜方肌前缘中、下 1/3 交点的连线。

面神经颈支：自腮腺下缘浅出后行向前下，走行于颈阔肌深面。

颈丛：位于胸锁乳突肌上部的深面，中斜角肌以及肩胛提肌的前方。由第 1~4 颈神经的前支组成，其分支有皮支、肌支，分布于头、颈，胸前上部及肩上部的皮肤。颈丛皮支在胸锁乳突肌后缘中点处穿封套筋膜浅出。颈丛皮支主要有 4 个分支：①枕小神经：沿胸锁乳突肌后缘上行分布至枕部及耳郭背面上部皮肤；②耳大神经：沿胸锁乳突肌表面行向前上，上行分布至耳郭及腮腺区皮肤;③颈横神经:横过胸锁乳突肌中份,穿颈阔肌浅面走向前面,分布至颈前区皮肤;④锁骨上神经:分为3小支行向外下方,分布至颈前外侧部、胸前壁上部和肩上部皮肤。

臂丛: 自胸锁乳突肌后缘中、下 1/3 交点,至锁骨中、外 1/3 交点稍内侧的连线。臂丛在锁骨中点后方比较集中,位置浅表而易于触及。常作为臂丛锁骨上入路阻滞麻醉的部位。由第 5~8 颈神经和第 1 胸神经的前支大部分共 5 个根组成,起自横突,走行于前、中斜角肌之间,进入锁骨上三角,发出锁骨上分支,包括胸长神经、肩胛背神经和肩胛上神经 3 个分支;在锁骨下动脉后上方合成 3 条神经束(内侧束、外侧束和后束),各束再分为前后两股,并穿行于锁骨与锁骨下肌之下,胸小肌之下,进入腋窝,形成锁骨下分支,包括肩胛下神经、胸内外侧神经、胸背神经、腋神经、肌皮神经、正中神经、尺神经、桡神经、臂内侧皮神经和前臂内侧皮神经等 11 个分支。第 4~6 颈神经外膜被斜角肌肌群部分固定,斜角肌持续收缩可使臂丛受到刺激。臂丛损伤通常要考虑是否有斜角肌、胸小肌和锁骨下肌的因素。

神经点: 在胸锁乳突肌后缘中点处,颈丛皮支浅出颈筋膜的集中点,是临床颈部皮神经阻滞麻醉的部位。

颈交感干: 由颈上、中、下交感神经节及其节间支组成,位于颈椎两侧,被颈深筋膜前层所覆盖。其包括位于第 2~3 颈椎横突前方呈较大梭形的颈上神经节、位于第 6 颈椎横突前方且较小的颈中神经节和位于椎动脉起始部后方平第 7 颈椎的颈下神经节。颈上、中、下神经节各发出心支入胸腔参与心丛组成。

星状神经节: 在胸锁关节上 2 横指、中线旁开 1.5cm 左右,也称为颈胸神经节,由颈交感干的颈下神经节与第一胸神经节融合而成,是临床治疗交感神经相关疾病阻滞麻醉的常用部位。

(四)部分其他重要体表投影

胸膜顶及肺尖: 由胸腔突出胸廓上口至颈根部,最高点位于距锁骨内侧 1/3 段上方 2~3cm。

第二节 胸 部

胸部的上界为颈静脉切迹、胸锁关节、锁骨上缘、肩峰与第 7 颈椎棘突的连线,下界为剑突、肋弓、第 11 肋、第 12 肋下缘与第 12 胸椎棘突的连线。可分为胸壁(包括左右两侧的胸前区、胸外侧区、胸背区)和胸腔(包括左右两侧胸腔、中部胸腔)。此处仅叙述胸前区和胸外侧区的胸壁。

一、体表标志

颈静脉切迹: 为胸骨柄上缘中份的切迹,成人男性的颈静脉切迹平第 2 胸椎,女性的平第 3 胸椎。

胸骨角: 为胸骨柄与胸骨体交界处,略为隆起,其两侧连接第 2 肋软骨,是计数肋和肋间隙的标志。胸骨角平主动脉弓起始处、气管杈、左主支气管与食管交叉处,平第 4 胸椎体下缘。

剑突: 其形状变化较大,位于胸骨体下方,两侧肋弓夹角的凹陷处可触及。剑胸结合平第 9 胸椎。

锁骨: 其全长可触及。锁骨的内 1/3 前凸而外 1/3 后凹。锁骨中、外 1/3 交界处的下方称为锁骨下窝,其深方有腋动、静脉和臂丛神经通过,在锁骨下窝的稍外侧和锁骨下方一横指处可触摸到喙突。

肋和肋间隙：除大部分第 1 肋位于锁骨后方而难以触及外,其余肋及肋间隙均可触及。肋和肋间隙是胸部和上腹部器官的定位标志。

肋弓：由第 8~10 肋软骨依次依附而成,沿剑突向外下方可触及。肋弓是肝、胆囊和脾的触诊标志。

胸骨下角：由两侧肋弓和剑胸结合构成,约 70°~110°。

前正中线：经胸骨正中所作的垂直线。

胸骨线：经胸骨外缘最宽处所作的垂直线。

锁骨中线：经锁骨中点所作的垂直线。

胸骨旁线：经胸骨线和锁骨中线之间的中点所作的垂直线。

腋前线：经腋前襞与胸壁相交处所作的垂直线。

腋后线：经腋后襞与胸壁相交处所作的垂直线。

腋中线：经腋前线和腋后线之间的中点所作的垂直线。

肩胛线：两臂下垂时经肩胛骨下角所作的垂直线。

后正中线：相当于沿各椎骨棘突尖所作的垂直线。

二、体表投影

(一) 部分重要肌肉投影(表 3-2、表 3-3)

表 3-2　胸上肢肌

名称	起点	止点	作用	神经支配
锁骨下肌	第 1 肋软骨上面	锁骨肩峰端	拉锁骨向内下,稳定胸锁关节	锁骨下神经(C_{4-6})
胸大肌	锁骨内侧半、胸骨和第 1~6 肋软骨	肱骨大结节嵴	使肱骨内收、旋内和前屈	胸内、外侧神经(C_5~T_1)
胸小肌	第 3~5 肋骨	肩胛骨喙突	拉肩胛骨向前下	胸内侧神经(C_7~T_1)
前锯肌	第 1~8 或 9 肋骨外面	肩胛骨内侧缘和下角	固定肩胛骨于胸廓	胸长神经(C_{5-8})

表 3-3　胸固有肌

名称	起点	止点	作用	神经支配
肋间外肌	上位肋骨下缘	下位肋骨上缘	提肋,助吸气	肋间神经(T_{1-11})
肋间内肌	下位肋骨上缘	上位肋骨下缘	降肋,助呼气	肋间神经(T_{1-11})
肋间最内肌	下位肋中部上缘	上位肋中部下缘	降肋,助呼气	肋间神经(T_{1-11})
胸横肌	胸骨体内面下部	第 2~6 肋内面	拉肋向下助呼气	肋间神经(T_{3-6})

(二) 部分重要血管体表投影

胸廓内动脉：贴第 1~6 肋软骨后面,沿胸骨外侧缘的外侧约 1.25cm 下行,至第 6 肋间隙分为肌膈动脉和腹壁上动脉。其穿支在距胸骨外侧缘约 1cm 处穿出,分布于胸前区内侧部。

肋间后动脉：其沿上位肋的下缘经行。其前、外侧穿支与肋间神经的前、外皮支伴行分布。除第 1、2 肋间动脉来自锁骨下动脉的分支肋颈干外,其余 9 对肋间动脉和 1 对肋下动脉均发自胸主动脉。

胸肩峰动脉：以胸骨柄中点为圆心点,该点至锁骨中点为半径,作圆,锁骨与胸骨段弧线即该动脉的体表投影。

（三）部分重要神经体表投影

胸前、外侧区的皮神经来自颈丛和肋间神经。

锁骨上神经：在胸锁乳突肌后缘发出3个分支，内侧支向下内方，越过颈外静脉、经胸骨和胸锁乳突肌锁骨头；中间支越过锁骨；外侧支浅出越过斜方肌与肩峰上方。支配相应的皮肤，部分可支配胸锁关节、肩关节。

肋间神经：肋间神经行于肋骨的下缘。下5对肋间神经和肋下神经经肋弓深面出肋间隙进入腹壁。肋间神经支配肋间肌、腹壁前外侧肌、躯干前外侧皮肤以及上臂内侧皮肤。肋间神经在胸壁前部发出外侧皮支和侧面发出前皮支。前者为肋间神经在腋前线附近发出外侧皮支，分布于胸外侧区和胸前区外侧部的皮肤。后者在近胸骨外侧缘处肋间神经发出，分布于胸前区内侧部的皮肤。第4~6肋间神经的外侧皮支、第2~4肋间神经的前皮支分布于女性乳房。肋间神经的皮支呈节段性分布。第2肋间神经的皮支分布于胸骨角平面，第4肋间神经的皮支分布于男性乳头平面，第6肋间神经皮肤分布于剑突平面，第8肋间神经分布于肋弓平面，第10肋间神经分布于脐平面，肋下间神经分布于髂前上棘平面。肋间神经皮支的分布特点有助于测定麻醉平面和诊断脊髓损伤节段。

肋间臂神经：第2肋间神经外侧皮支的后支较粗大，称为肋间臂神经。其斜穿腋窝底至臂上部内侧，分布于腋窝底至臂上部内侧的皮肤。

（四）部分其他重要体表投影

女性乳房位于胸肌筋膜的前面，胸前壁浅筋膜之内，胸骨旁线与腋中线之间，平第2~6肋高度。乳房与胸肌筋膜之间的间隙为乳房后间隙，内有疏松结缔组织和淋巴管。乳房由皮肤、纤维组织、脂肪组织和乳腺构成。乳房表面中央有乳头，乳头周围色泽较深的环行区称乳晕。乳腺被结缔组织分隔为15~20个乳腺叶，每个乳腺叶又被分隔为若干个乳腺小叶。每个乳腺叶有一个输乳管，末端开口于乳头。乳腺叶和输乳管以乳头为中心呈放射状排列。乳房有丰富的淋巴回流。乳房深面为胸大肌。当乳腺癌发生时，其可被固定在胸大肌上。

第三节 腹 部

腹部由腹壁、腹腔及腹腔内容物等组成。由肌肉和筋膜等软组织组成腹壁，以两侧的腋后线为界分为前方的腹前外侧壁和后方的腹后壁（腰部）。此处仅叙述腹前外侧壁。

一、体表标志

临床上常用两条水平线和两条垂直线将腹部分为9个区（九分法）：上水平线为经过两侧肋弓最低点（相当于第10肋）的连线，下水平线为经过两侧髂前上棘的连线；两条垂直线分别通过左右半月线（腹直肌外侧缘）或腹股沟中点。

腹部9个区：腹上区、左季肋区、右季肋区、脐区、左腰区、右腰区、腹下区、左腹股沟区、右腹股沟区。

髂嵴：为髂骨翼的上缘，位于皮下，全长均可触及。两侧髂嵴最高点的连线通过第4腰椎棘突，是腰穿的重要标志。

髂前上棘：为髂嵴的前端。有腹股沟韧带附着，为腹部九区分法标志及常用骨髓穿刺部位。

髂后上棘：为髂嵴的后端。

腹股沟韧带：两侧腹股沟韧带与耻骨联合上缘共同构成腹部体表的下界。

耻骨联合：为左、右髋骨在前方的连接处，由纤维软骨构成。耻骨联合上缘是小骨盆上口的标志之一。成人膀胱在清空状态下位于耻骨联合上缘平面以下。

耻骨结节：位于耻骨联合外侧约 2~3cm 处（外上方的突起），系腹股沟韧带内侧端的附着点。

半月线：又称腹直肌线或 Spiegel 线，为沿腹直肌外侧缘的弧形线。

二、体表投影

（一）部分重要肌肉投影（表 3-4）

表 3-4　腹前外侧壁的肌肉

名称	起点	止点	作用	神经支配
腹直肌	耻骨嵴	胸骨剑突，第 5~7 肋软骨	骨盆后倾和收腹，脊柱前屈，增加腹压	第 5~12 肋间神经及肋下神经
腹外斜肌	第 5~12（下 8 个）肋骨外面	借腱膜止于腹白线和髂嵴前部	增加腹压，前屈、侧屈并旋转脊柱	第 5~11 肋间神经、肋下神经、髂腹股沟神经、髂腹下神经
腹内斜肌	胸腰筋膜、髂嵴、腹股沟韧带外侧 1/2	借腱膜止于腹白线和第 10~12（下 3 个）肋骨，下部肌束参与形成提睾肌	同上	同上
腹横肌	第 7~12（下 6 个）肋骨内面、胸腰筋膜、腹股沟韧带外侧 1/3	腹白线	同上	同上

（二）部分重要血管体表投影

腹主动脉：从颈静脉切迹到耻骨联合上缘连线中点上 2.5cm 处开始，经脐左 2.0cm 向下至脐下 2.0cm 处宽 2.0cm 的带状区域。

腰动脉：多为 4 对，左右两侧对称，起源于腹主动脉后壁，该动脉垂直向外横行，分别经第 1~4 腰椎椎体中部的前面或侧面，在腰大肌的内侧缘分发出背侧支和腹侧支。

腹壁上动脉：胸骨旁 0.5cm 剑突与肋弓的夹角处向下延续至与肚脐旁为该动脉体表投影，该动脉起源于胸廓内动脉，并在脐部附近与腹壁下动脉交通吻合。

腹壁下动脉：起于腹股沟韧带上方，向内上行经半环线进入腹直肌鞘，并在腹直肌内分为外侧支和内侧支上行，沿途中有节段性分支发出。

旋髂浅动脉：行于腹股沟韧带下方约 2.5cm，该动脉源于股动脉，并于股动脉外侧约 1.5cm 处分为浅、深支血管。浅支即浅出深筋膜向髂前上棘处走行；深支沿深筋膜下向上外方向走行，并发出肌支及肌穿支，于缝匠肌外缘浅出深筋膜。

（三）部分重要神经体表投影

髂腹下神经：起自第 12 肋间神经和第 1 腰神经的前支，在髂嵴后部上方由深及浅逐次穿入腹横肌、腹内斜肌和腹外斜肌，其分支支配腹横肌和腹内斜肌；至腹股沟管浅环上方 3~4cm 处穿至皮下，分布于耻骨联合以上的皮肤。腹内斜肌和腹外斜肌肌痉挛，可压迫髂腹下神经，并在其分布区出现相应的症状。

髂腹股沟神经：起自第 1 腰神经的前支，位于髂腹下神经下方，大体与之平行。其分支支配腹内斜肌、腹横肌和腹外斜肌；进入腹股沟管后，行于精索的上方，穿过腹股沟管浅环后分布于股部上内侧、阴囊或大阴唇皮肤。

生殖股神经：自腰大肌前面穿出，在该肌前侧下降并分为 2 支：生殖支神经经腹股沟管深环入该管，并支配提睾肌；股支神经分布于股三角上部皮肤。

（四）部分其他重要体表投影

胆囊底点：又称 Murphys 点。位于右侧半月线与肋弓相交处。

肾盂前方点：左、右侧半月线与左、右侧肋弓的夹角为前肾点。

肠系膜动脉起始点：脐平面上方约 2.5cm 处。

上输尿管点：半月线平脐处。

中输尿管点：半月线平髂前上棘处。

成年人腹腔主要器官在腹前壁的投影见表 3-5。

表 3-5　成年人腹腔主要器官在腹前壁的投影

右季肋区	腹上区	左季肋区
1. 右半肝大部分	1. 右半肝小部及左半肝大部分	1. 左半肝小部分
2. 部分胆囊	2. 胆囊	2. 胃贲门、胃底及部分胃体
3. 结肠右曲	3. 胃幽门部分及部分胃体	3. 脾
4. 部分右肾	4. 胆总管、肝动脉和门静脉	4. 胰尾
	5. 十二指肠大部分	5. 结肠左曲
	6. 胰的大部分	6. 部分左肾
	7. 两肾一部分及肾上腺	
	8. 腹主动脉及下腔静脉	
右腰区	**脐区**	**左腰区**
1. 升结肠	1. 胃大弯（胃充盈时）	1. 降结肠
2. 部分回肠	2. 横结肠	2. 部分空肠
3. 右肾上部	3. 大网膜	3. 左肾下部
	4. 左、右输尿管	
	5. 十二指肠小部分	
	6. 空、回肠各一部分	
	7. 腹主动脉及下腔静脉	
右腹股沟区	**腹下区**	**左腹股沟区**
1. 盲肠	1. 回肠袢	1. 大部分乙状结肠
2. 阑尾	2. 膀胱（充盈时）	2. 回肠袢
3. 回肠末端	3. 子宫（妊娠后期）	
	4. 部分乙状结肠	
	5. 左、右输尿管	

第四节　脊　柱　区

脊柱区也称背区，包括脊柱及两侧的软组织，分为项区、胸背区、腰区和骶尾区。项区上界（脊柱区上界）为枕外隆凸和上项线，下界为第 7 颈椎棘突至两侧肩峰的连线；胸背区上界为项区下界，下界为第 12 胸椎棘突、第 12 肋下缘至第 11 肋前份的连线；腰区上界为胸背区下界，下界为两髂嵴后份和两髂后上棘的连线；骶尾区是两髂后上棘与尾骨尖三点间所围成的三角区。

一、体表标志

枕外隆凸：枕骨后方突出的骨结节。其深面标志窦汇,两侧平伸的骨嵴为上项线。

上项线：为枕外隆凸向外至乳突左右对称的隆起骨嵴,内侧端有斜方肌附着,外侧端上缘有枕肌,下缘有胸锁乳突肌、最长肌等附着。

下项线：为上项线下方的弓状线,距上项线约 2cm,其内侧部有头后小直肌附着,外侧部有头后大直肌附着。

棘突：在后正中线上可摸到大部分椎骨的棘突。骶椎棘突融合成骶正中嵴。

第 7 颈椎棘突：平两肩连线中间的脊柱上的骨性隆起(尤其低头时容易看到和摸到),故第 7 颈椎又称隆椎。常作为计数棘突的标志。

斜方肌：自项部正中线及胸椎棘突向肩峰伸展作三角形的轮廓。

肩胛骨：在体表容易触及肩胛冈、肩峰和肩胛骨下角。

肩胛冈：为肩胛骨背面高耸的骨嵴。肩胛冈的外侧端为肩峰。两侧肩胛冈内侧端的连线,通过第 3 胸椎棘突。

肩胛骨下角：为肩胛骨的下端。两侧肩胛骨下角的连线,通过第 7 胸椎棘突。

第 12 肋：通常在竖脊肌外侧可触及此肋。但应注意有时其甚短,易将第 11 肋误认为第 12 肋。

竖脊肌：在棘突两侧可触及的纵行隆起。

脊肋角：竖脊肌外侧缘与第 12 肋的交角。肾位于该角深处。

髂嵴：为髂骨翼的上缘,两侧髂嵴最高点的连线通过第 4 腰椎棘突。

髂后上棘：为髂嵴后端的突起,两侧髂后上棘的连线通过第 2 骶椎棘突。在皮下脂肪较多者身上,此处为皮肤凹陷,而瘦者则为骨性突起。

骶管裂孔和骶角：沿骶正中嵴向下,由第 4、5 骶椎背面的切迹与尾骨围成的孔为骶管裂孔。骶管裂孔两侧的突起成为骶角,骶角是骶管麻醉的进针定位标志。

尾骨：由 4 块退化的尾椎融合而成,位于骶骨下方,肛门后方,有肛尾韧带附着。

菱形区：左、右髂后上棘与第 5 腰椎棘突和尾骨尖的连线可构成一个菱形区。当腰、骶、尾椎骨骨折或骨盆畸形时,菱形区会变形。

二、体表投影

(一) 部分重要肌肉体表投影(表 3-6)

表 3-6 脊柱肌

名称	起点	止点	作用(肩关节运动)	神经支配
斜方肌	上项线、枕外隆凸、项韧带、全部胸椎棘突	锁骨外 1/3、肩峰、肩胛冈	拉肩胛冈向中线靠拢,上部纤维提肩胛骨,下部纤维降肩胛骨	副神经(XI)
背阔肌	下 6 个胸椎棘突、全部腰椎棘突、髂嵴	肱骨小结节嵴	肩关节后伸、内收及内旋	胸背神经($C_{6\sim8}$)
夹肌	项韧带下部、第 7 颈椎和上部胸椎的棘突	颞骨乳突和第 1~3 颈椎横突	单侧收缩使头转向同侧,两侧收缩使头后仰	颈神经后支
肩胛提肌	上位颈椎横突	肩胛骨内侧角	上提肩胛骨	肩胛背神经($C_{4\sim6}$)

笔记栏

名称	起点	止点	作用（肩关节运动）	神经支配
菱形肌	下位颈椎和上位胸椎的棘突	肩胛骨内侧缘	上提和内牵肩胛骨	同上
上后锯肌	第 6 颈椎棘突～第 2 胸椎棘突	第 2~5 肋骨角外方	提肋、吸气	肋间神经（$T_{1~4}$）
下后锯肌	第 11 胸椎棘突～第 2 腰椎棘突	第 9~12 肋骨角外方	降肋、助呼气	肋间神经（$T_{9~12}$）
竖脊肌	骶骨后面及其附近、下位椎骨的棘突、横突、肋骨等	上位椎骨的棘突、横突、肋骨及枕骨	伸脊柱、仰头	脊神经后支
头后小直肌	第 1 颈椎后结节	枕下项线内侧	头后仰	第 1 颈神经后支
头后大直肌	第 2 颈椎棘突	枕下项线外侧	头后仰,向同侧旋转	同上
头上斜肌	第 1 颈椎横突后表面	枕下项线外侧	头后仰,向对侧旋转	同上
头下斜肌	第 2 颈椎棘突	第 1 颈椎横突	头向同侧旋转、屈曲	同上

（二）部分重要血管投影

枕动脉：源于颈外动脉，经颞骨乳突内面穿入项区，于半棘肌外侧缘、夹肌深面处越过枕下三角并分出数支。主干向上至上项线高度处穿斜方肌浅出，分布至枕部与枕大神经伴行。枕动脉穿出深筋膜的位置体表投影为：①两乳突尖连线上方 1.8~4.4cm；②在枕外隆凸下 2~3cm，距正中线 3~4cm。

椎动脉：寰椎横突口与第 6 颈椎横突孔连线即为椎动脉在项区的体表投影，该动脉源于锁骨下动脉，该动脉的受限常导致头晕。

肩胛动脉网：位于肩胛骨的周围，由 3 条动脉的分支彼此吻合成网，构成肩部主要侧支循环。①肩胛上动脉：经肩胛上横韧带的上方达冈上窝，起自甲状颈干；②肩胛背动脉：沿肩胛骨内侧缘向下行，分支布于冈下窝内侧部，源于锁骨下动脉或颈横动脉的深支；③旋肩胛动脉：穿三边孔至冈下窝，源于肩胛下动脉。

胸背动脉：源于肩胛下动脉，其向下越过大圆肌，沿前锯肌与背阔肌的前缘深面之间下行，并在肩胛角稍上方分为外、内侧两支。外侧支发出皮支 2~3 支，第一穿支于背阔肌外侧缘内侧 2~3cm 处腋后壁下约 8cm 浅出，第二穿支于第一穿支起源处远端的 2~4cm 处。内侧支发出皮支 1~3 支，第一肌皮穿支点位于肩胛下角垂线外侧 4~6cm，肩胛下角水平线上方 1~2cm。

臀上动脉：臀上动脉经髂后上棘与股骨大转子尖端连线上方 7.2cm 处，穿过梨状肌上孔进入臀部，出梨状肌上孔后分为浅支和深支。臀上动脉源于髂内动脉。

臀下动脉：该动脉在髋后侧的表面投影为坐骨结节与大转子连线的中点，动脉主干行于臀大肌深面，经坐骨结节与大转子之间下行，止于臀大肌与股后皮肤。源自髂内动脉前干，经梨状肌下孔出盆腔。

（三）部分重要神经投影

脊神经后支：自椎间孔处由脊神经分出后，绕上关节突外侧向后行，至相邻横突间分为内侧支（后内侧支）和外侧支（后外侧支），并呈现明显的节段性分布。颈神经后支分布至项区皮肤和深层肌；胸神经后支分布至胸背区皮肤和深层肌；腰神经后支分布至腰区、臀区的皮肤和深层肌；骶、尾神经后支分布至骶骨背面和臀区皮肤。

腰神经后支：其分出后向后行,经骨纤维孔至横突间肌内侧缘分为后内侧支和后外侧支。后内侧支在下位椎骨上关节突根部的外侧斜向后下(其中第 5 腰神经后内侧支经腰椎下关节突的下方向内下行),经骨纤维管至椎弓板后面转向下行,分布至背深肌和关节突关节等。后外侧支在下位横突背面进入竖脊肌,在竖脊肌不同部位穿胸腰筋膜浅出,斜向外下行。

枕大神经：于斜方肌起点上项线下方浅出,伴枕动脉的分支穿过头半棘肌上行,分布至枕部皮肤,并贯穿头皮走行至颅骨背部,源自第 2 颈神经后支。

第 3 枕神经：经斜方肌浅出,分布至项区上部皮肤,并向前延长至眼眶上部,源自第 3 颈神经后支。

胸长神经：经臂丛及腋动脉第一段的后方进入腋窝。沿前锯肌的腋窝面下降,分小支分布于前锯肌各肌齿和乳房外侧份。起自第 5~7 颈神经根,该神经在颈后三角部可因肩部负重过大或颈部遭受重击而被损伤,该神经损伤可导致前锯肌瘫痪,出现以肩胛骨内侧缘翘起为特征的"翼状肩"体征。

肩胛背神经：起自第 4、5 颈神经根,距其起点约 5mm 有中斜角肌腱性纤维横跨该神经表面,穿中斜角肌斜向外下至肩胛提肌深面,继沿肩胛骨内侧缘下行,与肩胛背动脉伴行,分布于肩胛提肌和菱形肌。

肩胛上神经：起自臂丛第 5、6 颈神经根,从起点沿肩胛舌骨肌和斜方肌深面外侧走行,经肩胛横韧带深面、肩胛切迹进入冈上窝。该神经在经过肩胛切迹与肩胛上横韧带所形成的骨 - 纤维孔时较为固定。该神经易于肩胛上切迹处受到损伤,表现为冈上肌和冈下肌无力、肩关节疼痛的症状。

胸背神经：该神经源于臂丛后束第 6~8 颈神经根,沿肩胛骨外侧缘腋动脉后内侧下行,后与胸背血管和肩胛下血管伴行,经背阔肌中、上 1/3 交界处进入该肌,并支配该肌。该神经损伤可致背阔肌功能受损,引起患侧上肢内收无力。

(四) 部分其他重要体表投影

骨纤维孔：相当于同序数腰椎棘突外侧的下述两点的连线上,即上位点在第 1 腰椎平面后正中线外侧约 2.3cm,下位点在第 5 腰椎平面后正中线外侧约 3.2cm。骨纤维孔内有腰神经后支通过。

骨纤维管：相当于同序数腰椎棘突下外方的下述两点的连线上,即上位点在第 1 腰椎平面后正中线外侧约 2.1cm,下位点在第 5 腰椎平面后正中线外侧约 2.5cm。骨纤维管内有腰神经后内侧支通过。上述孔、管会变形和变窄,压迫通过的神经和血管,这是导致腰腿痛的常见原因之一。

枕下三角：由头后大直肌、头后小直肌、头上斜肌、头下斜肌构成,其深面为寰枕后膜、寰椎后弓,其浅面为夹肌、半棘肌,三角内有枕神经、椎动脉经过。枕下肌紧张时对经过三角的神经、血管产生卡压,可导致头晕、头痛等症状。

腰上三角：位于背阔肌深面,其内侧界为竖脊肌外侧缘,外下界为腹内斜肌后缘,上界为第 12 肋。其底为腹横肌起始部的腱膜,腱膜深面有 3 条与第 12 肋平行排列的神经,自上而下为肋下神经、髂腹下神经、髂腹股沟神经。

腰下三角：由髂嵴、腹外斜肌后缘和背阔肌前下缘围成,位于腰上三角外下方的腰区下部。其表面仅覆以皮肤和浅筋膜,而底为腹内斜肌。

腰上三角和腰下三角为腹后壁的薄弱区,腹腔器官经上下三角向后突出,形成腰疝。右侧腰下三角前方与阑尾和盲肠相对应,当盲肠后位阑尾发炎时,此三角区有明显压痛。

第五节 上 肢

上肢部与颈部的界线是锁骨上缘外 1/3 和肩峰至第 7 颈椎棘突的连线,与胸、背部的分界为三角肌前、后缘上份与腋前、后襞下缘中点的连线。上肢部可分为肩、臂、肘及前臂、腕及手部。

一、体表标志

肩部:肩峰为肩部最高的骨性标志,位于肩关节的上方。沿肩峰向后内可触及肩胛冈,沿肩峰向前内可摸到锁骨全长。喙突位于锁骨中、外 1/3 交界处的锁骨下窝内,向后外可被扪及。肱骨大结节突出于肩峰的下外侧。腋前、后襞为腋窝的前、后界。腋前襞主要由胸大肌下缘构成,腋后襞主要由大圆肌和背阔肌下缘构成。

臂部:前区可见肱二头肌形成的纵行隆起,两侧为肱二头肌内、外侧沟。三角肌粗隆位于臂中部的外侧。

肘部:肱骨内、外上髁是肘部两侧最突出的骨点。外上髁的下方有桡骨头。后区最显著的隆起为尺骨鹰嘴。屈肘时,前区可触及紧张的肱二头肌腱。

肩部和肘部的骨性标志关系:正常肩峰、肱骨大结节和喙突之间形成一等腰三角形;伸肘时,尺骨鹰嘴尖端与肱骨内、外上髁处于同一直线上;屈肘呈直角时,尺骨鹰嘴尖端与肱骨内、外上髁则构成等腰三角形。当肩、肘关节脱位时,上述关系发生变化。

腕和手部:桡骨茎突为位于腕桡侧的突起,尺骨茎突为位于尺侧的突起。尺骨茎突的近侧有尺骨头。握拳屈腕时,腕前区有 3 条纵行的肌腱隆起:近中线者为掌长肌腱;其桡侧为桡侧腕屈肌腱,桡动脉位于该肌腱的外侧;其尺侧为尺侧腕屈肌腱。"鼻烟窝"桡侧界为拇长展肌腱和拇短伸肌腱,尺侧界为拇长伸肌肌腱,近侧界为桡骨茎突,窝底为手舟骨和大多角骨,内有桡动脉通过。

三边孔和四边孔:在腋窝后壁,共有上界和下界,上界为小圆肌和肩胛下肌,下界为大圆肌和背阔肌;肱三头肌长头为三边孔外侧界、四边孔内侧界,肱骨外科颈为四边孔外侧界。三边孔内有旋肩胛血管通过,四边孔内有腋神经和旋肱后血管通过。

腕管和尺侧腕管:腕管由屈肌支持带与腕骨沟共同围成。管内有指浅、指深屈肌腱及屈肌总腱鞘、拇长屈肌腱及其腱鞘和正中神经通过。尺侧腕管为腕掌侧韧带的远侧部分与屈肌支持带之间的间隙,内有尺神经和尺动、静脉通过。

二、体表投影

(一)部分重要肌肉体表投影

1. 肩部的筋膜和肌肉(表 3-7)

表 3-7 肩部肌肉

名称	起点	止点	作用(肩关节运动)	神经支配
三角肌	锁骨外 1/3、肩峰和肩胛冈	肱骨三角肌粗隆	外展、前屈、后伸	腋神经(C_{5-6})
冈上肌	肩胛冈上窝	肱骨大结节上部	外展	肩胛上神经(C_{5-6})
冈下肌	肩胛冈下窝	肱骨大结节中部	内收、外旋	肩胛上神经(C_{5-6})

续表

名称	起点	止点	作用(肩关节运动)	神经支配
小圆肌	肩胛冈下窝下部	肱骨大结节下部	内收、外旋	腋神经(C_{5-6})
大圆肌	肩胛骨下角背面	肱骨小结节嵴	内收、内旋、后伸	肩胛下神经(C_{5-7})
肩胛下肌	肩胛骨前面	肱骨小结节	内收、内旋、后伸	肩胛下神经(C_{5-7})

2. 臂部筋膜和肌肉 (表3-8)

表3-8 臂部肌肉

名称	起点	止点	作用	神经支配
肱二头肌	长头在肩胛骨盂上粗隆;短头在喙突	桡骨粗隆	屈肘、前臂旋后	肌皮神经(C_{5-7})
喙肱肌	肩胛骨喙突	肱骨中份	肩关节内收、前屈	肌皮神经(C_{5-7})
肱肌	肱骨前面下半部	尺骨粗隆	屈肘	肌皮神经(C_{5-7})
肱三头肌	长头在肩胛骨盂下粗隆;内、外侧头在肱骨后面	尺骨鹰嘴	伸肘	桡神经(C_{5-8})
肘肌	肱骨外上髁	尺骨鹰嘴后面	伸肘	桡神经(C_{5-8})

3. 肘及前臂部筋膜和肌肉 (表3-9、表3-10)

表3-9 前臂前肌群

名称	起点	止点	作用	神经支配
肱桡肌	肱骨外上髁上方	桡骨茎突	屈肘、前臂旋前	桡神经(C_{6-7})
旋前圆肌	肱骨内上髁、前臂筋膜	桡骨中部	前臂旋前、屈肘	正中神经(C_{6-7})
桡侧腕屈肌	肱骨内上髁、前臂筋膜	第2掌骨底前面	屈肘、屈腕、手外展	正中神经(C_{6-7})
掌长肌	肱骨内上髁、前臂筋膜	掌腱膜	屈腕、紧张掌腱膜	正中神经(C_{6-7})
尺侧腕屈肌	肱骨内上髁、前臂筋膜	豌豆骨	屈腕、手内收	尺神经($C_8 \sim T_1$)
指浅屈肌	肱骨内上髁、前臂筋膜	第2~5指中节指骨底	屈近侧指关节、屈腕、屈掌指关节	正中神经($C_6 \sim T_1$)
拇长屈肌	桡骨中1/3段、前臂骨间膜前面	拇指远节指骨底	屈拇指	正中神经($C_6 \sim T_1$)
指深屈肌	尺骨、前臂骨间膜前面	第2~5指远节指骨底	屈腕、屈掌指关节、屈远侧指关节	正中神经($C_6 \sim T_1$),尺神经($C_8 \sim T_1$)
旋前方肌	尺骨远侧1/4前面	桡骨远侧1/4前面	前臂旋前	正中神经($C_6 \sim T_1$)

表3-10 前臂后肌群

名称	起点	止点	作用	神经支配
桡侧腕长伸肌	肱骨外上髁	第2掌骨底背面	伸、外展腕关节	桡神经(C_{6-8})
桡侧腕短伸肌	肱骨外上髁	第3掌骨底背面	伸腕关节	桡神经(C_{6-8})
指伸肌	肱骨外上髁	第2~5指中节和远节指骨底	伸指、伸腕	桡神经(C_{6-8})
小指伸肌	肱骨外上髁	小指指背腱膜	伸小指、伸腕	桡神经(C_{6-8})

续表

名称	起点	止点	作用	神经支配
尺侧腕伸肌	肱骨外上髁	第5掌骨底	伸、内收腕关节	桡神经（C_{6-8}）
旋后肌	肱骨外上髁和尺骨	桡骨前面上 1/3	前臂旋后	桡神经（C_{6-7}）
拇长展肌	桡、尺骨背面	第1掌骨底	外展拇指及腕关节	桡神经（C_{6-7}）
拇短伸肌	桡、尺骨背面	拇指近节指骨底	伸拇指掌指关节	桡神经（C_{7-8}）
拇长伸肌	桡、尺骨背面	拇指远节指骨底	伸拇指	桡神经（C_{7-8}）
示指伸肌	桡、尺骨背面	示指中节指骨底	伸示指	桡神经（C_{7-8}）

4. 腕及手部筋膜和肌肉（表3-11）

表3-11 手部肌肉

名称	起点	止点	作用	神经支配
拇短展肌	腕横韧带、舟骨结节	拇近节指骨底	外展拇指	正中神经（C_{6-7}）
拇短屈肌	腕横韧带、小多角骨	拇近节指骨底	屈拇掌指关节	正中神经（C_{6-7}）
拇对掌肌	腕横韧带、大多角骨	第1掌骨桡侧缘	拇指对掌	正中神经（C_{6-7}）
拇收肌	头状骨、腕横韧带和第3掌骨	拇近节指骨底	拇指内收、屈曲	尺神经（C_8）
蚓状肌	指深屈肌腱桡侧缘	第2~5指近节指骨背面及指背腱膜	屈掌指关节、伸指间关节	尺神经深支（C_8）、正中神经（C_{6-7}）
骨间掌侧肌	第2、4、5掌骨	指背腱膜	第2、4、5指内收，屈掌指关节，伸指间关节	尺神经深支（C_8）
骨间背侧肌	第1~5掌骨相对缘	第2~4指近节指骨底、指背腱膜	第2、4指外展、屈掌指关节、伸指间关节	尺神经深支（C_8）
小指展肌	豌豆骨	小指近节指骨底	屈及外展小指	尺神经深支（C_8）
小指短屈肌	钩骨及腕横韧带	小指近节指骨底	屈小指关节	尺神经深支（C_8）
小指对掌肌	钩骨及腕横韧带	第5掌骨	小指对掌	尺神经深支（C_8）

（二）部分重要血管体表投影

腋动脉：上肢外展90°，掌心向上，取锁骨中点和肱骨内、外上髁连线中点稍下，两点作一连线，以背阔肌下缘为界，近侧部即为腋动脉的体表投影。来自锁骨下动脉，以胸小肌为标志分为3段。第1段位于第1肋外缘与胸小肌上缘之间，其分支胸肩峰动脉营养胸大肌、胸小肌、三角肌和肩峰等；第2段位于胸小肌后方，其分支胸外侧动脉营养前锯肌、胸大肌、胸小肌和女性乳房等；第3段位于胸小肌下缘和大圆肌下缘之间，分支有肩胛下动脉（其分支为旋肩胛动脉、胸背动脉）和旋肱前、后动脉，营养肩部。

肱动脉：上肢外展90°，掌心向上，取锁骨中点和肱骨内、外上髁连线中点稍下，两点作一连线，以背阔肌下缘为界，远侧部即为肱动脉的体表投影。来源于腋动脉。主要分支有肱深动脉（其分支为桡侧副动脉、中副动脉，营养肱三头肌和肱肌）、尺侧上副动脉和尺侧下副动脉，营养臂前区肌群。沿肱二头肌内侧沟与正中神经伴行，向下至肘窝分为桡动脉和尺动脉。

桡动脉：取肱骨内、外上髁连线中点稍下和桡骨茎突点，两点作一连线，即为桡动脉体表投影。沿肱桡肌深面，继而在肱桡肌腱与桡侧腕屈肌腱之间下行，穿过第1掌骨间隙到掌侧深面，与尺动脉的掌深支吻合构成掌深弓。

尺动脉：取肱骨内上髁与豌豆骨桡侧缘，作一连线，该线的下2/3段为尺动脉下段的投影。取肱骨内、外上髁连线中点稍下至上线的中、上1/3交点处作一连线，即为尺动脉上段的投影。先斜向内下方，在尺侧腕屈肌与指浅屈肌之间下行，至桡腕关节处经豌豆骨的外侧入手掌，其终支参与桡动脉掌浅弓。

掌浅弓和掌深弓：自然握拳时，中指尖所指即为掌浅弓投影，稍近侧即为掌深弓投影。

（三）部分重要神经体表投影

腋神经：上臂外展45°，取肩胛冈中点和三角肌止点，两点连线的中点向外作一水平线，即为腋神经的表面投影。肱二头肌内侧沟上端肱动脉起点搏动处在腋窝内段，位于腋动脉后方，尺、桡神经外侧，沿肩胛骨前面向外下方走行，至肩胛下肌前缘和旋肱后血管相伴行，向外经肱骨外科颈后穿四边孔，至三角肌深面，主干分支为数支。上肌支支配三角肌前中部，下肌支支配三角肌和小圆肌，皮支分布于三角肌表面皮肤。该神经源于臂丛，当肱骨外科颈骨折时可损伤腋神经，致三角肌瘫痪而肩不能外展，出现"方肩"。

正中神经：自肱二头肌内侧沟上端肱动脉起点搏动处至肱骨内、外上髁连线中点稍内侧，继而沿前臂正中向下，至腕部桡侧腕屈肌腱与掌长肌腱之间继而至腕掌侧横纹中点的连线即为该神经的体表投影。该神经源于臂丛。正中神经的尺侧发出肌支支配旋前圆肌、桡侧腕屈肌、掌长肌和指浅屈肌。在进入腕管前的屈肌支持带上缘发出正中神经掌支，分布于手掌中部及鱼际的皮肤。腕管中的正中神经变为扁平，紧贴屈肌支持带桡侧端的深面，此处易于受到压迫而致腕管综合征。进入手掌后分为内、外侧支，外侧支分出一返支，支配拇短展肌、拇短屈肌、拇对掌肌，再分为3条指掌侧总神经，分别分布于拇指两侧、食指桡侧掌面皮肤；内侧支分为2条指掌侧总神经（又分为2支指掌侧固有神经），分布于第2~4指相对缘皮肤。发出肌支支配第1、2蚓状肌。

尺神经：自肱二头肌内侧沟上端肱动脉起点搏动处至肱骨内上髁、鹰嘴之间，继而循前臂尺侧达豌豆骨外侧缘的连线，即为尺神经的体表投影。该神经在前臂上半部位于尺侧腕屈肌深面、指深屈肌表面；在前臂下半部位于尺侧腕屈肌桡侧（始终行于尺动静脉的尺侧）；肌支支配尺侧腕屈肌和指深屈肌尺侧半；自桡腕关节近侧5cm发出手背支，经尺侧腕屈肌腱与尺骨之间出转向背侧，下行至手背。经尺侧腕管进入手掌，发出尺神经掌支，分布于小鱼际皮肤；发出尺神经浅支，一分支支配掌短肌，另一分支为指掌侧固有神经和指掌侧总神经，分布于小指、无名指相对缘的皮肤；发出尺神经深支，支配小鱼际诸肌、所有骨间肌，第3、4蚓状肌和拇收肌。尺神经深支经豌豆骨与钩骨间的一段位置表浅而易受损伤，因拇收肌、骨间肌和小指展肌瘫痪，各手指不能内收和外展，表现为"爪形手"。

桡神经：自腋后襞下缘外端与臂交点处，斜向外下经过肱骨后方，至肱骨外上髁的连线即为桡神经本干的体表投影；自肱骨外上髁至桡骨茎突的连线即为桡神经浅支的体表投影；自肱骨外上髁至前臂后面中线的中下1/3交界处的连线，即为桡神经深支的体表投影。该神经在大圆肌下缘伴肱深血管斜向外下，发出肌支支配肱三头肌，在肱三头肌深面进入肱骨肌管，紧贴肱骨体中部后面的桡神经沟骨面走行，穿臂外侧肌间隔，至肘窝外侧的肱肌与肱桡肌之间（发出肌支支配肱肌与肱桡肌），约在肱骨外上髁前方或稍下方发出桡神经浅、深两支。桡神经浅支（皮支）在前臂近侧1/3段行于指浅屈肌与拇长屈肌的掌侧，在前臂中1/3段行于肱桡肌和桡侧腕屈肌之间，在前臂中、下1/3交界处经肱桡肌腱深面转至前臂后区下行至手背；桡神经深支先发出肌支至桡侧腕长、短伸肌和旋后肌，后穿入旋后肌，并在桡骨头下方 5~7cm 处穿出旋后肌，改名为骨间后神经，下行于前臂后肌群浅、深两层之间，并支配该肌群。桡神经浅支(皮支)在手背分为 4~5 条指背神经，分布于手背桡侧半皮肤，其中第 1 指背神经支配鱼际外侧皮肤。

肌皮神经：喙突与肱二头肌外侧连线，即为皮神经的体表投影。过喙肱肌至肱二头肌与肱肌之间，行向外下，发出肌支支配臂前肌群；终支在肘窝外上方肱二头肌与肱肌之间穿出，移行为前臂外侧皮神经。

皮神经：腋神经皮支为臂外侧上皮神经，从三角肌后缘浅出，分布于三角肌表面皮肤。臂外侧上皮神经和臂外侧下皮神经(桡神经分支)分布于臂外侧上、下部皮肤；肋间臂神经和臂内侧皮神经分布于臂内侧上、下部皮肤。前臂内侧皮神经在前臂分成前、后两支，前支分布于前臂内侧皮肤，后支分布于前臂后内侧皮肤；前臂外侧皮神经分布于前臂外侧皮肤；前臂后侧皮神经分布于前臂后区中间部皮肤。在腕后区正中部有前臂后侧皮神经的终末支分布。

第六节 下 肢

下肢分为臀、股、膝、小腿及踝和足部。

一、体表标志

髂结节：在髂前上棘后上方约 5cm 处可扪及髂结节。

股骨大转子：在髂结节下方约 10cm 处能触及股骨大转子。

坐骨结节：髋关节屈曲时，在臀下部内侧可摸及(坐位时与板凳面接触)。

臀大肌：臀部外形呈圆隆状。

臀沟：臀大肌与大腿后面根部形成一条横行沟。

髌骨：膝前方皮下可扪及。

髌韧带：髌骨下方的纵向粗束。

胫骨粗隆：髌韧带下端可触及(胫骨内、外侧髁之间前方的骨性隆起)。

股骨内、外侧髁：髌骨两侧的上方。

胫骨内、外侧髁：髌骨两侧的下方。

股骨内、外上髁：股骨内、外侧髁的突出部。

收肌结节：股骨内上髁的上方可触及。

股二头肌腱：屈膝时，膝部后方外侧可触及。

半腱肌腱、半膜肌腱：屈膝时，膝部后方内侧可触及。

胫骨前嵴：小腿前面纵行的骨性隆起。

腓骨头：胫骨粗隆的后外方可触及。

腓骨颈：腓骨头下方可触及。

内踝：踝部内侧可看到和扪及。

外踝：踝部外侧可看到和扪及。

跟腱：内外踝之间后方可扪及粗束状肌腱。

跟骨结节：跟腱下方隆起。

足舟骨粗隆：足内侧缘中部稍后可扪及骨性隆起。

第五跖骨粗隆：足外侧缘中部可扪及骨性隆起。

Nelaton 线：侧卧，髋关节屈 90°~120°，自坐骨结节至髂前上棘的连线称 Nelaton 线。正常时该线正好通过股骨大转子尖。当髋关节脱位或股骨颈骨折时，股骨大转子尖可移位于此线上方。

Kaplan 点：仰卧，两下肢并拢伸直，当两侧髂前上棘处于同一水平面时，由两侧股骨大转子尖经过同侧髂前上棘作延长线。正常时，两侧延长线相交于脐或脐以上，相交点称 Kaplan 点。当髋关节脱位或股骨颈骨折时，此点偏移至脐下并偏向健侧。

颈干角：股骨颈与股骨体的两长轴之间向内的夹角称颈干角，在正常成人为 125°~130° 大小。大于此角为髋外翻，小于此角为髋内翻。

膝外翻角：股骨体长轴轴线与胫骨体长轴轴线在膝关节处相交成向外的夹角，正常约 170°，其补角称膝外翻角，男性者略小于女性。外侧夹角小于 170° 者为膝外翻（"X"形腿），大于 170° 者为膝内翻（"O"形腿或"弓形腿"）。

梨状肌上下孔及其穿行结构：梨状肌斜过坐骨大孔而形成梨状肌上间隙（上孔）和梨状肌下间隙（下孔）。梨状肌的上孔穿出臀上神经，分上、下两支支配臀中、小肌和阔筋膜张肌后部；梨状肌的下孔穿出坐骨神经、股后皮神经、臀下神经和阴部神经，股后皮神经分布于股后部及臀下部皮肤，阴部神经分布于会阴部。

坐骨小孔及其穿行结构：坐骨小孔由骶棘韧带、坐骨小切迹、骶结节韧带围成（位于梨状肌下孔最内侧），其间通过的结构由外向内依次为：阴部内静脉、阴部内动脉和阴部神经。该结构由坐骨小孔进入坐骨直肠窝，分布于会阴部。

踝管：由踝后区深筋膜在跟骨内侧面、内踝之间部分增厚而形成屈肌支持带（分裂韧带），并向深面发出 3 个纤维隔，与跟骨内侧面、内踝之间围成 4 个通道的踝管。由前向后依次为胫骨后肌肌腱及其腱鞘、趾长屈肌肌腱及其腱鞘、胫后动静脉和胫神经、姆长屈肌肌腱及其腱鞘。若踝管变窄压迫管内容物，可形成"踝管综合征"。

二、体表投影

（一）部分重要肌肉体表投影（表 3-12~ 表 3-15）

表 3-12 髋肌

名称	起点	止点	作用	神经支配
臀大肌	髂骨翼外面、骶骨背面、骶结节韧带	臀肌粗隆及髂胫束	后伸、外旋髋关节	臀下神经及坐骨神经分支（L_4~S_5）
阔筋膜张肌	髂前上棘、髂嵴一部分	经髂胫束至胫骨外侧髁	紧张阔筋膜并屈和外展髋关节	臀上神经（L_4~S_1）
臀中肌	髂骨翼外面	股骨大转子	前部肌束内旋髋关节、后部肌束外旋髋关节	臀上神经（L_4~S_1）
梨状肌	第 2~4 骶椎的骶前孔外侧	股骨大转子	外展、外旋髋关节	梨状肌神经（S_{1-2}）
上孖肌	坐骨小切迹附近	股骨转子窝	外旋髋关节	骶丛分支（L_4~S_2）
闭孔内肌（腱）	闭孔膜内面及其周围骨面	股骨转子窝	外旋髋关节	闭孔内肌神经（L_5~S_2）
下孖肌	坐骨小切迹附近	股骨转子窝	外旋髋关节	骶丛分支（L_4~S_2）
股方肌	坐骨结节	转子间嵴	外旋髋关节	骶丛分支（L_4~S_2）

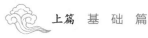
续表

名称	起点	止点	作用	神经支配
臀小肌	髂骨翼外面	股骨大转子前缘	前部肌束内旋髋关节、后部肌束外旋髋关节	臀上神经(L_4~S_1)
闭孔外肌	闭孔膜外面及其周围骨面	股骨转子窝	外旋髋关节	闭孔神经及骶丛分支(L_2~S_5)
髂肌	髂窝	股骨小转子	前屈及外旋髋关节	腰丛分支($L_{1~4}$)
腰大肌	腰椎体侧面和横突	股骨小转子	前屈及外旋髋关节	腰丛分支($L_{1~4}$)

表 3-13 大腿肌

名称	起点	止点	作用	神经支配
缝匠肌	髂前上棘	胫骨体上端内侧面	屈髋关节,屈并内旋膝关节	股神经($L_{2~3}$)
股直肌	髂前下棘及髋臼上缘	四个头向下共同形成一个肌腱,包绕髌骨的前面及两侧,向下延为髌韧带,止于胫骨粗隆	伸膝关节,并屈髋关节	股神经($L_{2~4}$)
股中间肌	股骨体前面上 3/4 部		伸膝关节	股神经($L_{2~4}$)
股内侧肌	股骨粗线内侧唇		伸膝关节	股神经($L_{2~4}$)
股外侧肌	股骨粗线外侧唇		伸膝关节	股神经($L_{2~4}$)
耻骨肌	耻骨梳附近	耻骨体的耻骨肌线	内收、外旋、微屈髋关节	股神经与闭孔神经($L_{2~4}$)
长收肌	耻骨支前面、耻骨结节下方	股骨粗线内侧唇中 1/3 部	内收、外旋、微屈髋关节	闭孔神经($L_{2~4}$)
短收肌	耻骨支	股骨粗线内侧唇上 1/3 部	内收、外旋、微屈髋关节	闭孔神经($L_{2~4}$)
大收肌	闭孔前下缘,坐骨结节	股骨粗线内侧唇上 2/3 部、收肌结节	内收、微屈髋关节	同上,坐骨部由坐骨神经内侧支支配
股薄肌	耻骨下支前面	胫骨粗隆内侧	内收、外旋髋关节	闭孔神经($L_{2~3}$)
股二头肌	长头:坐骨结节;短头:股骨粗隆	腓骨头	屈膝关节,伸髋关节,并使小腿微外旋	坐骨神经(L_4~S_2)
半腱肌	坐骨结节	胫骨粗隆内下方	屈膝关节,伸髋关节,并使小腿微内旋	坐骨神经(L_4~S_2)
半膜肌	坐骨结节	胫骨内侧髁下缘	屈膝关节,伸髋关节,并使小腿微内旋	坐骨神经(L_4~S_2)

表 3-14 小腿肌

名称	起点	止点	作用	神经支配
腓肠肌	内侧头:股骨内上髁及附近骨面;外侧头:股骨外上髁	跟骨结节	屈踝关节、屈膝关节	胫神经(L_4~S_3)
比目鱼肌	腓骨上部后面,胫骨比目鱼肌线及比目鱼肌腱弓	跟骨结节	屈踝关节	胫神经(L_4~S_3)
跖肌	腘面外下部及膝关节囊后面	跟骨结节	屈踝关节	胫神经(L_4~S_3)

续表

名称	起点	止点	作用	神经支配
腘肌	股骨外侧髁的外侧面上缘	胫骨比目鱼肌线以上的骨面	屈和内旋膝关节	胫神经（$L_4\sim S_3$）
趾长屈肌	胫骨后面中 1/3	第 2~5 趾远节基底	屈踝关节、屈第 2~5 趾,足内翻	胫神经（$L_4\sim S_3$）
跗长屈肌	腓骨后面下 2/3	跗趾远节趾骨底	屈踝关节、屈跗趾	胫神经（$L_4\sim S_3$）
胫骨后肌	胫、腓骨及骨间膜后面	舟骨粗隆和第 1~3 楔骨跖面	屈踝关节,足内翻	胫神经（$L_4\sim S_3$）
胫骨前肌	胫骨上半外侧面	内侧楔骨及第 1 跖骨足底面	伸踝关节,足内翻	腓深神经（$L_4\sim S_2$）
趾长伸肌	胫骨前面及骨间膜前面	第 2~5 趾的中、远节趾骨底	伸踝关节,伸第 2~5 趾	腓深神经（$L_4\sim S_2$）
跗长伸肌	腓骨内侧面中份及骨间膜	跗趾远节趾骨底	伸踝关节,伸跗趾	腓深神经（$L_4\sim S_2$）
第三腓骨肌	腓骨下 1/3 前面及骨间膜	第 4、5 跖骨底背面	协助伸踝关节、伸趾关节及足外翻	腓深神经（$L_4\sim S_2$）
腓骨长肌	腓骨外侧面上 2/3 部	内侧楔骨及第 1 跖骨底	屈踝关节、足外翻	腓浅神经（$L_5\sim S_1$）
腓骨短肌	腓骨外侧面下 1/3 部	第 5 跖骨粗隆	屈踝关节、足外翻	腓浅神经（$L_5\sim S_1$）

表 3-15 足肌

名称	起点	止点	作用	神经支配
跗短伸肌	跟骨前端的上面	跗趾的近节趾骨底	伸跗趾	腓深神经（$L_4\sim S_2$）
趾短伸肌	跟骨前端的外侧	趾近节趾骨底	伸第 2~4 趾	腓深神经（$L_4\sim S_2$）
跗展肌	跟骨结节、舟骨粗隆	跗趾的近节趾骨底	外展跗趾	足底内侧神经（$L_{4\sim5}$）
跗短屈肌	内侧楔骨跖面	跗趾的近节趾骨底	屈跗趾	足底内侧神经（$L_{4\sim5}$）
跗收肌	第 2~4 跖骨底	跗趾的近节趾骨底	内收和屈跗趾	足底内侧神经（$L_{4\sim5}$）
趾短屈肌	跟骨	第 2~5 趾的中节趾骨底	屈第 2~5 趾	足底内、外侧神经（$L_4\sim S_2$）
足底方肌	跟骨	趾长屈肌腱	屈第 2~5 趾	足底内、外侧神经（$L_4\sim S_2$）
蚓状肌	趾长屈肌腱	趾背腱膜	屈跖趾关节、伸趾关节	足底内、外侧神经（$L_4\sim S_2$）
骨间足底肌	第 3~5 跖骨内侧	第 3~5 趾的近节趾骨底和趾背腱膜	内收第 3~5 趾	足底内、外侧神经（$L_4\sim S_2$）
骨间背侧肌	跖骨的相对面	第 2~4 趾的近节趾骨底和趾背腱膜	外展第 2~4 趾	足底外侧神经深支（$L_4\sim S_2$）
小趾展肌	跟骨	小趾的近节趾骨底	屈和外展小趾	足底外侧神经（$S_{1\sim2}$）
小趾短屈肌	第 5 跖骨底	小趾的近节趾骨底	屈小趾	足底外侧神经（$S_{1\sim2}$）

（二）部分重要血管体表投影

股动脉：大腿微屈并外展外旋时，髂前上棘与耻骨联合连线中点，至收肌结节连线的上2/3 段。

臀上动、静脉：髂后上棘与股骨大转子尖连线的中、内 1/3 交点，为臀上动、静脉和神经经梨状肌上孔出入盆腔的投影点。

臀下动、静脉：髂后上棘与坐骨结节连线的中点，为臀下动、静脉及神经出入盆腔的投影点。

腘动脉：腘窝中点至腘窝下角的连线，为腘动脉垂直段的投影。股后面中、下 1/3 交界线，与股后正中线相交点的内侧约 2.5cm 处，至腘窝中点的连线，为腘动脉斜行段的投影。

胫前动脉：胫骨粗隆与腓骨头连线的中点，至内、外踝前面连线中点的连线，为胫前动脉的投影。

胫后动脉：腘窝下角至内踝与跟腱内缘之间中点的连线，为胫后动脉的投影。

足背动脉：内、外踝足背连线的中点，至第 1、2 跖骨底之间的连线，为足背动脉的投影。足背动脉续于胫前动脉，分支有跗外侧动脉、跗内侧动脉、弓状动脉、跖背动脉、足底深支，胫后动脉经踝管至足底分支为足底内、外侧动脉，共同营养踝及足部组织。

（三）部分重要神经体表投影

坐骨神经：髂后上棘与坐骨结节连线中点外侧 2~3cm 处，为坐骨神经出盆腔的投影点；股骨大转子与坐骨结节连线的中、内 1/3 交点，至股骨内、外侧髁之间中点（或腘窝上角）的连线，为坐骨神经干在股后区的投影位置。

坐骨神经多以单干形式行于臀大肌深面，大转子与坐骨结节之间，股后部大收肌与股二头肌长头之间。坐骨神经主要在内侧发出肌支，支配股二头肌长头、半腱肌、半膜肌和大收肌；至腘窝上角分为胫神经和腓总神经，支配股二头肌短头由腓总神经发出。

胫神经：在腘窝上角向下走行，经过比目鱼肌腱弓深面，与胫后动脉伴行于比目鱼与胫后肌之间，降至内踝后面，于分裂韧带的深面分为足底内、外侧神经及跟内侧支。在腘窝发出运动支可支配腓肠肌、比目鱼肌、跖肌、腘肌以及胫骨后肌；在小腿上端发出运动支可支配胫骨后肌、比目鱼肌、趾长屈肌与姆长屈肌。在足底，除收肌与短屈肌外，其余足底肌均由足底外侧神经支配。此外，在腘窝发出腓肠内侧皮神经，沿筋膜深面下行，到小腿中部穿出筋膜，并与腓肠外侧皮神经吻合，合为腓肠神经，下降到外踝后面，并发出跟外侧支（后绕外踝下面到足背，称为足背外侧皮神经，并分布于足背外侧缘）。

腓总神经：起自腘窝上角，沿股二头肌腱内侧缘行向外下，越腓肠肌外侧头表面，至腓骨头下方，绕腓骨颈，在此分为腓浅神经和腓深神经。腓深神经自腓骨颈高度穿腓骨长肌起始部及前肌间隔，进入前骨筋膜鞘与胫前血管伴行，发出肌支支配小腿前群肌肉和足背肌肉；皮支仅分布于第 1、2 趾相对面的背侧皮肤。腓深神经损伤可致足下垂和不能伸趾。腓浅神经自腓骨颈高度下行于腓骨长、短肌之间，并支配该二肌；于小腿外侧中、下 1/3 交点处，穿出深筋膜至皮下，分布于小腿外侧及足背皮肤。胫神经伴胫后血管行于小腿后群浅、深肌肉之间，并支配小腿后群肌肉，至内踝后方进入足底；皮支为腓肠内侧皮神经。

腓深神经经踝和足部多行于足背动脉内侧，分成内、外侧两终支，分布于足背肌和足关节。胫神经经踝管至足底分为足底内、外侧神经，足底内侧神经支配足底内侧部的肌肉和关节、足底内侧半及内侧三个半趾底面的皮肤；足底外侧神经支配足底外侧部的肌肉和关节、足底外侧半及外侧一个半趾底面的皮肤。

股神经：取腹股沟韧带中点外 1cm 处为一点，该点垂直向下 5cm 处为另一点，两点连线即是该神经的体表投影。来自腰丛，沿髂筋膜深面，经肌腔隙内侧进入股三角。主干短粗，随即发出众多肌支、皮支和关节支。肌支分布至股四头肌、缝匠肌和耻骨肌；关节支至髋关节和膝关节。皮支除股神经前皮支和股神经内侧皮支外，最长的皮神经为隐神经，自股三角下行于膝关节内侧，伴大隐静脉下行，分布于髌骨下方、小腿内侧和足内侧缘的皮肤。

闭孔神经：于 L_3 横突前方、腰大肌肌沟内向下进入骨盆，与同名血管伴行，经耻骨上支下面向前内方斜行经闭孔沟内，于闭孔的上部出骨盆至腿并分成前、后两支。前支分布于内收肌群大部及膝关节；后支支配闭孔外肌和大收肌。来自腰丛。

臀部皮神经：髂腹下神经外侧支皮支分布于臀部外上方。臀上皮神经由第 1~3 腰神经后支的外侧支组成，在第 3、4 腰椎棘突平面穿出竖脊肌外缘，行于竖脊肌与髂嵴交点处的骨纤维管内至臀部皮下（有时可达臀沟），一般有内、中、外 3 支。当腰部急性扭伤或神经在骨纤维管处受压时可引起腰腿痛。臀下皮神经发自股后皮神经，绕臀大肌下缘至臀下部皮肤。臀内侧皮神经为第 1~3 骶神经后支，较细小，在髂后上棘至尾骨尖连线的中段穿出，分布于骶骨前面和臀部内侧皮肤。

股部皮神经：股外侧皮神经，发自腰丛，分前后两支，前支分布于大腿外侧面皮肤，后支分布于臀区外侧皮肤。股神经前皮支，分布于大腿前面中间部的皮肤；股神经内侧皮支，分布于大腿中、下部内侧份的皮肤；闭孔神经皮支，分布于大腿内侧中、上部的皮肤；生殖股神经和髂腹股沟神经的分支，分布于大腿前面上部中、内侧的皮肤。股后皮神经，沿股后正中线于阔筋膜与股二头肌之间下行至腘窝上角，其分支分布于股后区、腘窝及小腿后区上部的皮肤。

膝部皮神经：隐神经发出的髌下支分布于膝内侧；股神经内侧皮支分布于膝内上方；股外侧皮神经、股神经前皮支分布于膝外上方；腓肠外侧皮神经分布于膝外下方；股后皮神经末支、隐神经分支、腓肠外侧皮神经分支分布于腘窝。

小腿部皮神经：隐神经分布于小腿前内侧；腓浅神经内、外侧支分布于小腿前外侧。腓肠内侧皮神经和腓神经交通支分布于小腿后侧。

踝及足部皮神经：隐神经分布于踝及足内侧；足背外侧皮神经（腓肠神经终支）分布于足背外侧；足背内侧皮神经和足背中间神经（腓浅神经终支）分布于足背中央；足底内、外侧神经分布于足底。

📋 学习小结

1. 学习内容

部位	主要体表解剖	临床意义
颈部	颈动脉、胸锁乳突肌和锁骨体表标志；副神经和臂丛体表投影；肌肉筋膜分布；副神经、颈丛等主要分布	推拿诊治斜颈、落枕和颈椎病等病症时必须熟悉颈部肌肉、血管和神经的解剖结构
胸部	胸骨剑突、肋与肋弓等体表标志；胸部标志线；肌肉筋膜分布；女性乳腺输乳管排列；肋间神经等主要分布	推拿诊治胸胁屏挫伤、乳痈等病症时必须熟悉胸部肌肉、血管和神经的解剖结构；截瘫等推拿康复时鉴别脊髓损伤平面对治疗有帮助
腹部	腹部九区、髂嵴等体表标志；胆囊等体表投影；肌肉筋膜分布；髂腹下神经、髂腹股沟神经主要分布	推拿诊治胃脘痛、便秘、痛经等病症时必须熟悉腹部肌肉、血管和神经的解剖结构

续表

部位	主要体表解剖	临床意义
脊柱	棘突、肩胛骨、第 12 肋骨、髂嵴、骶骨及骶管裂孔等体表标志；腰部骨纤维孔、管体表投影；肌肉筋膜及腰上、下三角分布；椎动脉、脊神经和臂丛主要分布	脊柱推拿学术流派理论和手法的基础；推拿诊治颈椎病、腰椎病等脊柱病时必须熟悉脊柱肌肉、神经的解剖结构；推拿诊治项背痛、腰腿痛等病症时鉴别脊神经根有无刺激压迫对治疗有帮助
上肢	肩、肘、腕体表标志；上肢动脉干、神经干体表投影；肌肉筋膜分布；腋动脉、肱动脉、尺动脉、桡动脉和腋神经、正中神经、尺神经、桡神经的分布，三边孔、四边孔和腕管的结构	推拿诊治肩关节周围炎、肱骨外上髁炎、腕管综合征等病症时必须熟悉上肢肌肉、神经的解剖结构
下肢	股骨、坐骨、髌骨、胫骨、腓骨和踝体表标志；坐骨神经和股、腘动脉体表投影；肌肉筋膜分布；腰丛、骶丛、股神经、闭孔神经、坐骨神经分布	推拿诊治髋部伤筋、梨状肌综合征、膝骨关节炎、踝关节扭伤等病症时必须熟悉下肢肌肉、神经的解剖结构

2. 学习方法　文、表、图、模型、标本五者记忆相结合，理论与实践相结合。

（张　玮）

复习思考题

1. 胸锁乳突肌、副神经与斜颈有何关系？
2. 椎动脉与颈椎病有何关系？

第四章

推 拿 手 法

> **学习目标**
>
> 1. 掌握手法的定义、分类和操作要求。
> 2. 掌握成人推拿手法和小儿推拿手法的定义、操作、动作要领、注意事项。
> 3. 熟悉各种手法的适用部位、临床应用和推拿手法的临床应用。
> 4. 了解推拿辅助治疗。

　　手法，是指按特定技术要求和规范化动作要领，在受术者体表施术，用于治疗疾病和保健强身的一项临床技能。施术时一般多以指、手为主，也可因需要而用拳、前臂、肘、膝、足等部位进行操作，或借助一定的器械工具，延伸手的功能或减轻手的负荷进行操作，因以手操作较多，故名手法。

　　手法是推拿学的主体内容之一。以手法治疗疾病，其疗效的判定，在诊断、取穴及施治部位无误的情况下，关键取决于手法操作的准确性，应用熟练程度和功力的深浅。"一旦临证，机触于外，巧生于内，手随心转，法从手出。"只有规范地掌握手法动作要领，操作娴熟并经过长期的功法训练和临床实践，才能极尽手法的运用之妙。

　　手法的种类名称很多，其中有些是名同法异，有些是法同名异。目前，主要根据手法的作用、运动形式、运动特点及小儿手法操作的特殊性，将手法分为基本手法、复合式手法、运动关节类手法和小儿推拿手法四大类，其中基本手法、复合式手法、运动关节类手法主要应用于成年人，又称为成人推拿手法。手法分类可不断地规范其动作和名称，便于学习掌握。

　　凡手法动作单一，以一种运动形式为主，且临床起基础治疗作用或主要治疗作用，应用频度又较高的一类手法，称为基本手法。主要包括㨰法、一指禅推法、揉法、摩法、推法、擦法等近20种手法。基本手法的操作要求是持久、有力、均匀、柔和与深透。所谓持久，是指单一手法能够持续操作一定的时间而不间断、不乏力；有力，即有力量，且这种力量不可以是蛮力和暴力，而是一种含有技巧的力量；均匀，是指手法操作的节律、速率和压力等能够保持均匀一致，而非忽慢忽快，忽轻忽重；柔和，是指手法轻而不浮，重而不滞，刚中有柔，柔中有刚；深透，则指手法具备了持久、有力、均匀、柔和这四项要求，从而具备渗透力，这种渗透力，可透皮入内，能深达深层组织及脏腑。

　　使关节在生理活动范围内进行屈伸或旋转、内收、外展及伸展等被动活动，称为运动关节类手法。其手法操作明快而对某些病症有即时效果，常用于脊柱和四肢，主要包括摇法、扳法和拔伸法。运动关节类手法的操作要求可概括为"稳、准、巧、快"四字。稳，即手法操作要平稳自然，因势利导，避免生硬粗暴；准，即选择手法要有针对性，定位要准；巧，即手法施术时要用巧力，以柔克刚，以巧制胜，不可使用蛮力；快，即手法操作时用力要疾发疾收，用所谓的"短劲""寸劲"，发力不可过长，发力时间不可过久。

　　本章节主要介绍成人推拿手法和小儿推拿手法,包括㨰法、一指禅推法、揉法、摩法、推法、擦法、搓法、抹法、按法、点法、捏法、拿法、捻法、拍法、击法、拨法、抖法、振法等基本手法,摇法、扳法、拔伸法等运动关节类手法,推法、揉法、按法、摩法、掐法、捏脊法、运法、捣法等小儿推拿手法,打马过天河、黄蜂入洞、开璇玑、按弦走搓摩等小儿推拿复式操作法。

第一节　成人推拿手法

一、㨰法

　　以第 5 掌指小鱼际侧吸定于受术部位,前臂发力,带动腕关节的屈伸运动来促使手掌背尺侧部在受术部位来回滚动,在手法操作时,有一半以上的掌背部接触受术部位上,称为㨰法。㨰法是丁季峰于 20 世纪 40 年代始创的,是㨰法推拿学术流派的代表性手法。

　　【操作】拇指自然伸直,其余四指自然弯曲,以第 5 掌指小鱼际侧吸定于受术部位,肩关节放松,以肘关节为支点,前臂做主动摆动,带动腕关节的伸屈和前臂的旋转运动,使手掌背近尺侧部在受术部位做持续不断的来回滚动(图 4-1)。频率为每分钟 120~160 次。

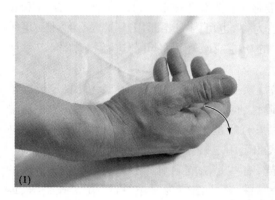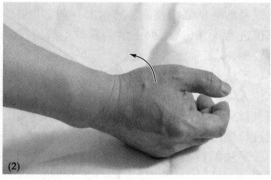

图 4-1　㨰法

　　【动作要领】

1. 肩部放松下垂,肩关节略前屈、外展,肘部与胸壁相隔约 1~2 拳的距离。

2. 吸定点为以第 5 掌指小鱼际侧吸定于受术部位。

3. 上臂与前臂的夹角为 130°~150°,可通过夹角的变化来调整施术的压力。

4. 腕关节的伸屈幅度,在前滚至极限时屈腕达 90°~120°,在回滚至极限时腕关节伸腕达 30°~40°。

5. 㨰法宜双向用力,前滚和回滚的用力比例约为 3∶1。

6. 操作全程的压力、频率、动作幅度要均匀一致,动作协调而有节律性。

7. 术者站立操作时,两脚自然分开,上身保持正直,含胸拔背,全身放松,沉肩垂肘,松腕。

8. 在关节局部应用㨰法时,可以配合各关节的被动运动。

　　【注意事项】

1. 在操作中肘部应相对稳定,不宜大幅度前后、左右运动。

2. 各手指任其自然,不可过度屈曲或伸直。

3. 不可拖动、跳动、拧动和甩动。拖动通常是错误地以肩关节的外展发力，或移动速度过快，将滚动摩擦变成了直线滑动摩擦；跳动是没有回滚而形成单向冲击用力；拧动是将吸定点移到了第 5 掌指关节，且腕关节屈伸幅度过大而前臂旋转幅度过小；甩动是没有以肘关节为支点，而是上臂带动肘关节的主动屈伸运动，而导致腕关节的甩动发力。

【适用部位】滚法接触面较大，刺激平和舒适，适用于颈项部、肩背部、腰臀部以及四肢等肌肉较丰厚的部位。

【临床应用】滚法具有舒筋通络、活血祛瘀、滑利关节的作用。可防治颈项强痛、颈椎病、肩关节周围炎、腰椎间盘突出症、各种运动损伤、运动后疲劳、中风偏瘫、截瘫等病症。

附：滚法

滚法，又称指间关节滚法，形成于"滚法"之前，是一指禅推拿流派的辅助手法。

动作要领：术者手握空拳，用食指、中指、无名指、小指的近侧指间关节骨突着力于体表，腕关节放松，以肘关节为支点，前臂做主动摆动，带动腕关节的伸屈运动，使指间关节背面在受术部位上连续、均匀地来回滚动（图 4-2）。

适用部位：多用于头顶部、项部和背腰部。

临床应用：防治头痛、失眠、胃脘痛、便秘、泄泻、痛经等病症。

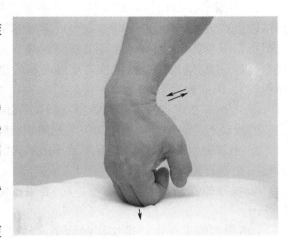

图 4-2 滚法

二、一指禅推法

以拇指指端或螺纹面着力，通过前臂的摆动带动拇指做屈伸运动，使所产生的功力持续不断地作用于施术部位或腧穴上，称为一指禅推法。一指禅推法是一指禅推拿学术流派的代表性手法。

【操作】术者手握空拳，拇指自然伸直并盖住拳眼，用拇指指端或螺纹面着力于受术部位，以肘关节为支点，前臂主动摆动，带动腕关节摆动以及拇指掌指关节或指间关节的伸屈运动，使所产生的指力轻重交替、持续不断地作用于受术部位（图 4-3）。腕部摆动时，尺侧要低于桡侧，使产生的"力"持续作用于治疗部位。频率为每分钟 120~160 次。

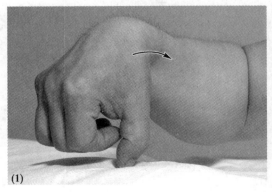
(1)

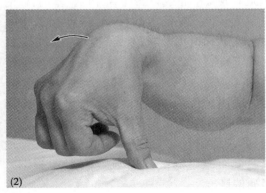
(2)

图 4-3 一指禅推法

【动作要领】

1. 沉肩　肩部放松下沉。

2. 垂肘　肘部自然下垂,坐位操作时肘部略低于腕部。

3. 悬腕　腕关节自然悬屈。在保持腕关节较松弛的状态下,尽量使腕关节屈曲接近90°。

4. 掌虚　手握空拳,除拇指着力外,其余手指都要放松,自然弯曲。

5. 指实　拇指的指端或指腹吸定于一点,不可跳跃或与体表产生摩擦。

6. 紧推慢移　指摆动频率较快,但拇指端或螺纹面在施术部位上的移动不能太快。

【注意事项】

1. 根据术者拇指的生理条件,一指禅推法可分为拇指指端着力和拇指指腹着力两种。拇指较挺直、远端节短于近端节或与近端节等长者,一般采用指端着力的一指禅推法,操作时拇指指甲应剪平;而拇指远端节长于近端节者,拇指指间关节背伸幅度较大者,可选用指腹推,也可用指端推法。指端推者接触面积较小,局部压强较大,刺激性强。指腹推者接触面积较大,因而较为柔和。

2. 一指禅指端推法操作时拇指指间关节随腕关节的摆动而屈伸,拇指螺纹面推法随腕关节的摆动不需屈伸。拇指指间关节屈伸须跟随腕部的摆动而做协调的屈伸活动。

3. 手掌握空拳,手背可能有绷紧不适感,通过训练会逐步改善。但不宜过度屈腕,从而影响腕关节的灵活度。

4. 操作时指端不能来回摩擦拖动,要紧推慢移,先在米袋上练习熟练后,再进行人体操作练习。

【适用部位】一指禅推法接触面小,指力集中,渗透性强,适用于头面部、颈项部、胸腹部、背腰部及四肢关节处等部位,尤以经络腧穴为佳,即所谓"循经络,推穴道"。

【临床应用】一指禅推法具有疏经通络、调和营卫、祛瘀消积、开窍醒脑、调节脏腑功能之功。其适应证广泛,尤擅长治疗内科杂病(如头痛、失眠、高血压、面瘫、劳倦内伤、胃脘痛、泄泻、便秘等)、妇科疾病(如痛经、月经不调、闭经、带下病等)、骨关节疾病(如颈椎病、肩关节周围炎、膝骨关节炎)等病症。

附:一指禅偏锋推法

用拇指桡侧缘着力做一指禅推法的手法,称为一指禅偏锋推法。一指禅偏锋推为一指禅推法的操作方式之一。

动作要领:术者掌指部自然伸直,以拇指桡侧偏锋(相当于少商穴处)着力于受术部位,腕关节放松微屈或自然伸直,沉肩、垂肘,以肘关节为支点,前臂主动摆动,带动腕部水平左右摆动和拇指掌指关节或拇指指间关节的屈伸运动,使所产生的指力作用于受术部位(图4-4)。

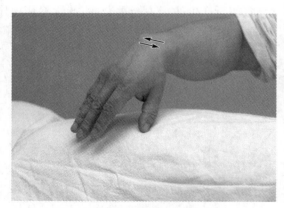

图4-4　一指禅偏锋推法

适用部位:一指禅偏锋推法多用于头面部、胸腹部和胁肋部等,尤以头面部最为常用,如头面部"∞"字一指禅偏锋推法,即沿左右两个眼眶周围,似"∞"字形状,施以一指禅偏锋推法。

临床应用:具有镇静安神、活血通络等功效。可用于治疗失眠、头痛、头晕、近视、视物模糊、牙痛、面瘫、劳倦内伤等病症。

三、揉法

术者以指、掌、前臂或肘吸定于受术部位体表并做有节律的环旋、上下、左右运动的手法,称为揉法。根据施术者施术部位的不同,可分为指揉法、掌揉法、前臂揉法、肘揉法。指揉法有拇指揉法、中指揉法和多指揉法,掌揉法有掌根揉法、鱼际揉法和全掌揉法。

【操作】

1. 掌揉法　以鱼际或掌心部垂直按于体表并带动皮下组织做环旋、上下、左右揉动,称为掌揉法。可分为以掌根为主的掌根揉法(图4-5)、以掌心为主的全掌揉法和以鱼际为主的鱼际揉法。根据鱼际揉法的运动形式,可分为摆动式鱼际揉法和环旋式鱼际揉法(图4-7,图4-8)。

2. 指揉法　以拇指、食指或中指末节指腹按压于受术部位,带动皮下组织做环形或上下、左右揉动,称为指揉法,如拇指揉法或中指揉法(图4-6)。有时以食、中二指或食、中、无名三指做揉法,可分别称为二指揉法、三指揉法。

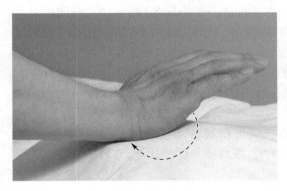

图4-5　掌根揉法

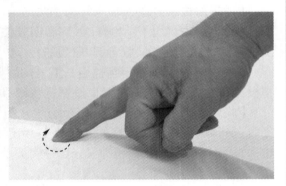

图4-6　中指揉法

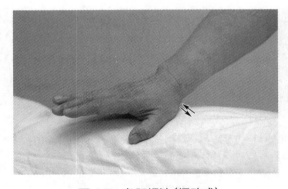

图4-7　鱼际揉法(摆动式)

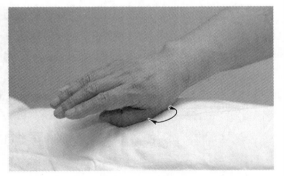

图4-8　鱼际揉法(环旋式)

临床上在某些不便操作的部位或特殊的体位,也采用自下而上用力的指揉法,称为勾揉法或托揉法。

3. 前臂揉法　以前臂的尺侧施术于受术部位,带动皮下组织做环形或上下、左右揉动,称为前臂揉法。

4. 肘揉法　以前臂近肘部着力按压于受术部位,带动皮下组织做环形或上下、左右揉动,称为肘揉法。

【动作要领】

1. 揉法的运动形式以环旋运动为主,也可以是小幅度的上下、左右运动,但必须带动皮

揉法

下组织一起运动。

2. 掌揉法一般以肘关节为支点,拇指揉法的支点可以在腕关节以下,肘揉法的支点在肩关节。

3. 摆动式的鱼际揉法,需要以肘关节为支点做有节律的前臂摆动,用力轻巧,频率较快。

4. 各种揉法可定点操作,也可呈线状做螺旋形移动。

5. 掌按揉法、前臂按揉和肘按揉法一般要求借助施术者身体的重心操作。

6. 双掌相叠操作,称为叠掌揉法。两拇指相叠操作,称为叠指揉法。

【注意事项】

1. 揉法操作时要求带动皮下组织,除非线性移动,一般不要在受术部位表皮产生摩擦。

2. 揉法应沉稳操作,频率不宜过快。

3. 鱼际揉法操作时,上臂与前臂的夹角不宜小于90°。

4. 肘揉法要避免以肘尖着力,不可使用蛮力。

【适用部位】揉法为临床常用手法之一。指揉法适用于全身各部的经络、腧穴以及压痛点;鱼际揉法常用于前额部、颞部和四肢关节部等;全掌揉法适用于大面积体表;前臂揉法、肘揉法多用于臀部、腰背部、肩颈部。

常用的手法操作有拇指揉足三里、合谷、肾俞,中指揉印堂,中指勾揉委中,二指揉太阳,掌根揉冈上窝、臀部,掌揉腹部,叠掌揉腰背部,托揉项部,肘揉肩颈部等。

【临床应用】揉法有疏经理筋、行气止痛之功。指揉法和掌揉法多用于筋结筋挛、肢体疼痛;肘揉法多用于顽固性的经筋痛症;鱼际揉法有舒筋通络、宁心安神、消肿止痛等作用,用于头面部而治疗失眠、精神紧张、头痛、头晕、面瘫、慢性疲劳综合征等,亦可用于四肢关节而治疗关节扭伤肿痛等。

四、摩法

术者以指、掌作用于受术部位做环旋摩动的手法,称为摩法。用手指指腹着力摩动的称为指摩法,用手掌面着力摩动的称为掌摩法。

【操作】术者用手指指面或手掌面,轻放于体表受术部位或腧穴,做环旋有节律的不带动皮下组织的摩动。

1. 指摩法　术者手指自然伸直、并拢,腕部放松微屈,以中指,或食、中二指,或食、中、无名三指的末节螺纹面在体表做环旋摩动,分别称为中指摩法、二指摩法、三指摩法(图4-9)。

2. 掌摩法　术者腕关节放松略背伸,手掌自然伸直,以掌心为主在体表做环旋摩动(图4-10)。

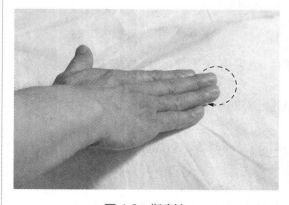

图4-9　指摩法

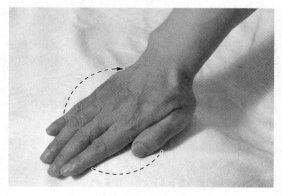

图4-10　掌摩法

笔记栏

摩法

【动作要领】

1. 指摩法操作需沉肩、垂肘,以肘关节为支点,前臂轻度屈伸,带动手指在体表做环形摩动。频率约为每分钟 120 次。

2. 掌摩法应以肩肘的运动带动手掌做环旋摩动,频率为每分钟 100 次左右。

3. 摩法操作时,肘关节的屈伸夹角在 120°~150°。

4. 摩法如直接接触皮肤,可在体表涂以润滑介质。

【注意事项】摩法不可太重,不要带动皮下组织。

【适用部位】摩法适用于全身各部位,以腹部、面部最为常用。有摩腹、摩面部、摩涌泉、摩命门等操作法。

【临床应用】

1. 掌摩腹部,也可用三指摩法,具有健脾和胃、消食导滞等功效。

2. 三指摩丹田,具有温补下元、温宫调经的功效。

3. 指摩面部,多用中指摩法或二指摩法,具有润肤美容的作用。

4. 掌摩胸胁,有宽胸理气、宣肺止咳的作用。

5. 掌摩腰背、四肢,具有行气活血、散瘀消肿之功效,用于肌筋扭伤、瘀血肿痛等。

6. 摩涌泉、摩掌心、摩命门、摩肾俞,均为常用的保健按摩操作法。

7. 膏摩(摩法与外用中药软膏结合称为膏摩)的主治作用与摩膏的方药功效以及受术部位有关。

五、推法

术者以指、掌、拳、前臂或肘在受术部位做单向直线推动的手法,称为推法。根据术者着力部位的不同有指推法、掌推法、拳推法、前臂推法、肘推法等。

【操作】

1. 指推法

(1)拇指指腹推法:术者四指扶持肢体,用拇指螺纹面着力,向前直线推动;或虎口张开,四指并拢,拇指向中指方向做对掌运动式直线推动(图 4-11)。

(2)拇指侧推法:以拇指桡侧缘着力,向食指指尖方向做对掌运动式直线推动。可单手也可双手交替操作。

(3)剑指推法:食、中二指并拢伸直,其余三指屈曲,呈"剑指"状,以小幅度的伸肘为主动运动,二指螺纹面着力,轻快地做直线推动。频率为每分钟 200~240 次(图 4-12)。

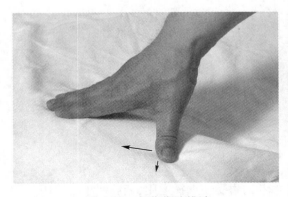

图 4-11 拇指指腹推法

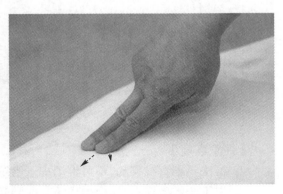

图 4-12 剑指推法

2. 掌推法　术者用掌心、掌根或虎口着力于受术部位,以伸肘的力量为主做直线推动(图 4-13)。掌推法可双手同时操作。

(1)全掌推法:用全掌心着力推动者称为全掌推法。

(2)掌根推法:仅以掌根着力推动者称为掌根推法。

(3)虎口推法:虎口张开,以手掌近虎口部(第1、2掌骨部)着力推动者,称为虎口推法。

3. 拳推法　术者用拳心、拳面、拳背或拳眼着力于受术部位,以伸肘的力量为主做直线推动。拳推法可双手同时操作。

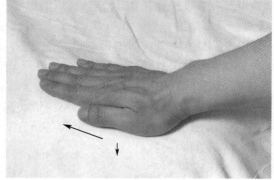

图 4-13　掌推法

(1)拳心推法:手握拳,用拳心着力推动者称为拳心推法。

(2)拳面推法:手握拳,用拳面着力推动者称为拳面推法。

(3)拳背推法:手握拳,用拳背着力推动者称为拳背推法。

(4)拳眼推法:手握拳,用拳眼着力推动者称为拳眼推法。

4. 前臂推法　术者肘关节屈曲,用前臂尺侧处着力,腰部发力,以肩关节的运动为主,做直线推动。

5. 肘推法　术者肘关节屈曲,用前臂近肘尖处着力,腰部发力,以肩关节的运动为主,做直线推动(图 4-14)。

6. 分推法　用双手拇指的螺纹面(或双手鱼际),从受术部位的中点向两旁对称分开推动,如"←·→"形(图 4-15)。

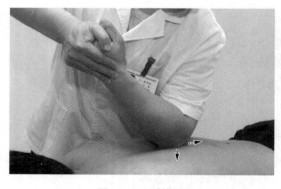

图 4-14　肘推法

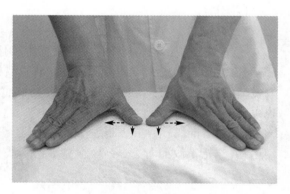

图 4-15　分推法

推法

【动作要领】

1. 单向操作,直线移动。

2. 贴实皮肤,压力均匀。

3. 速度适中,动作平稳。

【注意事项】

1. 推法要求直线移动,不可带动皮下组织。

2. 肘推法刺激最强,应根据病情需要和受术者的耐受性选择运用,老弱瘦小者慎用。

3. 接触皮肤的推法,可在受术部位涂上少许油性介质,以保护皮肤。

【适用部位】指推法作用于腧穴和经络,适用于肩背部、胸腹部、腰部、四肢部及头面部；掌推法、拳推法、前臂推法适用于面积较大的部位，如腰背部、胸腹部及大腿部等。有开天门（自印堂至前额发际以两手拇指交替直推法）、推桥弓（用拇指指腹从翳风穴由上而下推至锁骨上窝）、掌推腰背部膀胱经，分推肩井、分推掌心、分推腹部、分推肋弓等操作法。

【临床应用】推法具有疏通经络、行气止痛、调和气血、健脾和胃等作用。指推法作用于腧穴、经络，根据所操作的腧穴和经络的作用而确定主治。掌推、拳推腰背部膀胱经，以及掌推四肢，通常用于治疗肌肉紧张、痉挛、酸痛等经筋病症。前臂推、肘推背部膀胱经及股后部，刺激较强，常用于治疗慢性顽固性腰腿痛、腰背部僵直、脊柱强直、感觉迟钝等病症。分推肩井（斜方肌上部）主治斜方肌紧张酸痛；分推掌心可用于手指麻木痹痛，分推腹部用于防治胃脘痛等脘腹部病症。

六、擦法

用指或掌紧贴在受术部位，做快速均匀的直线往返摩擦，使之产生热量的手法，称为擦法。根据着力部位的不同，可分为小鱼际擦法（侧擦法）、鱼际擦法、掌擦法、指擦法等。

【操作】术者腕关节伸直并保持一定的紧张度；着力部位贴附于体表，稍用力下压；以肩关节和肘关节的联合屈伸动作，带动手指或手掌在受术体表做均匀的直线往返摩擦运动。频率一般为每分钟 80~120 次。

1. 小鱼际擦法　用小鱼际着力摩擦的，称为小鱼际擦法（图 4-16）。频率一般为每分钟 100 次左右。

2. 鱼际擦法　用鱼际着力摩擦的，称为鱼际擦法（图 4-17）。频率一般为每分钟 100 次左右。

3. 指擦法　用拇指，或中指，或食、中、无名三指螺纹面着力摩擦的，称为指擦法（图 4-18）。频率一般为每分钟 120 次以上。

4. 掌擦法　用全掌着力摩擦的，称为掌擦法（图 4-19，图 4-20）。频率一般为每分钟 80 次左右。

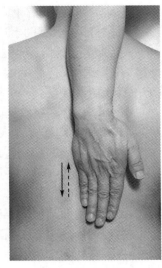

图 4-16　小鱼际擦法

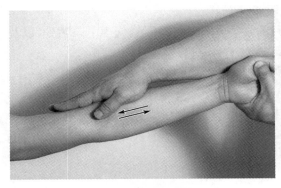

图 4-17　鱼际擦法

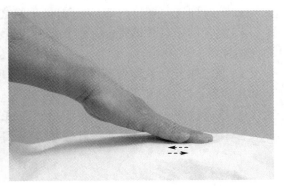

图 4-18　指擦法

【动作要领】

1. 擦法为直线往返运动，来回都要用力。

2. 将往返操作的路线尽可能拉长，使热量有充分的时间往下渗透，以提高透热效果。

3. 保持操作全程压力及速度均匀。

擦法

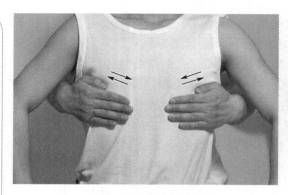

图 4-19 掌擦胁肋部

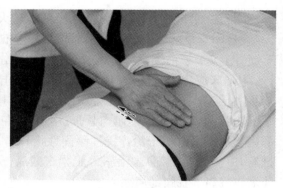

图 4-20 掌擦腰骶部

【注意事项】

1. 术者操作时自然呼吸,切忌屏气。

2. 擦法可隔着一层单衣或治疗单操作,如直接接触皮肤,应先在受术部位涂以麻油、冬青膏等润滑介质,既有助于透热,也可防止破皮。

3. 直线往返操作,不可扭曲歪斜。

4. 用力适中,透热为度。压力过大则可导致表皮过烫,且易擦破皮肤;压力太轻,则热量无法透入组织深层。

5. 擦法操作后一般不再使用摩擦及挤压类手法,以免造成局部皮肤和软组织损伤。

6. 环境温度应适宜,以免着凉。

【适用部位】 擦法适用于全身各部位。其中小鱼际擦法多用于脊柱两侧(图 4-16)、肩颈部、肋间、八髎穴;鱼际擦法适用于四肢,尤以上肢部为多(图 4-17);掌擦法接触面积大,适用于肩背部、腰骶部、胁肋部(图 4-19)、胸腹部等面积较大而又较平坦的部位;指擦法适用于四肢小关节及头面部、颈项部、胸骨部、锁骨下窝等处。

【临床应用】 擦法有明显的温热效应,临床多用于虚证、寒证和痛证。在不同部位施以擦法具有不同的临床功效。

1. 温肺化痰 横擦上胸部,擦上背部,用于咳嗽、气喘、胸闷。

2. 温中健脾 擦上腹部及左侧下背部,用于胃脘冷痛、脾虚泄泻等。

3. 疏肝理气 擦胁肋部,治疗肝气郁结之腹胀、胸闷等。

4. 温肾助阳 掌擦肾俞、命门、督脉、八髎、涌泉等,用于肾阳不足、气虚下陷诸证,以及小儿遗尿等。

5. 温散寒邪 掌擦背部两侧膀胱经、颈项部,指擦鼻翼两侧迎香穴等,用于风寒感冒、鼻塞不痛等。

6. 活血祛瘀 治疗四肢软组织损伤、关节屈伸不利,以及颈肩腰背痛等。

7. 保健强身 包括自我保健按摩,擦面部、擦命门、擦腰骶、擦涌泉等。

七、搓法

用双手掌夹住肢体,做方向相反的快速往返搓动的手法,称为搓法。

【操作】 术者用双手掌面相对夹住肢体或其他治疗部位,以肘关节和肩关节做支点,前臂和上臂主动施力,带动双手做方向相反的快速往返搓动。频率约每分钟 200 次。

【动作要领】

1. 快搓慢移。往返搓动的速度要快,上下移动的速度要慢。

2. 搓四肢、胁肋时(图 4-21,图 4-22),双手可沿肢体纵轴上下移动。操作时,上肢搓动到肘关节时用力要轻,下肢宜将肢体远端抬高,以方便施术。

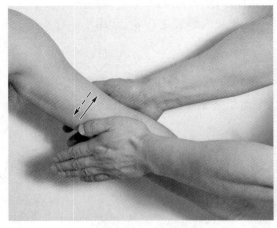

图 4-21 搓上肢

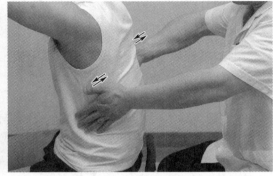

图 4-22 搓胁肋

【注意事项】

1. 术者操作时自然呼吸,切忌屏气。

2. 搓法要求带动皮下组织,不要与皮肤有明显的摩擦。

3. 动作要轻巧灵活,肢体不可夹得太紧。

4. 搓法操作一般在 1 分钟左右,不宜操作时间过长。

【适用部位】主要适用于四肢、躯干部。如上肢、下肢、小腿、胁肋、颈项、腰背、肩井等。

【临床应用】有活血行气、舒筋通络、调和气血的作用。四肢酸痛、关节活动不利可选择搓四肢;胸胁痛等病症可选择搓胸胁部。常作为辅助治疗手法或结束手法。

八、抹法

用拇指螺纹面或掌面在体表做直线或弧线运动的手法,称为抹法。根据着力部位的不同,可分为指抹法和掌抹法。

【操作】术者用拇指末节螺纹面或掌面贴于体表,做上下或左右的单向或往返推抹。可单手操作,也可双手同时操作;可直线移动,也可顺着体表形状做弧线移动(图 4-23)。

【动作要领】

1. 抹而顺之。抹法的运动路线比较灵活,需顺应体表的实际情况灵活运用。

2. 用力较轻,操作平稳。

3. 受术部位可涂以润滑介质。

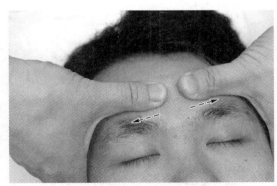

图 4-23 抹法

【注意事项】

1. 轻巧而不漂浮。

2. 贴实而不黏滞。

【适用部位】多用于头面部、胸腹部、手掌部。

【临床应用】

1. 抹前额、眼眶、面部,具有开窍镇静、安神明目之功效,常用于治疗感冒、头痛、头晕、失眠、近视、面瘫等。

2. 抹肋间,具有宽胸理气之功效,常用于治疗胸闷、气喘等。

3. 抹掌心,具有舒筋通络、行气活血之功效,常用于治疗手指麻木、手掌酸痛等。

4. 抹头颞部(扫散法),具有平肝潜阳、醒神明目和疏风解表之功效,常用于治疗头痛、头晕、高血压和颈椎病等。

九、按法

用指、掌或肘在受术者体表垂直往下按压,按而留之的手法,称为按法。根据着力部位不同,分为指按法、掌按法和肘按法。

【操作】

1. 指按法　以手指螺纹面着力于受术部位,由轻而重垂直向下平稳按压。指按法可单指操作(图4-24)或多指操作,也可双手操作或双手叠指操作(图4-25)。

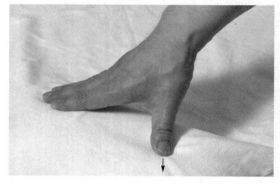

图 4-24　拇指按法

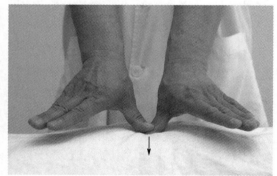

图 4-25　叠拇指按法

2. 掌按法　术者手腕背伸,用掌根或全掌着力于体表,上臂发力,由轻而重垂直向下平稳按压(图4-26)。也可双手叠掌操作,即将一手掌心按于另一手手背,垂直向下按压(图4-27)。

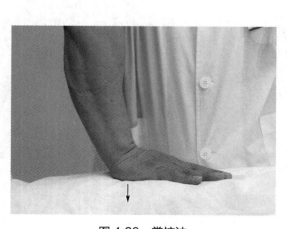

图 4-26　掌按法

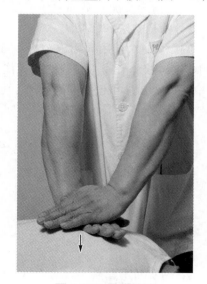

图 4-27　叠掌按法

3. 肘按法　以前臂尺侧上端近肘部着力于受术体表,由轻而重向下垂直按压(图4-28)。

【动作要领】

1. 按压方向应与受术体表垂直。

2. 按压力量应由轻而重平稳加压,待受术者产生酸、麻、重、胀等感觉时持续数秒,再逐渐减压,重复 3~5 遍。

3. 指按法一般双手一起练习,以拇指按压时,其余四指可握拳,也可虎口张开助力。

4. 可用叠指、叠掌、调整肘关节角度、上身前倾等姿势调整来增加按压的力度。

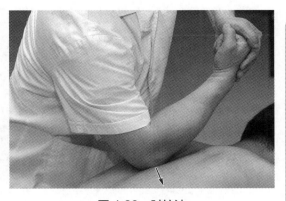

图 4-28 肘按法

【注意事项】

1. 用力平稳,不可冲击式用力,亦不可用蛮力或暴力猛压。

2. 如需线性移动,应当在身体后撤、重心离开手部时方可移动。

3. 按法操作后可以配合揉法,以缓解不适。

【适用部位】指按法压力集中于一点,适用于全身穴位,如指按足三里、指按天宗、指按背部膀胱经等。掌按法接触面积大,适用于面积大而又较为平坦的腰背部、脘腹部、下肢部等,如掌按腹部、叠掌按腰背脊柱等。肘按法刺激较强,一般用于肩胛上部、臀部、股后部、腰骶部等肌肉丰厚处,如肘按环跳穴等。

【临床应用】指按法具有较好的疏通经气、缓急止痛、行气活血、温经散寒的功效,常用于治疗各种急、慢性疼痛。掌按法具有舒筋活血、温中散寒、理筋整复的功效,治疗各部肌肉痉挛、酸痛等。肘按法具有行气通络、镇静止痛的功效,多用于治疗慢性、顽固性腰腿痛等经筋病症。

十、点法

用指端、指间关节或肘尖垂直按压体表的方法称为点法。点法由按法演化而来,其作用面积较小,刺激性较强。根据着力部位分为指点法和肘点法。

【操作】

1. 指点法 有指端点法和指节点法两种。

(1)指端点法:主要有拇指点法、中指点法。握拳,拇指伸直并紧靠于食指中节桡侧,用拇指指端平稳按压受术部位(图 4-29)。或以拇、食、无名三指用力夹持中指,以中指指端着力于体表,垂直向下用力按压。

(2)指节点法:又称屈指点法。握拳,以食指、拇指或中指呈屈曲状的第 1 指间关节骨突部,着力于受术体表平稳按压(图 4-30)。

2. 肘点法 术者屈肘,前臂略内旋,以肘尖部位着力于受术者体表,上身前倾,以肩及躯干发力,平稳向下按压;也可以用另一手屈肘,以掌按住下面之拳面,辅助用力按压(图 4-31)。

【动作要领】

1. 按压方向要垂直于受术部位。

2. 取穴要准确。

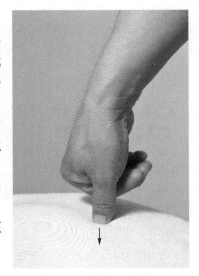

图 4-29 指端点法

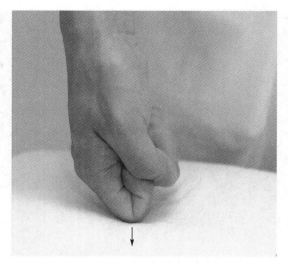

图 4-30　指节点法

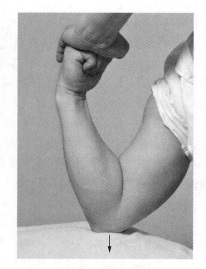

图 4-31　肘点法

3. 用力要由轻至重,力量逐渐增加至强烈得气,平稳而持续。

4. 拇指指端点法操作时,拇指螺纹面必须紧贴食指桡侧缘,以保护拇指避免受伤。有时中指指点法可冲击式用力。

【注意事项】

1. 指点法的腕关节保持紧张锁定,避免产生关节运动。

2. 冲击式的中指指点法使用前一定要先告知受术者。

3. 点法刺激强烈,要根据受术部位、病情、受术者体质等酌情选用,点法后可以配合揉法,以缓解不适。

4. 对年老体弱、久病虚衰及孕妇等患者慎用点法,心功能不全者禁用点法。

【适用部位】点法着力点小,刺激较强,用力集中,适用于全身各部位腧穴或压痛点及关节骨缝处。如点风池、天宗、肾俞、合谷、环跳、髀关、足三里、涌泉等。

【临床应用】点法有以指代针的作用,具有行气通络、开通闭塞、舒筋活血、消肿止痛、调节脏腑的功能。除局部的舒筋活血和消肿止痛外,一般可根据腧穴和经络的治疗特点而确定主治。冲击式的中指指点法,刺激很强,一般用于中风偏瘫、截瘫等感觉迟钝、麻木不仁的受术者。肘点法一般用于环跳等肌肉丰厚处,主治顽固性腰腿痛。

十一、捏法

拇指与其他手指相对用力挤压受术部位的手法,称为捏法。

【操作】术者以拇指与其他手指的指腹相对用力挤压肌肤。以使用不同手指操作分为二指捏法、三指捏法和五指捏法。二指捏法为拇指指腹与食指中节桡侧或食指末节指腹相对用力(如二指捏指间关节,图 4-32)。三指捏法为拇指与食、中二指的指腹相对用力。五指捏法为拇指与其余四指的指腹相对用力(如五指捏三角肌,图 4-33)。

【动作要领】

1. 捏法为多个手指的相对用力。

2. 连续操作时要有节律性。

3. 通常边挤捏边沿肢体纵轴方向移动。用于促进肢体的静脉血和淋巴液回流,一般是捏法呈向心性移动。

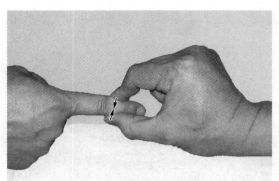

图 4-32　二指捏法

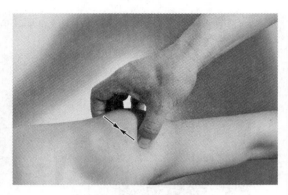

图 4-33　五指捏法

【注意事项】

1. 捏肢体时,指间关节尽量伸直,以增加手法的接触面积,不可用指端抠抓。

2. 捏法如果配合上提动作,则演变成拿法。

3. 捏背部肌肤,并结合上提动作,已经属于拿法,但传统称为"捏脊法",多用于小儿推拿。

【适用部位】捏法刚柔相济,可用于背脊、四肢和颈项部。

【临床应用】

1. 健脾消积　常用于小儿背部的捏脊法,治疗小儿疳积、厌食、消化不良、泄泻,也可用于成人的脾胃系疾病。

2. 舒筋通络　防治颈项或四肢的肌肉紧张、酸胀肿痛等症。

3. 整复错缝　捏法为正骨手法之一,用于骨关节错位及骨折移位的整复。

4. 保健防病　捏脊法可用于促进小儿的生长发育,增进食欲,预防感冒。捏法对于成人的慢性病具有调养和康复的保健作用,常有捏风池,捏内、外关,捏合谷,捏脊,捏胸锁乳突肌、三角肌,捏跟腱,捏指间关节等操作法。

十二、拿法

拇指与其他手指相对用力,捏住受术部位并提起的手法,称为拿法。

【操作】术者用拇指与其他手指的螺纹面相对用力,捏住肌肉并将其垂直提起,再慢慢放松,反复操作。拇指与食、中二指协同,称为三指拿法;拇指与其余四指协同,称为五指拿法(图 4-34)。

【动作要领】

1. 腕关节放松,动作灵活而轻巧。

2. 指间关节宜伸直,以加大接触面积。

3. 提起后要有回送动作,以使动作连贯而柔和。

4. 提拿动作一般须重复多次,并有节奏地操作。

【注意事项】

1. 避免指间关节屈曲而形成指端抠掐。

2. 捏拿和回送的操作要由轻到重,再由重到轻,平稳过渡,不可突然用力或突然放松。

3. 要避开骨突部位。

4. 可单手操作也可双手操作(图 4-35)。

【适用部位】拿法临床应用广泛,可用于头部、颈项部、肩背部、四肢部等。常有拿头

拿法

部、拿项部、拿胸锁乳突肌、拿肩井(斜方肌上部)、拿三角肌、拿手三里(前臂伸肌群)、拿承山(小腿后部)等操作法。

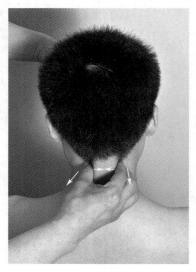

图 4-34　拿法

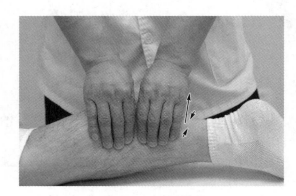

图 4-35　双手拿法

拿头部,为头部五指拿法,也称"拿五经",即自前额发际至两侧风池穴处,5 个手指分别以中指沿中间的督脉、食指和无名指沿左右两侧的膀胱经、拇指和小指沿左右两侧的胆经,施以头部的五指拿法操作。

【临床应用】舒筋解痉,活血通络。临床可作为各种疾病的主治和配合治疗手法。

十三、捻法

用拇指和食指捏住受术者的手指或足趾并做捻线状搓动,称为捻法。

【操作】术者用拇指末节螺纹面与食指中节桡侧(或末节螺纹面)相对捏住受术者的手指或足趾,做方向相反的搓动,频率约每分钟 150~200 次(图 4-36)。

【动作要领】

1. 动作轻巧灵活。

2. 捻手指时,可沿手指的纵轴自近端向远端缓慢移动。捻动要快,移动则要慢。

3. 有时可用屈曲的食指尺侧和中指桡侧以夹住手指或足趾进行捻动,此法用力较大。

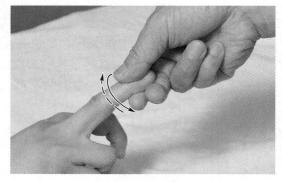

图 4-36　捻法

【注意事项】

1. 捻法要求带动皮下组织,不要与皮肤有明显的摩擦。

2. 捻手指时,常与拔伸手指配合运用。

【适用部位】手指和足趾。

【临床应用】捻手指时,捏住手指左右侧面,主要作用于神经和经络;捏住手指上下面,主要作用于肌腱;捏住指间关节,主要作用于关节韧带。多用于治疗手指和足趾的小关节扭伤或肿胀疼痛,也可作为类风湿关节炎的辅助治疗。

十四、拍法

用手掌及手指拍打体表的手法,称为拍法,也称掌拍法。

【操作】术者五指并拢,掌指关节微屈,掌心微凹成虚掌,腕关节放松,以肘关节的屈伸发力,以手掌平稳地拍打受术部位(图4-37)。

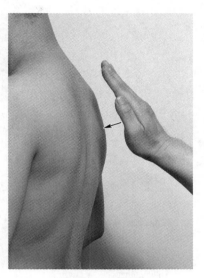

图4-37 掌拍法

【动作要领】

1. 拍法要求动作平稳。

2. 拍法的指面和手掌要同时接触受术部位。

3. 腕关节一般要求放松,以前臂带动手掌。

4. 可单手操作,也可双手交替拍击。

【注意事项】

1. 拍法的腕关节动作不可过大,手指不可甩动,以免受术者表皮疼痛。

2. 拍法一般作为某一部位的结束手法。

3. 拍法操作的方向可以根据操作部位或病情而定,但如用于肺部排痰,最好由下而上、由外到内地操作。

【适用部位】拍法的接触面积大,多用于肩背部、腰骶部以及下肢。

【临床应用】拍法具有促进气血运行、消除肌肉疲劳、解痉止痛、宣肺排痰等功效。常与滚法、拿法等配合运用,可治疗急性扭伤、肌肉痉挛、慢性劳损、风湿痹痛、局部感觉迟钝、麻木不仁等病症。拍背部有助于痰液的排出。

十五、击法

用手或工具叩击体表的手法,称为击法。叩击体表时,根据手的不同形态和部位,称为拳击法、掌击法和指击法,使用桑枝棒者称为棒击法。

【操作】

1. 拳击法

(1)拳眼击法:手握空拳,腕关节放松,以肘关节的屈伸主动用力,用下拳眼,即小鱼际及小指尺侧部位,捶打受术部位,称为拳眼击法,也称拳侧击法(图4-38)。

(2)拳心击法:手握空拳,拇指置于食指桡侧,腕关节放松,以肘关节的屈伸主动用力,用拳心(即鱼际、小鱼际和四指指背部位)捶打受术部位,称为拳心击法,也称卧拳击法(图4-39)。

(3)拳背击法:手握拳,腕关节放松,以肘关节的屈伸主动用力,用握拳的拳背部位,捶打受术部位,称为拳背击法(图4-40)。叩击时腕关节挺直,不能有屈伸动作。如在上背部用拳背击法(图4-41)。

2. 掌击法

(1)掌侧击法:腕关节伸直,术者运用肘关节屈伸的力量,以手掌尺侧部位着力,击打受术部位,称为掌侧击法(图4-42)。

(2)掌根击法:腕关节略背伸,术者运用肘关节屈伸的力量,以掌根部位着力,击打受术部位,称为掌根击法(图4-43)。

(3)掌心击法:五指略背伸,术者运用肘关节屈伸的力量,以掌心部位着力,击打受术部位,称为掌心击法。

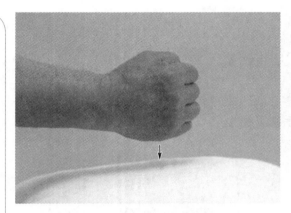

图 4-38　拳眼击法（拳侧击法）

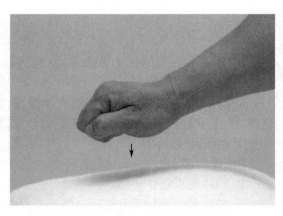

图 4-39　拳心击法（卧拳击法）

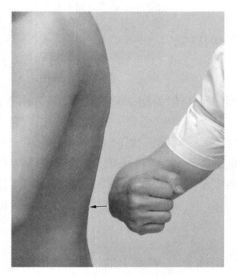

图 4-40　拳背击法

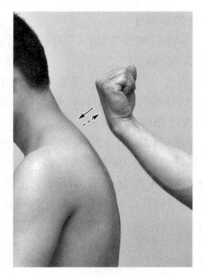

图 4-41　上背部拳背击法

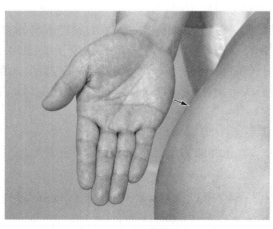

图 4-42　掌侧击法

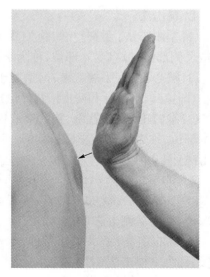

图 4-43　掌根击法

（4）合掌击法：术者两手掌合拢，运用肘关节屈伸和前臂旋转的运动发力，以两手掌尺侧部位着力，击打受术部位，称为合掌击法（图4-44）。

3. 指击法

（1）五指指端击法：术者手指略弯曲，五指分开呈爪形，以腕关节的屈伸发力，五指指端同时叩击受术部位，称为五指指端击法（图4-45）。

（2）二指侧击法：术者两掌相合，两手的无名指和小指互相屈曲交叉而食、中二指伸直并拢，以前臂的旋转发力，以两手的中指尺侧部位，叩击受术部位，称为二指侧击法（图4-46）。

4. 棒击法　术者手握特制桑枝棒的一端，用棒体平稳击打受术部位，称为棒击法（图4-47）。

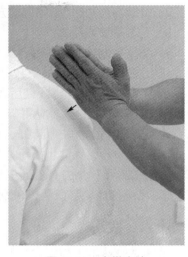

图4-44　合掌击法

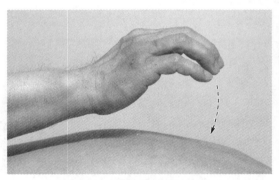

图4-45　五指指端击法

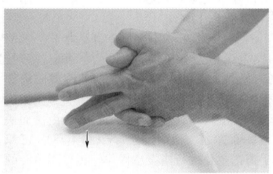

图4-46　二指侧击法

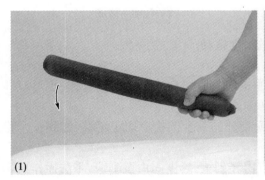
(1)

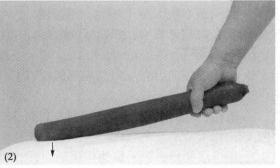
(2)

图4-47　棒击法

【动作要领】

1. 操作平稳。

2. 拳击和掌击可单手操作也可双手协同操作。

3. 棒击法操作时，棒体一般与肢体或肌纤维方向平行（大椎、八髎等部位除外）。后脑、肾区部位，禁止棒击。一般每个部位击打3~5次。

【注意事项】

1. 击打时应避开骨骼关节突起处。

2. 做指端击法时,指甲应修短,以免刺伤皮肤。

3. 不施冷拳或冷棒。

4. 桑枝棒制法 在三伏天取长约 36~40cm、粗 0.5cm 的嫩桑枝 12 根,去皮阴干。先用桑皮纸(引线纸)包裹每根桑枝,然后用棉线密密包绕一层;将 12 根桑枝合并成一把,再用桑皮纸包裹并用棉线扎紧;最后在外面缝上全棉的布套即可。

【适用部位】击法多应用于肩背、四肢。常有拳击肩胛上部、拳击腰背部、拳击四肢部、拳背击大椎、掌根击肩胛间部、合掌击项部、合掌击肩胛上部、五指击头顶、棒击下肢等操作法。

【临床应用】击法有疏通经络、行气止痛、活血祛瘀之功。多用于软组织疼痛、肌肉紧张痉挛、风湿痹痛、头痛、头晕等病症。

十六、拨法

用手或肘按压于较深部位并单向或往返横向拨动的手法,称为拨法,又名弹拨法。常用拇指或与其他手指配合拨动,称指拨法;用肘部拨动,称肘拨法。

【操作】

1. 指拨法 用拇指指端着力于受术部位,余四指置于其对侧以助力。沉肩、垂肘、悬腕,将着力的拇指端插入肌间隙或肌肉韧带的起止点处,拇指主动发力,腕关节微微旋转并轻度摆动,用力由轻到重,速度由慢而快地拨而弹之,有如拨弦弹琴(图 4-48)。可双手拇指重叠进行指拨法操作。也可用单一的食指或中指进行手指弹拨,或用食指、中指和无名指进行三指弹拨。

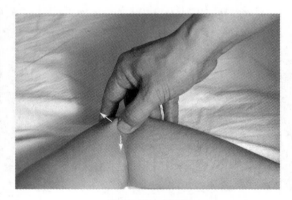

图 4-48 拨法

2. 肘拨法 用前臂上段靠近肘尖部位着力于受术部位用力,待下压至一定深度,待有酸胀感时,以肩部发力,做与肌纤维方向垂直的横向拨动。

【动作要领】

1. 拨动的方向、角度,应与局部肌肉、韧带的走向垂直。拨法可以单向操作,也可双向操作。

2. 拇指弹拨时要做到沉肩、垂肘、悬腕,除拇指外的其余四指应固定不移,起到一个稳定的支架作用。

3. 指拨法所用弹拨手指为指腹侧面,用力宜由轻到重,速度需由慢到快,手法操作要轻巧、灵活。

【注意事项】

1. 拨动时指下应有在肌腹或肌腱上滑过的弹拨感,不能在皮肤表面摩擦移动,注意不要因多次而反复的弹拨而擦破皮肤。

2. 拨法的压力不宜过大,以受术者能忍受为度;用力较大的拨法,应当在操作前告知受术者。

3. 肘拨法不宜用肘尖操作。

4. 骨折的愈合期、急性软组织损伤者禁用。

【适用部位】本法刺激较强,常在肌间隙、肌肉韧带的起止点处或结节状物、条索状物等阳性反应点的部位应用。常有拨项部、拨竖脊肌、拨委中、拨肩胛提肌肩胛骨附着点、拨前臂伸肌群、拨阳陵泉、拨跟腱等操作法。

【临床应用】具有解痉止痛、分解粘连、疏理肌筋的功效。常用于治疗颈椎病、肩周炎，腰背肌筋膜劳损等病症，常作为配合手法应用。

临床有"以痛为腧、无痛用力"之说。即在患处先找到某一体位时最疼痛一点，以拇指端按住此点不放，随后转动患部肢体，在运动过程中，找到并保持在指面下的痛点由痛变为不痛(或疼痛感明显降低)的新体位，而后施用拨法。

拨法也是推拿常用的诊断手法。通过手指拨动，并与正常组织相比较，可有捻发感、剥离感、条索状物或结节状物等不同发现，可判断为局部病变状态。

十七、抖法

用单手或双手握住受术者上肢或下肢的远端，用力做连续小幅度的快速上下抖动，称为抖法。

【操作】

1. 抖上肢　受术者取坐位、仰卧位或站立位，肩臂部放松。术者位于受术者前外侧，用双手或单手握住受术者的手腕部或手掌部，将其上肢慢慢地向前外侧抬起至60°左右，然后两前臂稍用力做连续、小幅度、频率较高的上下抖动，将抖动波逐渐传递到肩部。频率每分钟200次左右(图4-49)。也可术者一手按住受术者肩部，另一手单手握手做横向抖动，抖动中可结合被操作者肩关节的前后方向活动(图4-50)。

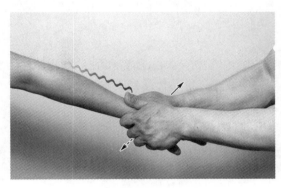

图4-49　抖上肢

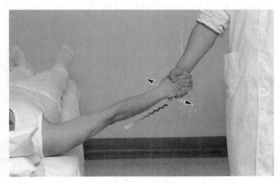

图4-50　横抖上肢

2. 抖下肢　受术者取仰卧位或俯卧位，下肢放松伸直。术者位于足端，用双手握住受术者的踝部，并略提起离开床面，然后术者上臂及前臂同时发力，做连续、小幅度的上下抖动，使抖动波传递到股四头肌和髋部。两侧下肢可同时操作，亦可单侧操作。频率每分钟60次左右(图4-51)。

3. 抖腰部　本法并非单纯抖法，而是牵引法与较大幅度抖法的结合应用。受术者取俯卧位，两手拉住床头或由助手固定其两腋下。术者两手分别握住受术者两踝部，术者两臂伸直，身体后仰，牵引受术者腰部，待其腰部放松后，身体前倾，其后随身体起立之

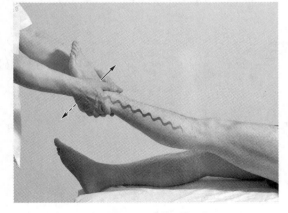

图4-51　抖下肢

笔记栏

抖法

振法

势,瞬间用力,做 1~3 次较大幅度的抖动,使抖动的力量作用于腰部。

【动作要领】

1. 牵伸被抖动的肢体,使其伸直,处于充分放松状态。

2. 抖上肢的幅度应控制在 2~3cm,抖下肢及腰部的幅度稍大。

3. 频率要由慢到快,上肢抖动频率每分钟 200 次左右,下肢每分钟 60 次左右。

4. 操作时动作要连续、轻松,固定患肢的双手不要握得太紧。

【注意事项】

1. 术者自然呼吸,操作时不可屏气。

2. 抖法操作前,多配合拔伸法、搓法等手法。

3. 受术者有习惯性肩关节、肘关节、腕关节脱位者,慎用上肢抖法。

4. 受术者腰部疼痛严重,活动受限,肌肉不能放松者,禁用抖腰法。

【适用部位】抖法适用于四肢部及腰部,以上肢为常用,临床上常与搓法配合,通常作为一个部位的结束手法。

【临床应用】抖法具有调和气血、松解粘连和理顺组织的功效。对放松肩部肌肉、肱三头肌、腕部肌肉、股四头肌等效果较好。可辅助治疗肩周炎、肩部伤筋、髋部伤筋、腕部伤筋,以及运动性四肢疲劳酸痛等。也可用于治疗腰椎间盘突出症,能拉开椎间隙,松解突出物与神经根的粘连,以缓解或解除对神经根的压迫。

十八、振法

以手指或手掌在体表做快速震颤的手法,称为振法,又名震颤法。有掌振法和指振法两种。

【操作】

1. 掌振法　术者将手掌面自然轻放于受术部位,意念集中于掌心,前臂和手部的肌肉强力地静止性用力,使手臂发出快速而强烈的震颤,使振动波通过掌心传递到受术部位(图 4-52)。频率要求每分钟 250~300 次。

2. 指振法　术者以中指指端轻放于受术部位,食指和无名指屈曲并夹住中指,意念集中于指端,前臂和手部的肌肉强烈地静止性收缩,使手臂发出快速而强烈的震颤,使振动波通过指端传递到受术部位(图 4-53)。频率要求每分钟 250~300 次。也可将食指叠于中指上做指振法。

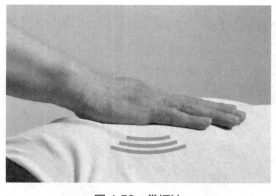

图 4-52　掌振法

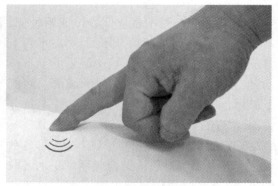

图 4-53　指振法

【动作要领】

1. 术者要精神集中,呼吸调匀,气沉丹田,并用意念将气从丹田提起至掌中或指端,以达到以意行气,以气生力,以力发振。

2. 操作时前臂不能有主动运动。即除手臂部静止性用力外,不能前臂摆动,也不要向被治疗部位施加压力。

3. 术者可通过缓慢的肘关节小幅度屈伸,使上肢的屈肌群与伸肌群交替紧张、放松,保持血流通畅,以减少疲劳。

4. 动作要持续,要求保持 3 分钟以上。

5. 振法的振频率较高,要求达到每分钟 300 次左右。

【注意事项】

1. 指掌部轻置于受术体表,不可用力按压。

2. 施术压力恒定不变,操作不可时断时续。

3. 呼吸自然,不可屏气。

4. 本法操作者术后易感到疲劳,应注意自身保护。

【适用部位】 掌振法可用于腹部、背部、肩部和腰骶部等,指振法适用于全身腧穴。常有掌振腹部、掌振八髎、掌振肩部、掌振肩胛间区、指振印堂、指振翳风等操作法。

【临床应用】 振法一般常用单手操作,也可双手同时操作。掌振法的温热效应明显。振法具有温经止痛、祛瘀消积、和中理气、消食导滞、温阳补虚等作用。可用于治疗胃脘痛、胃下垂、脾虚泄泻、便秘、咳嗽、痛经、月经不调、遗尿、眩晕、失眠、头痛等病症。

十九、摇法

使关节沿其运动轴的方向做被动环转活动的手法,称为摇法。包括颈项部、腰部和四肢关节摇法。

【操作】

1. 颈椎摇法 受术者取坐位,颈项部放松,略前屈。术者立于其侧后方。以一手扶按其头顶后部,另一手扶托于下颌部,两手协调运动,反方向施力(扶按头顶后部的一手向近心端方向施力,而托于下颌部的另一手则向远心端方向施力),使颈椎做环形摇转运动,可反复操作数次(图 4-54)。

2. 肩部摇法

(1)托肘摇肩法:受术者取坐位或仰卧位,肩部放松,被施术侧肘关节屈曲。术者位于其侧方,一手扶住其肩关节上部以固定,另一手托起受术者屈曲的肘部,使其前臂放松搭于术者的前臂上,然后手臂协同用力,使肩关节做缓慢的顺时针或逆时针方向适当幅度的环形摇转运动(图 4-55)。

(2)扶肘摇肩法:受术者取坐位,肩关节放松,患肢自然屈肘。术者站于受术者侧后方,一手搭其肩上,另一手扶住受术者肘部,做肩关节的环转运动(图 4-56)。

(3)大幅度摇肩法:又称运肩法。受术者取坐位,两上肢自然下垂并充分放松。术者以丁字步站于受术者前外侧,两手掌夹住其腕部[图 4-57(1)];然后慢慢地将其上肢向上、向前抬起,位于下方的手逐渐翻掌[图 4-57(2)],当前上举至最高点时,一手虎口向下握住其腕部,另一手以虎口部从腕部沿上肢轻抹至肩部,随即虎口转 180°[图 4-57(3)];一手继续引

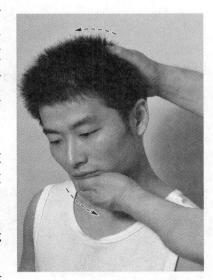

图 4-54 颈椎摇法

导受术者手臂环转向下［图 4-57（4）］,同时一手虎口继续轻抹上肢至腕部。如此周而复始。在操作过程中,术者要根据重心的偏移适当移动脚步。即在肩关节向上或向后外方运动时,前足宜向前一小步,重心向前;相反,当肩关节向下、向前下方时,前足退步,重心后移。

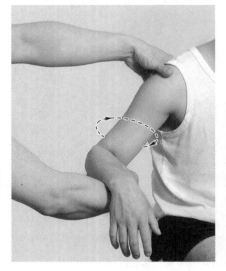

图 4-55　托肘摇肩法

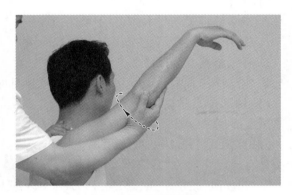

图 4-56　扶肘摇肩法

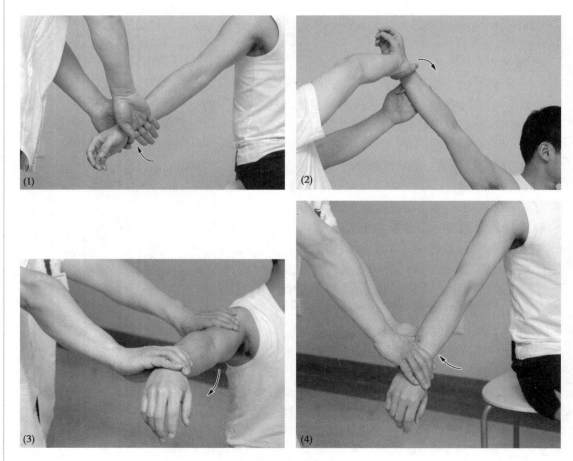

图 4-57　大幅度摇肩法

肩部摇法除上述 3 种外,还有握手摇肩法、拉手摇肩法和握臂摇肩法。

3. 肘关节摇法　受术者取坐位或仰卧位,屈肘约 45°。术者用一手托住其肘后部,另一手握住腕部,做顺时针或逆时针方向的环转运动(图 4-58)。

4. 腕关节摇法　受术者取坐位或仰卧位,掌心向下。术者一手握住患肢腕关节的上端,另一手握住其手掌或手指,先做腕关节的拔伸,而后将腕关节双向环转摇动(图 4-59)。或术者一手握住受术者的前臂,另一手五指分开与受术者的五指相扣,将其腕关节双向环转摇动。

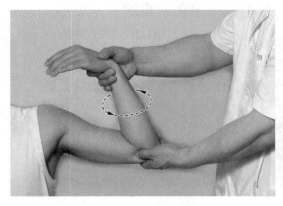

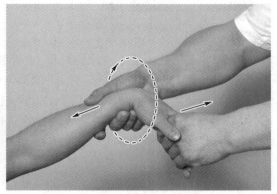

图 4-58　肘关节摇法　　　　　　　　图 4-59　腕关节摇法

5. 腰椎摇法

(1)坐位腰椎摇法:受术者取坐位,双手十指交叉相扣勾住枕项部。术者站于其侧后方,一手按住其腰部,另一手从受术者腋下穿过扣住其项部,两手协同用力,缓缓摇转其腰部(图 4-60)。

(2)俯卧位腰椎摇法:受术者俯卧,两下肢自然伸直。术者一手掌按其腰部,一手从其双膝下穿过将下肢抬起,然后两手协同用力,在腰部后伸状态下缓缓摇转其腰部(图 4-61)。

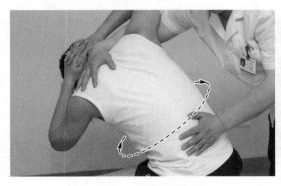

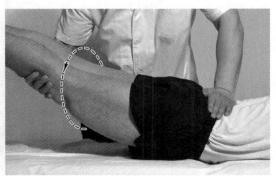

图 4-60　坐位腰椎摇法　　　　　　　　图 4-61　俯卧位腰椎摇法

除上述两种摇腰法外,仰卧位摇腰法和站立位摇腰法临床也较常用。

6. 髋关节摇法　受术者取仰卧位,术者站于其后方,先将其一侧下肢屈髋屈膝,一手扶住其膝部,另一手握住其足踝部,在将其髋、膝关节屈曲角度均调整到 90° 左右后,两手协同用力,做握踝扶膝的髋关节环转摇动(图 4-62)。或术者一手肘及前臂托住受术者踝及小腿部,双手一上一下抱住受术者膝部,做托踝抱膝的髋关节环转摇动(图 4-63)。

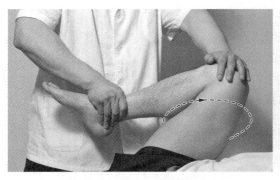

图 4-62 握踝扶膝髋关节摇法

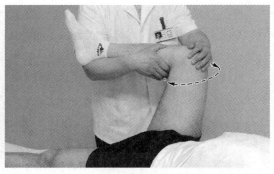

图 4-63 托踝抱膝髋关节摇法

7. 膝关节摇法 受术者取俯卧位,术者取侧立位。术者一手扶按于股后部以固定,另一手握住其足踝部,做膝关节的环形摇动(图 4-64)。膝关节摇法也可采取受术者仰卧位操作。

8. 踝关节摇法 受术者取仰卧位,下肢伸直。术者位于其足端,用一手握住受术者足跟,另一手握住其足背,在略拔伸踝关节的同时,做踝关节的环转摇动(图 4-65)。

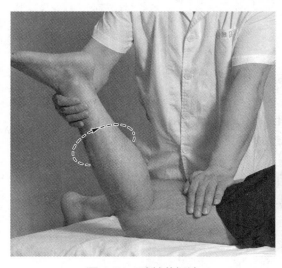

图 4-64 膝关节摇法

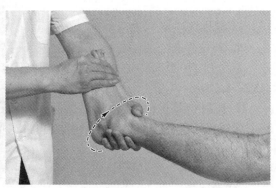

图 4-65 踝关节摇法

【动作要领】

1. 摇转的幅度要在人体生理范围内进行,幅度应由小到大,逐渐增加。

2. 根据病情恰如其分地掌握摇转幅度的大小,做到因势利导,适可而止。

3. 摇转时用力平稳,速度宜缓慢,可随摇动次数的增加及受术者耐受情况适当增快速度。

4. 摇动时施力要协调、稳定,除被摇关节外,其余部位不应晃动。

5. 大幅度摇肩法,术者的身体与步法须与手法操作协同配合,如太极推手状。

【注意事项】

1. 摇动的幅度不要超出关节的生理活动范围,或在受术者能忍受的范围内进行。

2. 不可突发快速摇动受术者。

3. 对严重的眩晕症受术者及椎动脉型和交感型颈椎病急性期、颈椎骨折等受术者,禁止使用颈椎摇法。

4. 有习惯性关节脱位者慎用该关节的摇法。

5. 肘关节和膝关节的摇转幅度不宜大。

【适用部位】摇法适用于颈椎、腰椎、肩关节、肘关节、腕关节、髋关节、膝关节、踝关节等。

【临床应用】摇法具有舒筋活络、松解粘连、滑利关节、增强关节活动度等功效。临床多用于各种软组织损伤、功能障碍等病症的治疗和康复。各部摇法相应的适应证有颈椎病、落枕、肩关节周围炎、网球肘、腕关节运动不利、掌指关节酸痛、髋关节僵硬、腰椎间盘突出症、急性腰扭伤、踝关节活动不利、陈旧性踝关节扭伤、跟腱挛缩、骨折后遗症、中风后遗症等。

二十、扳法

以"巧力寸劲"作用于关节,使其瞬间突然受力,而产生被动的旋转、屈伸、展收等关节运动的手法,称为扳法。分为脊柱扳法和四肢扳法。扳法是正骨推拿学术流派的主要手法。

【操作】

(一)脊柱扳法

1. 颈椎斜扳法　受术者取坐位,颈项部放松,头部微屈。术者站立于受术者侧后方,一手掌托受术者下颏,另一手掌面置于受术者枕部,两手协同,先使受术者头向一侧旋转至有阻力感时,然后用"寸劲"做一突发有控制的扳动,常可听到"喀"的声音,不可强求此声响(图4-66)。

2. 颈椎旋转定位扳法　受术者取坐位,颈项部放松。术者站立于受术者侧后方,用一肘关节托住受术者下颌,手扶住其枕部,另一手拇指顶推颈椎棘突偏凸侧;托扶其头部的手用力,先做颈项部向上牵引,同时使受术者头部被动向患侧旋转至有阻力感后,略作停顿,做一突发有控制的扩大旋转幅度的扳动(2°~3°),同时另一手拇指向偏凸对侧协调推顶棘突(图4-67)。

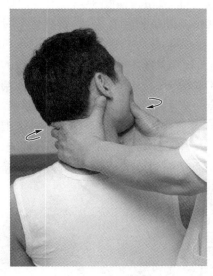

图4-66　颈椎斜扳法

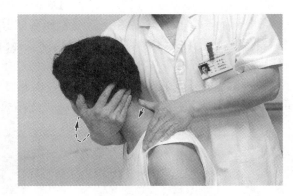

图4-67　颈椎旋转定位扳法

3. 胸椎对抗复位法　受术者取坐位,两手指交叉扣住,置于枕后部。术者站于受术者身后,双手分别从受术者腋下伸出,经其上臂之前,从后方握住其前臂下段,然后术者单足站立,用一侧膝部顶压住病变胸椎棘突下缘。嘱受术者身体略向前倾,双手、双臂与膝部同时协调用力,使受术者躯干被动后伸至弹性限制位,在受术者呼气末双手向后上方做突发短促的扳动(图4-68)。

4. 胸椎旋转定位扳法　受术者取坐位,两手指交叉扣于后枕部。术者位于其侧后方,

笔记栏

一手拇指推顶错缝椎体棘突,另一手抓握受术者项肩部,嘱受术者躯干主动前屈至病变节段棘间隙有张开感,然后以手带动脊柱旋转至弹性限制位,做一突发有控制的扳动,扩大扭转幅度3°~5°,同时拇指用力向斜上方顶推棘突,调整错缝的脊椎关节(图4-69)。

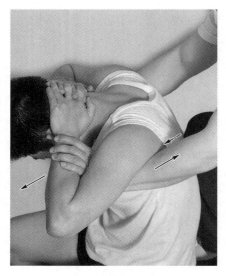

图 4-68 胸椎对抗复位法

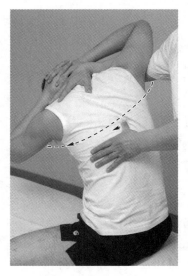

图 4-69 胸椎旋转定位扳法

5. 腰椎斜扳法 受术者取健侧卧位,健侧下肢在下,自然伸直,患侧下肢在上,屈膝屈髋。术者站于其面前,以一手按受术者肩前部向后推,同时另一手肘部半屈,以前臂上段抵住臀部向前扳,把腰椎旋转至有阻力感后,做一突发有控制的扳动,扩大扭转幅度3°~5°(图4-70)。

6. 腰椎定位斜扳法 受术者取健侧卧位(以下以右侧卧位为例)。术者面对受术者而站,右手拇指置于错位节段的两个腰椎棘突之间,左手将受术者上半身向前屈曲,直至右手拇指感觉到上下棘突松动、间隙扩大,即停止前屈;将左手拇指置于原来右手拇指触摸的棘突间隙中;以右手将受术者的右下肢伸直后向前搬动(屈髋),至左手拇指感觉上下棘突间隙进一步张开为止;将受术者的左下肢尽量屈膝屈髋;将右手拇指放回原来的棘突间隙中,同时右手前臂上段压住受术者臀部以固定其骨盆;然后令受术者先左手抱住右肩,再右手抱住左肩;术者略下蹲,用左掌托住受术者右肘,使受术者上身向左旋转,至弹性限制位时,做一有控制的、稍增大幅度的突发性扳动。此时术者可感觉右手拇指所在的棘突间隙有弹动感,并可听到"咔"一声响(不可强求此声响),手法结束(图4-71)。

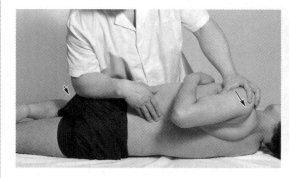

图 4-70 腰椎斜扳法

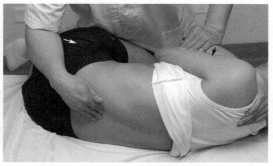

图 4-71 腰椎定位斜扳法

7. 坐位腰椎旋转定位扳法 受术者两腿跨坐于推拿床上(如坐在方凳上,应由助手按住其一侧大腿以固定骨盆)。术者在受术者后方,一手拇指抵住偏凸之棘突,另一手从患侧腋下穿过,扣握其后项部,使受术者腰椎前屈至需调整椎体的上位椎间隙张开[图 4-72(1)],然后向棘突偏凸侧旋转至弹性限制位,双手协调用力,做一突发有控制的扳动,扩大扭转幅度 3°~5°,同时拇指向偏凸对侧推顶棘突[图 4-72(2)]。

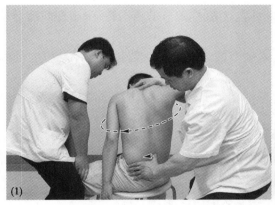
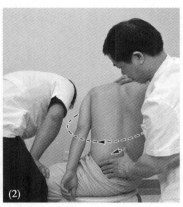

图 4-72 坐位腰椎旋转定位扳法

8. 腰椎后伸扳法 受术者取俯卧位。术者站于腰椎棘突偏凸侧,一手掌根按于偏凸之棘突,另一手托住对侧大腿远端向上扳到弹性限制位,然后做一突发有控制的扳动,扩大腰椎后伸幅度 3°~5°,掌根同时推压棘突[图 4-73(1)]。或术者一手托住受术者两膝部,缓缓向上提起,另一手紧压在腰部患处,当腰后伸到最大限度时,两手同时用力做相反方向扳动[图 4-73(2)]。

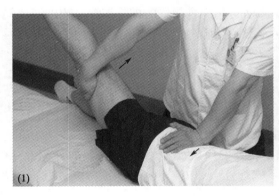
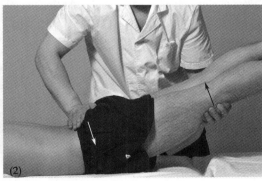

图 4-73 后伸扳腰法

除上述扳法外,临床上扩胸牵引扳法、直腰旋转扳法等手法也较常用。

【动作要领】

1. 颈椎旋转定位扳法的节段定位性较斜扳法好,调整颈椎至弹性限制位和双手协调用力是手法操作的要点。

2. 胸椎旋转定位扳法的操作较复杂,受术者躯干前屈为主动运动,旋转则是被动运动。助手与术者动作应协调。本法如单人操作,可令受术者跨坐于治疗床上自行固定骨盆。

3. 坐位腰椎旋转定位扳法操作时,令受术者腰椎前屈,然后旋转,是锁定调整节段的要点。

4. 腰椎定位斜扳法定位扳动的机制是在扳动前使受术者的脊柱屈曲成角,使脊柱上下两段的旋转应力能集中于所定位的节段。因此,最后推动受术者上身时,只能使其上身旋转而不可使其伸直,否则前期准备阶段的所有努力将前功尽弃。受术者侧卧时应尽量向后靠近床边,留出一定的操作空间,以免影响以后的弯腰屈髋准备动作。托住肘部旋转上身的方法也可改为直接推压肩部。

【注意事项】

1. 脊柱扳法操作前,须复习脊柱解剖学,对脊柱关节的结构特征、生理病理活动范围有一个清晰的了解。

2. 扳法操作时,要稳妥缓和,待受术关节的运动范围达到某一运动轴方向的病理位置或功能位后有一定阻力时,再发力扳动该关节。

3. 操作时不可逾越关节运动的生理活动范围。否则易伤及脊髓、马尾及神经根组织,颈、胸部扳法操作时尤当谨慎。

4. 不可使用暴力和蛮力,不可强求关节弹响。

5. 诊断不明,不知其治疗要领的疾病(如骨折、骨裂和颈椎脱位)禁用扳法,有骨关节结核、骨肿瘤或有出血倾向的受术者禁用扳法。

6. 有骨质疏松的老年人、月经期、孕期妇女慎用扳法。

7. 胸椎对抗复位法双手向后的突发扳动不可力量过大,以免造成受术者胸前软组织的损伤。同时,为避免受术者脊柱的不适感,可在术者膝部与受术者脊柱之间加一薄垫。

8. 后伸扳腰时,椎管容积缩小,如引起受术者神经刺激症状加重,则不宜使用该法。

【适用部位】 颈椎、胸椎及腰骶椎。

【临床应用】 脊柱扳法具有松解粘连、整复错缝、滑利关节的功效。颈椎斜扳法和颈椎旋转定位扳法适用于颈椎椎骨错缝,对椎动脉型及脊髓型颈椎病则不适宜。胸椎对抗复位法可用于第 4~10 胸椎小关节及肋椎关节的骨错缝。胸椎旋转定位扳法适用于第 8 胸椎以下椎骨错缝。腰椎斜扳法和坐位腰椎旋转定位扳法可用于全腰段的椎骨错缝。腰椎定位斜扳法尤其适用于腰椎部位有明确定位的压痛点,或判断某腰椎节段椎骨错缝的受术者。后伸扳腰法适用于下腰段椎骨错缝。

(二)四肢扳法

【操作】

1. 肩关节扳法　肩关节有前屈、后伸、外展、内收、上举等基本运动,故肩关节的扳法有前屈上举扳法、外展上举扳法、外展扳法、内收扳法和后伸扳法。

(1)肩关节外展扳法:受术者取坐位,患侧手臂外展约 45°。术者半蹲于患肩外侧方,将受术者患侧的肘及前臂置于自身一侧手臂上,两手置于患肩的前后两侧,并使患肩外展90° 左右;然后术者缓缓立起,使其肩关节外展,至有阻力时,略停片刻,双手与身体及肩部协同施力,以"巧力寸劲"做一肩关节外展位增大幅度的扳动(图 4-74)。

(2)肩关节内收扳法:受术者取坐位,患肢屈肘置于胸前,手搭扶于对侧肩部。术者站于其后侧,紧靠其背部,稳住其身体,一手按住患侧肩部以固定;另一手托住患肢的肘部做肩关节内收至有阻力时,以"巧力"做一增大幅度的肩关节内收扳动(图 4-75)。

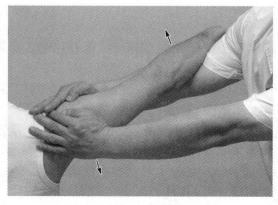

图 4-74　肩关节外展扳法

（3）肩关节外展上举扳法：受术者取坐位，两臂自然放松。术者站于受术者侧前方或侧后方，用上臂托起受术者上肢，同时用手掌按住受术者肩部，另一手掌按于手掌背上，使肩关节外展，待肩关节外展上举到一定限度时，手掌、前臂同时协同用力，向上扳动肩部（图 4-76）。

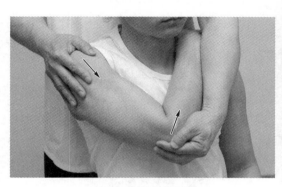

图 4-75 肩关节内收扳法

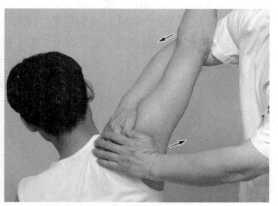

图 4-76 肩关节外展上举扳法

（4）肩关节前屈上举扳法：受术者取坐位，上肢伸直。术者一手按住患肩，另一手握住患肢的腕部，缓缓上提（做前屈上举）至最大限度时，两手同时用力扳动肩部（此法也可仰卧位进行）（图 4-77）。

（5）肩关节旋内扳法：又名肩关节后弯扳法。受术者坐位，患肢的手及前臂置于腰后。术者立于其侧后方，以一手扶按患肩以固定，另一手握住腕部将前臂沿腰背部缓缓上抬，以使肩关节逐渐内旋、内收，至有阻力时，以"巧力寸劲"做一快速、有控制的上抬前臂动作，以使肩关节旋转至极限，重复 3~5 次（图 4-78）。

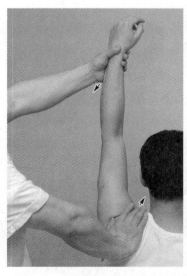

图 4-77 肩关节前屈上举扳法

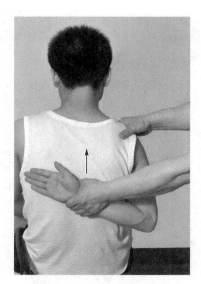

图 4-78 肩关节旋内扳法

2. 肘关节扳法 受术者取坐位或仰卧位，上肢放松。术者以一手托握其肘部，另一手握住前臂远端，先使肘关节做缓慢的屈伸活动，然后视肘关节功能障碍的具体情况来决定扳法的施用。如系肘关节屈曲功能受限，则在其屈伸活动后，将肘关节置于屈曲位，缓慢地施加压力,使其进一步屈曲,向功能位靠近;当遇到明显阻力时,以握前臂一手施加一个稳定而持续的压力,达到一定时间后,两手协调用力,以"巧力寸劲"做一个短促、有控制的肘关节屈曲位加压扳动(图4-79)。如为肘关节伸直功能受限,则向反方向依法扳动。

3. 腕关节扳法 一般有屈腕扳法、伸腕扳法和腕侧屈扳法3种。

(1)屈腕扳法:术者与受术者相对而坐,一手握住前臂下端以固定,另一手握住指掌部,先反复做腕关节的屈伸活动,然后将腕关节置于屈曲位加压,至有阻力时以"寸劲"做一突发、稍增大幅度的屈腕动作,反复数次(图4-80)。

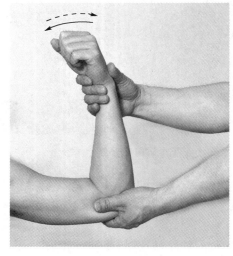

图4-79 肘关节扳法

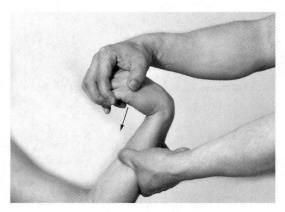

图4-80 屈腕扳法

(2)伸腕扳法:术者与受术者相对而坐,术者双手拇指置于受术者腕背部,其余四指置于腕掌部。双拇指与其他手指协调相反用力,先将腕关节置于背伸位,不断加压,至有阻力时,以"寸劲"做一稍增大幅度的推动,反复数次(图4-81)。

(3)腕侧屈扳法:术者与受术者相对而坐,一手握住受术者前臂的下端,另一手握住其手掌部,先将腕关节拔伸,然后以"寸劲"在拔伸的基础上做腕关节的左右侧屈扳动(图4-82)。

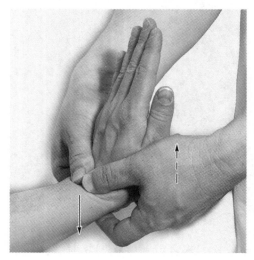

图4-81 伸腕扳法

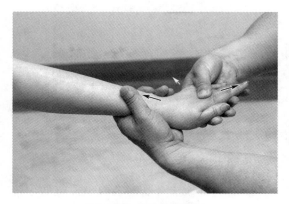

图4-82 腕侧屈扳法

4. 踝关节扳法　主要有跖屈扳法和背伸扳法。

（1）踝关节跖屈扳法：受术者仰卧，两下肢伸直。术者面向其足底而坐，以一手托住足跟部，另一手握住脚背部，两手协调用力，在踝关节跖屈至有明显阻力时，以"寸劲"做一增大幅度的跖屈扳动（图4-83）。

（2）踝关节背伸扳法：受术者仰卧，两下肢伸直。术者面向其足底而坐，以一手托住足跟部，另一手握住脚掌部，两手协调用力，在踝关节背伸至有明显阻力时，以"寸劲"做一增大幅度的背伸扳动（图4-84）。

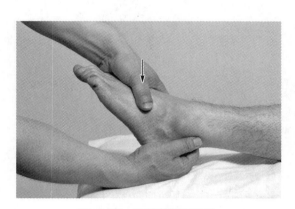

图4-83　踝关节跖屈扳法

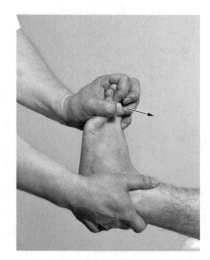

图4-84　踝关节背伸扳法

【动作要领】

1. 四肢的扳法应根据关节功能受限的方向和程度决定具体的扳法。

2. 四肢的扳法通常没有关节弹响声。

【注意事项】

1. 切忌暴力，否则可能导致肌肉、韧带等软组织损伤和骨折等意外事故。

2. 老年人有骨质疏松者慎用扳法。对于骨关节结核、骨肿瘤患者禁用扳法。

3. 病程日久、粘连严重的肩关节周围炎患者在实施扳法时不宜一次性分解粘连，以免关节囊撕裂而加重病情。

【适用部位】四肢扳法主要用于肩关节、肘关节、腕关节和踝关节。

【临床应用】本法具有滑利关节、松解粘连、整复错位之功效，常用于治疗肩关节周围炎、肩关节外伤后遗症、腕部伤筋、腕骨错缝、陈旧性踝关节扭伤、踝关节骨折后遗症、中风后遗症等病症。

二十一、拔伸法

拔伸即牵引、拉伸之意。固定关节或肢体的一端，牵拉另一端的手法，称为拔伸法。包括脊柱和四肢关节的拔伸方法。

【操作】

1. 颈椎拔伸法

（1）虎口托颌拔伸法：受术者取坐位。术者站于其后，前臂前1/3处搁在受术者肩上部，虎口张开，用双手拇指抵于风池或耳后乳突处，其余手指托住下颌骨两侧；然后以肩部为支点，两手用力向上，两前臂下压，同时向相反方向用力，将颈部向上拔伸1~2分钟（图4-85）。

（2）肘托拔伸法：受术者取坐位，头呈中立位或稍前倾位。术者站于受术者后方或侧方，一手从颈前部穿过搭在对侧肩上，用肘窝部托住受术者的下颏部，另一手掌根将受术者枕部向前推，双手协同向上牵引，拔伸颈椎 1~2 分钟（图 4-86）。

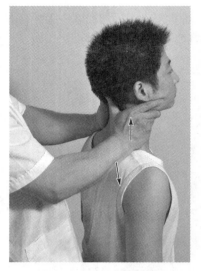

图 4-85　虎口托颏拔伸法

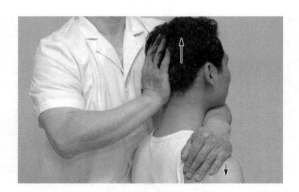

图 4-86　肘托拔伸法

（3）掌托拔伸法：受术者取坐位，头部呈中立位或稍前倾位。术者站于受术者侧面，一手掌心向上托住受术者下颏部，用另一手掌或张开的虎口托住枕部，两手上托颈部，拔伸颈椎 1~2 分钟（图 4-87）。

（4）仰卧位拔伸法：受术者取仰卧位。术者坐于其头部，以一手托其枕部，另一手托其下颏部，然后术者上身缓缓后倾，两手同时缓慢用力，使颈椎向头端持续牵拉 1~2 分钟（图 4-88）。

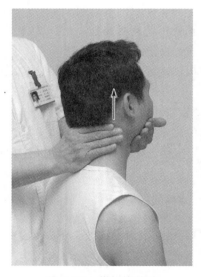

图 4-87　掌托拔伸法

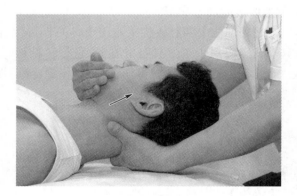

图 4-88　仰卧拔伸法

2. 腰椎俯卧位拔伸法　受术者取俯卧位，双手抓住床头（或由助手拉住受术者两腋部）。术者站于其足后，两臂伸直，双手分别握住受术者两踝部抬起，使其小腿与床面约成 20° 角，膝部稍微抬离床面，然后术者身体后倾，利用足蹬（或膝顶）和躯干腰背肌力量，将受术者下

104

肢向远端牵拉,持续 1~2 分钟(图 4-89)。

3. 肩部拔伸法

(1)肩上举拔伸法:受术者坐于低凳上,双臂自然放松下垂。术者站于其侧后方,双手握住其前臂,慢慢向上做上举运动至最大限度停止,使肩部保持向上持续性牵拉,停留片刻。如凳子较高,术者可双手握住上臂下段近肘部拔伸(图 4-90)。本法也可让受术者取侧卧位时操作。

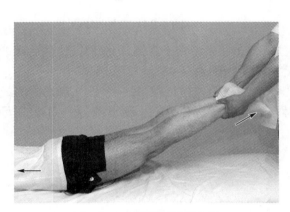

图 4-89　腰椎俯卧位拔伸法

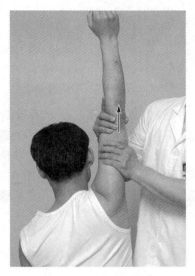

图 4-90　肩上举拔伸法

(2)肩外展对抗拔伸法:受术者取坐位,肩关节外展 60°~90°,术者双手分别握住其腕部或肘部,逐渐用力牵拉,同时嘱其身体向对侧倾斜(或由助手协助固定其身体),以与拔伸之力相对抗,持续拔伸 1~2 分钟(图 4-91)。

4. 腕关节拔伸法　术者与受术者相对,以一手握住其前臂下段,另一手握其手部,两手同时向相反方向用力,逐渐拔伸腕部(图 4-92)。

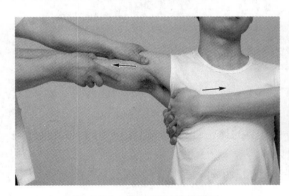

图 4-91　肩外展对抗拔伸法

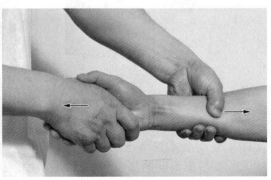

图 4-92　腕关节拔伸法

5. 手指拔伸法　术者一手握住受术者腕部或手掌,另一手捏住受术者手指,两手同时向相反方向用力,拔伸掌指关节。或者一手捏住手指近端指骨,另一手捏住同一手指的远端指骨,两手同时向相反方向用力,拔伸指间关节(图 4-93)。

6. 髋关节拔伸法　受术者取仰卧位,患侧下肢屈膝屈髋,助手以双手按于其两髂前上棘以固定骨盆。术者立于其侧方,以一手扶于膝部,另一侧上肢屈肘以前臂部托住腘窝部,胸胁部抵住小腿,两手臂及身体协同用力,将髋关节向上拔伸(图 4-94)。

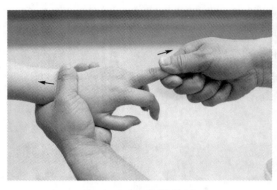

图 4-93　手指拔伸法

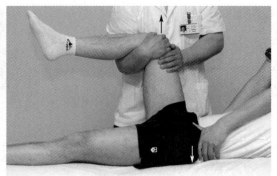

图 4-94　髋关节拔伸法

7. 膝关节拔伸法　受术者取俯卧位,屈膝 90°。术者站于患侧,用膝部压住股后部近腘窝部(或请助手按压),双手握住踝部,向上拔伸膝关节(图 4-95)。

8. 踝关节拔伸法　受术者取仰卧位,术者用一手托住足跟,另一手握住脚掌侧面或脚趾,两手同时用力,逐渐牵拉(图 4-96)。术者也可一手握住患侧小腿下端,另一手握住足掌前部,两手向相反方向施力以拔伸踝关节。

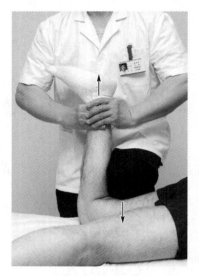

图 4-95　膝关节拔伸法

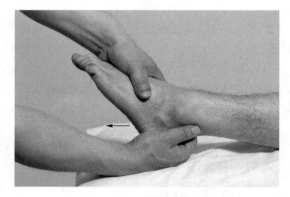

图 4-96　踝关节拔伸法

【动作要领】

1. 使用本法时,双手的握点、受术者及受术关节的体位要准确,确保上下拉伸线通过关节轴线,使得受术关节达到对线良好的牵拉效果。

2. 要根据不同的部位和症状,适当控制拔伸力量、方向和角度。

3. 根据不同的部位和治疗要求,维持足够的拔伸时间。

4. 术者及受术者均要自然呼吸,不可屏气。

5. 尽量运用大肌肉群用力,以减少疲劳、避免劳损。如拔伸腰部时术者的肘关节应尽量伸直,靠上身后倾和下肢的蹬力操作,不可以肱二头肌屈曲用力为主拔伸。

6. 颈椎、腰椎等部位拔伸前,应该先以手法放松局部软组织。

【注意事项】

1. 拔伸时动作要稳且和缓,用力要均匀持续,不可突然使用暴力拔伸,以免造成牵拉损伤。对需要大力牵引时,不要使用蛮力,而是尽量利用运动生物力学原理,使手法轻松完成。

2. 如拔伸颈椎时,头部要保持中立位或略前倾位,不宜后仰,以免伤及脊髓。

【适用部位】拔伸法适用于颈椎、腰椎,以及四肢关节。

【临床应用】拔伸法作用于软组织,具有较好的舒筋解痉作用;作用于脊柱和四肢的关节,具有整复错位作用,即通过拉宽关节间隙以纠正轻度的关节错位(错缝)。各种拔伸法适用于椎骨错缝、关节僵硬疼痛、屈伸转侧不利、陈旧性踝关节扭伤、急性腰扭伤及腰椎小关节紊乱、腰椎间盘突出症、腕关节扭伤以及肌肉痉挛性疼痛等。常与扳法、拿法、按揉法等结合使用。

第二节　小儿推拿手法

一、推法

它是以拇指或其他手指的螺纹面着力在患儿体表一定的穴位或部位上,做单方向的直线或环旋移动的一种小儿推拿常用代表性手法。一般分为直推法、分推法、旋推法和合推法。

(一) 直推法

【操作】

1. 拇指直推法　是用拇指桡侧或指面在穴位上做直线推动(图 4-97)。
2. 二指直推法　是用食指和中指的螺纹面在穴位上做直线推动(图 4-98)。
3. 三指直推法　是用食指、中指和无名指的螺纹面在穴位上做直线推动。

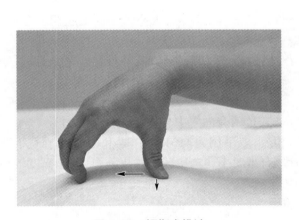
图 4-97　拇指直推法

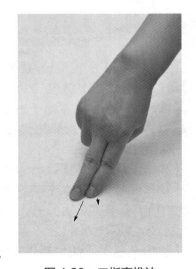
图 4-98　二指直推法

【动作要领】单方向直线推动,不宜歪斜;推动时要有节律,动作应轻快连续,轻而不浮,重而不滞,以推后皮肤不发红为佳,频率为 200~300 次 /min;操作时常同时辅以推拿介质。

【临床应用】本法常用于线状穴位和面状穴位等的操作,如推三关、推大肠、推脾经、推肺经等。有调阴阳、行气血、和脏腑、理脾胃、舒筋通络祛邪等作用。一般上推为补、为升、为温,如推上三关;下推为泻、为降、为清,如退六腑。需应根据不同部位和穴位而定。

（二）分推法

【操作】用两手拇指桡侧或指面,或食、中指指面自穴位向两旁做分向推动（图4-99）。

【动作要领】两手用力均匀,动作柔和协调,节奏轻快平稳;从穴位中间向两旁做"←·→"直线形推动时,速度较快,幅度较小,频率为200~300次/min;做"↙·↘"弧线形推动操作时,幅度较大,频率约200次/min。

【临床应用】本法多用于面状穴位、线状穴位等的操作,如分腹阴阳、分推大横纹、分推膻中、推坎宫、分推肩胛骨等。具有调阴阳、和脾胃、宣肺解表等作用。临床热证、实证多分之。

（三）旋推法

【操作】以拇指指面在穴位上做顺时针或逆时针方向的旋转推动（图4-100）。

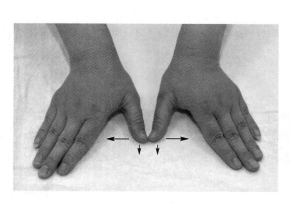

图4-99　分推法

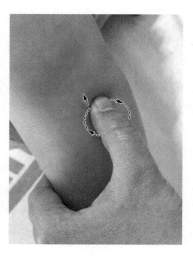

图4-100　旋推法

【动作要领】手腕放松,蓄力于指,不仅穴位表面有摩擦,也要带动深层组织一起做回旋运动;要求动作轻快连续、协调,均匀柔和,频率为150~200次/min。

【临床应用】本法常用于手指螺纹面穴位的操作,如旋推肺经、旋推肾经等,以调脏腑、补气血。故有"旋推为补"之说。

（四）合推法

【操作】以两拇指螺纹面、多指或鱼际自穴位两旁向穴中合拢推动（图4-101）。

【动作要领】本法操作方向与分推法相反,双手用力均匀,动作柔和协调;头面、手腕、背部多用拇指,腹部可用拇指、多指或鱼际。合推时不应向中间挤拢皮肤,且动作幅度较小,频率为200~300次/min。

【临床应用】本法主要用于大横纹的操作,具有行痰散结、调和阴阳等作用。虚证、寒证常用之。

二、揉法

【操作】以手指的指端或螺纹面、手掌鱼际、掌根着力,吸定于一定部位或穴位上,做轻柔和缓的回旋运动。小儿推拿常用指揉法,分为中指揉法（图4-102）和拇指揉法（图4-103）。

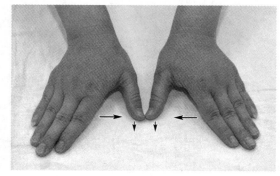

图4-101　合推法

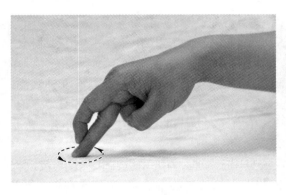

图 4-102 中指揉法

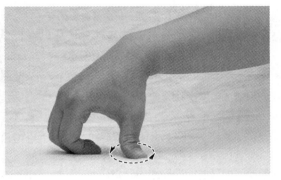

图 4-103 拇指揉法

【动作要领】本法操作时,腕部放松,指、掌吸定体表,不要离开皮肤,以肘关节为支点,带动指掌运动,且需揉动时带动皮下肌肉组织;手法宜轻柔和缓,频率约 200 次 /min。

【临床应用】本法适用于全身各部。由于手法动作轻柔和缓,刺激量小,操作时间宜长。古曰"揉以和之",本法能调和气血、消肿止痛、祛风散热、理气消积。指揉法适用于点状穴位,如揉二扇门以发汗解表,揉天枢以调理大肠。掌揉法多用于面状穴或体表阿是穴,如腹部部位。

三、按法

【操作】以拇指或中指的指端或螺纹面或掌根着力在一定的穴位或部位上,向下逐渐用力按压,至一定程度,适当停留数秒,放松,再按之。常分为指按法和掌按法。

【动作要领】本法按压的力量要由轻到重,逐渐增加,平稳而持续,得气或受术者耐受为度,切忌粗暴;指按法时,手握空拳,拇指或中指自然伸直,以指端着力;掌按法时,腕关节略背伸,以掌根着力,频率约 120~160 次 /min。

【临床应用】本法多用于点状穴位和面状穴位的操作。具有祛寒止痛、通经活络的作用。指按法"以指代针",适用于全身穴位,如按天枢、按揉龟尾;掌按法用于胸腹、腰背。由于本手法刺激性较强,常与揉法结合应用。

四、摩法

【操作】以食、中、无名指指面或手掌面附着于一定部位或穴位上,以腕关节连同前臂做顺时针或逆时针环形而有节律的抚摩运动。常分为指摩法(图 4-104)和掌摩法(图 4-105)。

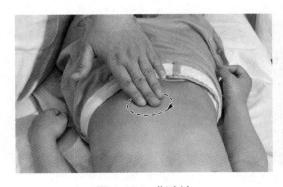

图 4-104 指摩法

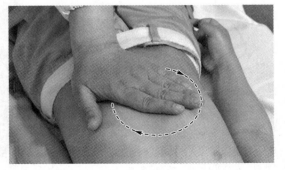

图 4-105 掌摩法

【动作要领】本法操作时,医者手臂放松,肘关节微屈,以肘关节为支点,指掌接触治疗部位,用力小,动作轻柔、均匀、和缓,只在皮肤表面摩动,不带动皮下组织。一般指摩动作稍轻快,掌摩稍重缓,频率约 120~160 次/min。

【临床应用】本法多用于头面部、胸腹部面状穴位。具消积导滞、温中健脾、安神镇静、消肿止痛等作用。如摩中脘、摩腹以治疗肠胃疾患;摩囟门、摩百会。《厘正按摩要术》说:"宜遵《石室秘录》:摩法不宜急,不宜缓,不宜轻,不宜重,以中和之义施之。"但亦有"急摩为泻,缓摩为补"。使用摩法时,多配合药物进行。

旋推法、揉法、摩法都可为圆形轨迹。旋推法只用于指腹,力度稍重,圆圈最小,皮动肉也动;揉法柔和舒适,肉动皮不动;摩法很轻,皮动肉不动,应与旋推法、揉法相鉴别。

五、掐法

【操作】以拇指指甲切掐患儿的穴位或部位,称为掐法(图 4-106)。

【动作要领】施术者手握空拳,拇指伸直,指腹贴于食指桡侧,以拇指指甲逐渐垂直用力于一定部位,达深透为止,绝不能掐破皮肤,醒后即止。由于掐法是强刺激手法之一,掐后应轻柔局部,以缓解不适,故临床上常与揉法配合应用,称掐揉法。每穴掐 3~5 次为宜。

【临床应用】本法适用于头面部、手足部点状穴位,如掐人中、掐攒竹、掐合谷、掐涌泉、掐老龙、掐十王、掐精威。《厘正按摩要术》说:"掐由甲入,用以代针。掐之则生痛,而气血一止。随以揉继之,气血行而经络舒也。"可用于小儿高热惊风,可发汗祛邪、急救醒神。

六、捏脊法

【操作】用拇指桡侧缘顶住皮肤,食、中指前按,三指同时用力捏起皮肤,或食指屈曲,用食指中节桡侧顶住皮肤,拇指前按,两指同时用力捏起皮肤,双手交替捻动,自腰骶部捏至胸背部(图 4-107)。

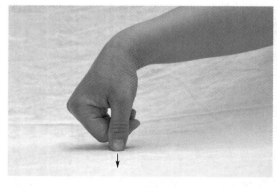

图 4-106　掐法

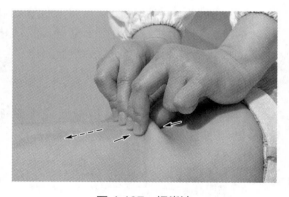

图 4-107　捏脊法

【动作要领】本法操作时,肩、肘关节要放松,腕指关节的活动要灵活、协调。操作时间的长短和手法强度及挤捏面积的大小要适中,捏拿肌肤过多、过紧,则动作呆滞不易向前推进;过少、过松,则易滑脱。用力要均匀,用力过重易导致疼痛,过轻又不易得气。捻动向前时,需直线前进,不可歪斜。操作时既要有节律性,又要有连贯性。一般 3~5 遍,以皮肤发红为度。

【临床应用】本法主要用于背脊"线"状部位,须从龟尾向上推进,直至大椎。具有调和阴阳、健脾和胃、疏通经络、行气活血的作用。如在治疗小儿积滞、疳积、厌食、腹泻、呕吐等常见病症时,常沿膀胱经——提拿有关腧穴,故称为"捏脊疗法"。临床应用时,多捏三下再提拿一下,称之为"捏三提一法"。由于本法强度大,小儿易哭闹,一般放在其他手法之后进行。

七、运法

【操作】以拇指或食、中、无名指端在一定穴位上由此往彼做弧形或环形推动(图4-108)。《推拿仙术》说:"运者,医人用右手大指推也……周环旋转故谓之运。"

【动作要领】本法宜轻不宜重,宜缓不宜急,操作时着力部分要轻贴体表,并在体表旋绕摩擦推动,不要带动深层肌肉组织,频率约80~120次/min。

【临床应用】本法是小儿推拿手法中最轻的一种手法,常用于"点"状穴、"面"状穴和"线"状穴。可宽胸理气、行滞消食、温中散寒、调阴阳。如运百会、运太阳、运丹田、运八卦、运内劳宫等。在某些穴位上运法操作可根据不同病情,有方向、频率和补泻的不同。

八、捣法

【操作】用食指或中指指端,或食指、中指屈曲的指间关节背侧凸起处,有节奏的叩击一定的穴位(图4-109)。

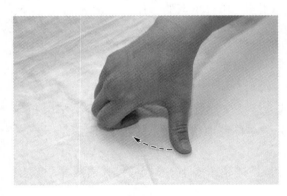

图4-108 运法

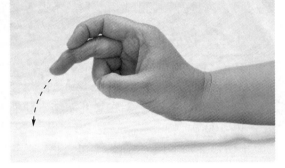

图4-109 捣法

【动作要领】操作时,指间关节要自然放松,以腕关节的主动屈伸运动,带动着力部分做有节奏的叩击运动;叩击的位置要准确,接触时间短,用力要有弹性,不可用蛮力,捣击后立即将腕和指端抬起。每穴5~20次。

【临床应用】本法常用于"点"状穴。具有安神、定志、化痰、镇惊、疏通经络的作用,如捣小天心,可用于惊风眼翻、斜视,亦常与其他穴位配合使用。

九、打马过天河

又称"打马过河",为小儿推拿复式操作法之一。

【操作】医者一手握住小儿手掌,使其掌面向上,一手先用拇指或中指螺纹面运内劳宫穴100次;然后再用食、中两指螺纹面蘸凉水,由总筋穴起,循天河水穴向上弹打至洪池,边弹打边,口中徐徐吹凉气10~20遍。

【动作要领】用力宜轻不宜重,宜缓不宜急;弹打需要连续,且有节奏。

【临床应用】具有清热、通经络、行气血的作用。主治一切实热证或手臂痛。虚热患者不宜使用。

十、黄蜂入洞

本法虽是在两鼻孔部位做比较单一的揉法或按揉法操作,但历代文献均将其作为小儿推拿复式操作法。

【操作】施术者一手轻抚患儿颈枕部,使其略昂头,用食、中两指指端在小儿两鼻孔下缘或鼻旁两侧迎香穴处反复按揉,50~100 次。

【动作要领】有力宜轻柔和缓、均匀、持续,且不可粗暴用力;食、中指指端不要伸入鼻孔。

【临床应用】具有发汗解表、宣肺通窍的作用。主治风寒感冒、鼻塞流涕、恶寒无汗。

十一、开璇玑

为小儿推拿复式操作法之一。

【操作】首先分推璇玑、膻中,即用两拇指螺纹面从璇玑穴(胸骨正中线约平第 1 肋骨上缘)沿胸肋自上而下向左右两旁分推 50 次;其次推中脘,即用一手拇指螺纹面从鸠尾穴向下直推至脐部 50 次;再次推摩神阙,即由脐部向左右推摩 100 次;最后直推小腹部,即用一手拇指螺纹面从脐中向下直推至小腹 50 次。

【动作要领】手法宜轻柔和缓、用力均匀、持续,一气呵成。

【临床应用】具有开通三焦、宽胸理气、消食化痰、和胃止呕的作用。主治胸闷气喘、风寒痰闭、夹食腹痛、呕吐泄泻及发热不退等。

十二、按弦走搓摩

又称“按弦搓摩”,为小儿推拿复式操作法之一。

【操作】要求患儿坐位,将患儿两手平举或双手交叉搭在对侧肩上,施术者坐于患儿身后,用两手掌面着力,轻贴在患儿两腋下胁肋部,呈对称性地自上而下的搓摩,至腹部天枢穴处。50~100 次。

【动作要领】用力宜轻,不可过重;速度宜快,且搓摩路线不可偏歪;操作者施术过程中不可屏气。

【临床应用】具有理气化痰、开胸、散结的作用。主治积痰、积滞引起的胸闷不畅、咳嗽气急、腹胀、饮食积滞、肝脾肿大等症。

第三节　推拿手法临床应用

一、工作条件

推拿诊室工作条件需要满足医生观片、诊断、实习生观摩学习、助手帮助、推拿治疗、牵引理疗、医生会诊、更衣、洗手消毒和消防安全等基本要求。对应的设施有治疗床、治疗仪器设备、挂衣架、洗手消毒台、药品器材存储柜等。

一个推拿医生所需的诊室面积一般平均在 15~20m²,满足对温度、湿度和通风的要求。面积可根据实际情况进行调整,一般至少需要 2 张治疗床以及治疗用的方凳若干。治疗床两侧需要有 80~100cm 的操作空间。相邻的两张治疗床之间需要使用隔帘以保证患者的隐私。诊室根据需要能够放置诊桌、医生更衣柜、器材柜和小推车等,诊桌需要满足放置电脑、打印机和观片要求,诊桌尽可能考虑实习生观摩学习和助手位的设置需求。诊室根据需要和实际情况考虑放置牵引和理疗设备的位置。诊室中需要设置洗手池,根据医院感染消毒控制要求满足诊室消毒防疫和手卫生消毒要求。根据消防安全要求放置灭火器等消防设施。

二、体位要求

推拿体位是指推拿医生和患者在治疗操作过程中双方各自选择恰当的位置和体态。推拿医生通过选择合适的体位有利于其持久地进行手法操作,充分发挥手法效应。患者通过选择合适的体位使其身体充分放松以便于接受治疗。

（一）医生体位

推拿医生选择合适的操作体位是其基本功之一,需要根据患者病情、患者体位和手法操作要求选择合适的位置、姿势和步态,以利于手法操作和发力,不易疲劳。一般于患者头面部和胸腹部操作时,医生取坐位;于患者颈项部、肩及上肢部、腰和下肢部操作时,医生取站立位。操作时要根据手法操作的变化,随时调整和变换体位,体位变换要自如、灵活,保持操作过程中手法动作协调。医生在对患者取卧位进行治疗时需要选择合适的治疗床,应选择可升降调节的多体位治疗床,医生根据自己的身高调节治疗床的高度便于手法操作和预防自身的腰背部软组织劳损。

（二）患者体位

治疗中需要为患者选择合适的体位,以患者舒适、放松、受术部位充分暴露和医生方便操作为原则。患者所采用的体位通常为卧位（仰卧位、俯卧位与侧卧位）、坐位（端坐位、俯坐位）。

仰卧位:患者头下垫薄枕,仰面而卧,双下肢伸直,膝下可垫薄枕,在头面部、胸腹部及四肢前侧等部位操作时可采取此体位。

俯卧位:患者腹部向下,面部转向一侧或置于床头洞中,踝下垫薄枕,双上肢自然置于身侧或屈肘向上置于头部两侧。在颈部、背腰部、臀及下肢后侧进行手法操作时常采用此体位。

侧卧位:患者侧身而卧,通常在臀部及下肢外侧进行手法操作时常采用此体位,做腰部斜扳法操作时也使用此体位。

端坐位:患者正坐于方凳,身体放松,通常在头面、颈项、肩及上肢部和上背部进行手法操作时采用此体位。

俯坐位:患者正坐后,前倾上半身,两臂置于治疗床或椅背上,也可以坐于特殊的俯坐位推拿椅上使颈部、肩背部肌肉放松,通常在颈项、肩部及上背部进行手法操作时可采用此体位。

三、医患准备

为方便治疗,在进行推拿治疗前推拿医生和患者需要注意一些事项。

（一）推拿医生治疗前准备

1. 充分解释沟通　医生态度要和蔼可亲,文雅严肃,对初次进行推拿治疗或紧张的患者要充分沟通解释,治疗前要事先向患者解释治疗中的注意事项和可能出现的反应,对患者前次治疗后出现的情况进行说明解释,消除患者的紧张情绪和疑虑。争取患者的配合,使患者对医生产生信任感。

2. 详细了解病情　通过四诊合参,明确诊断。还要事先要了解患者的身体状况,了解患者是否有心脑血管等疾病,以免治疗中出现新的病情。

3. 注意卫生消毒　医生要注意个人和环境卫生,勤修指甲,不佩戴戒指等饰物以免损伤患者皮肤,治疗前后需要洗手或者涂抹手消毒液进行手的清洁消毒。天气寒冷时,要注意温暖双手。

4. 选择合适体位　医生需要根据患者病情为其选择合适体位,医生也要根据患者体位选择合适的操作体位。

5. 制定推拿处方 根据病情事先制定好推拿处方,选择适宜手法,以便治疗中能有序地进行操作。

（二）患者治疗前准备

1. 详细说明病情 向医生详细描述病情,疾病的发生发展过程和治疗经过,既往病史、生活嗜好和过敏病史等内容。以便医生能准确地进行诊断。复诊患者要在治疗前及时反馈前次治疗后的身体状况和感觉,以便医生能及时调整治疗方案。

2. 了解注意事项 治疗前不能剧烈运动、饱食、生气和酗酒。治疗前要换宽松衣服,根据病情和医生要求脱外衣、外裤或暴露治疗部位。

3. 选择合适体位 治疗前根据病情选择合适体位,以舒适和放松为宜。如果患者有心脑血管疾病或呼吸系统疾病,或为老年人或不能耐受疼痛,宜选择卧位。

四、推拿辅助治疗

介质和热敷是推拿临床上常用的两种辅助治疗手段,与推拿手法结合使用,可明显提高临床疗效。

（一）介质

介质在推拿临床中的运用在我国已有悠久的历史,古代即开始应用各种药物制成的膏剂作为推拿时的介质。推拿时,为了减少对皮肤的摩擦损害,或者为了借助某些药物的辅助作用,可在推拿部位的皮肤上涂些液体、膏剂或撒些粉末,这种液体、膏剂或粉末通称为推拿介质,又称推拿递质。以药物为介质在人体体表的一定部位或穴位施以手法,药物助手法以提高治疗疾病效果的一种推拿方法称为膏摩,也称为"药摩法",或称为"药物推拿"。临床运用中,除摩法以外,还可运用其他手法,如擦法、揉法等,也可结合外用药物施用。由于推拿介质对皮肤的刺激性较小,而且毒副作用较少,其在小儿推拿中应用尤为广泛。目前,推拿临床中运用的介质种类颇多,如冬青膏、葱姜水、薄荷水等。

1. 介质的种类和作用 介质可以是仅仅作为润滑作用的添加剂,也可以兼有药物作用。一般把润滑剂和药物的作用相结合制成不同的剂型,如散剂、丸剂、酒剂、锭剂、膏剂、汤剂等。每种剂型各有不同的特点,如散剂制作简单,携带方便;丸剂药力持久,吸收缓慢,存贮方便;汤剂处方灵活,可以适应各种病情需要等。在临床使用时要综合考虑,酌情使用。现将常用的推拿介质单方和复方,介绍如下:

（1）常用单方

葱姜汁:将适量的葱白和生姜捣碎取汁使用,也可将葱白和生姜切片,浸泡于75%乙醇溶液中使用,能加强温热散寒作用,常用于冬春季节感冒及小儿虚寒证。

白酒:即饮用白酒。有活血祛风、散寒止痛、通经活络的作用,对发热患者尚有降温作用,一般用于急性扭挫伤,并常用于治疗风寒湿痹和慢性劳损。乙醇过敏者禁用。

薄荷水:用5%薄荷脑5g,浸入75%乙醇溶液100ml内配制而成。具有温经散寒、清凉解表、清利头目和润滑的作用,常用于治疗小儿虚寒性腹泻以及软组织损伤,用于擦法、按揉法可以加强透热效果。

木香水:取少许木香,用开水浸泡,待凉后去渣使用。有行气、活血、止痛的作用。常用于急性扭挫伤及肝气郁结导致的两胁疼痛等症。常用于擦法、揉法等。

凉水:即洁净的自来水或凉开水。有清凉肌肤和退热的作用,常用于外感热证。

麻油:即食用麻油。在使用擦法时局部涂抹少许麻油,可以加强手法的透热作用,以提高疗效,常用于刮痧疗法中。

蛋清:有清凉去热、祛积消食的作用。常用于小儿外感发热、消化不良等症。

滑石粉:味甘、淡,性寒。有清热利窍、渗湿润燥的作用。常用于小儿推拿的摩擦类手法。夏季用于出汗部位,可以保护医生、患者的皮肤,有利于手法操作。

爽身粉:有润滑皮肤、吸汗、吸水的作用,质量较好的爽身粉可代替滑石粉应用,可用于多种病症。

(2)常用复方

冬青膏:由冬青油、薄荷脑、凡士林和少许麝香配制而成,具有温经散寒和润滑的作用,常用于治疗小儿虚寒性腹泻及软组织损伤。

红花油:为骨伤科常用,主要成分有冬青油、薄荷脑、桃仁、红花等,有消肿止痛的作用,常用于治疗急性或慢性软组织损伤。

传导油:由玉树油、甘油、松节油、乙醇溶液、蒸馏水等量配制而成。用时摇匀,有消肿止痛、祛风散寒的作用,适用于软组织慢性损伤和痹证。

按摩乳:常用外用药物,由多种药物组成,主要作用为舒筋通络、活血化瘀、消肿止痛。

大补益摩膏:选自《圣济总录》。药物组成为木香、丁香、零陵香、附子(炮裂)、沉香、吴茱萸、干姜(炮)、硫黄(研末)、桂枝(去粗皮)、白矾(煅研)各一两,麝香、轻粉(研)各一分。主治五劳七伤、腰膝疼痛、肾脏久冷、疝气下坠、耳聋目暗、痔疮肠风、女子子宫久冷、产后诸疾、赤白带下等。

摩腰膏:选自《普济方》。药物组成为陈皮一两(去白),阳起石五钱,干姜、沉香、肉桂(去粗皮)、硫黄、吴茱萸、雄黄、蛇床子各五钱,白矾一两,杏仁一两(去皮尖),轻粉一钱,麝香一钱半,附子一个(炮,去皮、脐),公丁香一两,朱砂一钱二分。主治腰痛痼冷、腿膝痛冷诸证。使用时炙手摩于腰部。

黄连膏:由黄连、当归、生地、黄柏、姜黄、生石膏、薄荷组成。将上述药物用水煎,滤去药渣,加少量冰片和蜂蜜,炼膏后备用。具有清热解毒、散风消疮的作用,用于治疗热毒风疮等。

外用药酒:由当归尾 30g、乳香 20g、没药 20g、血竭 10g、马钱子 20g、广木香 10g、生地 10g、桂枝 30g、川草乌 20g、冰片 1g,浸泡于 1.5kg 高浓度白酒中,2 周后使用。有行气活血、化瘀通络的功效,适用于各种慢性软组织损伤,骨和软骨退行性病症。

2. 介质的选择

(1)辨证选择:本法属于中医外治范畴,与其他内治法一样,应根据中医学理论进行辨证分型,所谓"内治之法即为外治之法,外治之法即为内治之法"。所以,在选择介质时,要依据证型的不同选择不同的介质。总体上以寒热和虚实为总纲。寒证,要使用有温热散寒作用的介质,如葱姜水,冬青膏等;热证用具有清凉退热作用的介质,如凉水、医用乙醇等;虚证,用具有滋补作用的介质,如药酒、冬青膏等。实证,用具有清泻作用的介质,如蛋清、红花油、传导油等。其他证型可以根据病情的需要酌情制定相应介质,或使用一些中性介质,如滑石粉、爽身粉等,取其润滑皮肤的作用。

(2)辨病选择:根据病情的不同、病位的不同,选择不同的介质。软组织损伤,如关节扭伤、腱鞘炎等可选用活血化瘀、消肿止痛、透热性强的介质,如红花油、传导油、冬青膏等;小儿肌性斜颈可选用润滑性能较强的滑石粉、爽身粉等;小儿发热可选用清热性能较强的凉水、乙醇溶液、薄荷水等。

(3)根据年龄选择:对于成年人,一般水剂、油剂、粉剂均可以使用;老年人常用的介质有油剂和酒剂;小儿皮肤娇嫩,所以常用的介质不能刺激性太大,主要选择滑石粉、爽身粉、凉水、乙醇溶液、薄荷水、葱姜汁、蛋清等。

总之,在选择介质时,要本着因人制宜、具体问题具体分析的方针,综合各方面的情况来选择安全、有效的推拿介质。

3. 介质推拿操作方法 使用介质推拿,无论是单方或复方,何种剂型,其根本原则有三:一要方便手法的施行,二是不能损伤皮肤,三要确保疗效。具体来说,可以有以下几个方面:

(1)患者要选取适宜的体位,一要利于手法的操作,二要令患者感觉舒适,施术部位要充分暴露。如果有皮肤破损,或有严重的皮肤病不能使用。

(2)蘸取或选取适量推拿介质均匀地涂抹于施术部位,不能过多或过少。过多则太湿,使手法浮而无力;过少则太燥,使手法滞涩且容易损伤皮肤。

(3)临床介质推拿常用手法为摩法、擦法、推法、揉法、抹法。无论使用何种手法,均要以轻快柔和、平稳着实为原则,也可以借助器具,不可使用蛮力。如《圣济总录》载:"以生铁熨斗子,摩顶一二千下","以小铁匙挑一钱许,涂顶上,细细用铁匙摩之"。现代的刮痧疗法即是其发展,经常使用牛角为推拿器具,大凡借助器具者,以刮为主,用力要适宜,刮至皮下微有出血点为度,有出血倾向者禁用;一般隔日1次。用手法者,可每日1次,每次20~30分钟。

(4)推拿术后要注意局部保暖,防止腠理开,邪气乘虚而入而加重病情。

(二)热敷

热敷疗法起源很早,历史悠久。马王堆出土的《五十二病方》就有"温熨""药摩""外洗"等外治方法的记载,可见运用热敷法治疗疾病,在我国已有两千多年的历史了。古代热敷的方法有很多,包括药熨、汤熨、酒熨、葱熨、土熨等。热熨的主要作用是达到"透热"的目的,即通过热量传导与药物所产生的共同治病因素由经入脏,输布全身以达到调节经脉、平衡阴阳的目的,加强温经通络、活血散瘀、散寒止痛的作用,适用于腰、脊等熏洗不便之处。这一疗法为历代医家普遍使用。

热敷疗法是以中医基础理论为指导,用不同的中药按照不同的用药方法熏洗熨擦患者的病变部位或特定部位,以达到治疗目的的一种外治方法。它具有作用迅速、方法简便、易学易用、容易推广、使用安全、毒副作用少等优点。此疗法不仅适用于外科、骨伤科、皮肤科、五官科疾病,而且对内科、妇科、儿科病症也有显著疗效,是推拿按摩中一个很好的辅助疗法。它是以中医脏腑经络学说的理论为依据。脏腑是人体生理功能的核心又是生命活动的主宰,经络是气血运行的通道,又是沟通表里,联系上下的纽带。无论外邪和内邪,都要通过作用于人体体表、脏腑和经络而致病。热敷疗法是以药物加热后,外敷或浸渍作用于皮肤,促使药性由经入脏,输布全身以达到调节经脉、平衡阴阳的功效,并具有温通经络、活血化瘀、止痛的作用。本疗法的治疗原理可概括为以下几个方面:

热敷疗法首先通过药物作用于局部,引起神经反射作用来激发机体的自身调节作用,促使某些抗体的形成,借以提高机体的免疫功能;其次是药物通过熏洗熨擦的给药方法,能直达病灶,起到清热消肿、活血止痛、疏通经络、祛风止痒、拔毒祛腐等作用;再次是经络调整作用,在体表给药,通过经络血脉和信息传递,通过不同的药物之气味,由经脉入脏腑,输布全身,直达病所,以达到补虚泻实、调整阴阳、治疗疾病的目的;最后是皮肤的吸收作用,以药物通过皮肤吸收的方式进入人体,再通过经络、脏腑的调整、输布作用,直接作用于病灶处的皮肤而起到对全身或局部的治疗作用。

热敷可分为干热敷和湿热敷两种,两者各有其优点和缺点。干热敷的穿透力不如湿热敷。一般湿热敷的温度为50~60℃,穿透性强,因而消炎作用也强;干热敷的温度为60~70℃,比较方便,易操作。热敷如果超过上述温度,易烫伤皮肤,因此必须加以注意。热敷法既可以在医院的门诊或病房进行,也可以由患者或患者的家属按照医嘱在家中自行操作。

1. 湿热敷　推拿临床中以湿热敷最为常用。湿热敷一般在手法结束以后进行。湿热敷不仅能提高推拿的治疗效果,还可以减少因手法刺激过度而在机体局部引起的不良反应。

(1)湿热敷方

传统推拿热敷方:由红花 10g、桂枝 15g、乳香 10g、没药 10g、苏木 50g、香樟木 50g、宣木瓜 10g、老紫草 15g、伸筋草 15g、钻地风 10g、路路通 15g、千年健 15g 组成。主治扭伤,挫伤,风湿疼痛,局部怕冷,关节酸痛等。

简化推拿热敷方:由香樟木 50g、豨莶草 30g、桑枝 50g、虎杖根 50g 组成。主治因扭挫伤而引起的疼痛肿胀,肢体酸楚等。

海桐皮汤:由海桐皮 6g、透骨草 6g、乳香 6g、没药 6g、当归 5g、川椒 10g、川芎 3g、红花 3g、威灵仙 2g、白芷 2g、甘草 2g、防风 2g 组成。主治因跌打损伤而引起的疼痛不止。

散瘀和伤汤:由番木鳖 15g、红花 15g、生半夏 15g、骨碎补 10g、葱须 30g 用水煮沸后,再加入醋 60g 组成,煎使之沸。主治碰撞损伤、瘀血积聚。

五加皮汤:由当归 10g、没药 10g、五加皮 10g、皮硝 10g、青皮 10g、川椒 10g、香附子 10g、丁香 3g、麝香 0.3g、老葱 3g、地骨皮 3g、丹皮 6g 组成。治疗伤后瘀血疼痛。

八仙逍遥汤:由防风 3g、荆芥 3g、川芎 3g、当归 6g、黄柏 6g、苍术 10g、丹皮 10g、川椒 10g、苦参 15g 组成。主治因跌仆损伤而引起的体表肿硬疼痛,风湿疼痛,肢体酸痛等。

(2)湿热敷操作方法:将中草药置于布袋内,扎紧口袋,放入锅内,加适量清水,煮沸数分钟。趁热将毛巾浸透后拧干,根据治疗部位需要折成方形或长条形敷于患部。待毛巾不太热时,即用另一块毛巾换上(也可放在上一块毛巾夹层中)。一般换 2~3 次即可。为加强治疗效果,可先在患部用擦法,随即将热毛巾敷上,并施以轻拍法,这样更易于皮肤透热。

(3)湿热敷注意事项

1)热敷时必须暴露患部,避免弄脏衣被;室内要保持温暖无风,以免患者感受风寒,治疗后应避免患者受风寒侵袭。

2)要严格控制药温,一般又要因部位、病情、年龄等因素而异,以不烫手或患者能耐受为宜,药温不宜太高,太高则会烫伤皮肤,过低则又会影响疗效。对于皮肤感觉迟钝的患者,尤要注意防止烫伤。

3)毛巾必须折叠平整,这样不易烫伤皮肤,并可使热量均匀透入。

4)临证选方用药,视具体情况而定,如头面、腰骶部及某些敏感部位,不宜选用刺激性太强的药物,否则会引起发疱,损伤皮肤。小儿皮肤薄,尤宜少用或不用。对某些加入人造麝香的药物,孕妇应忌用,以免引起流产等不良后果。

5)若发现有皮肤过敏者,宜随时更换方药或停止治疗;有皮肤破损者,随病位、病情选用适宜的用药方法。

6)热敷时可隔着毛巾使用拍法,但切勿按揉;被热敷部位不可再用其他手法,否则容易破皮。一般情况下,热敷均应在手法后使用。

2. 干热敷

(1)干热敷方

理气止痛方:食盐 500g,置于锅内,在炉火上炒热。然后取布袋 1 个,将炒热的盐放入布袋内。令患者仰卧,将包着热盐的布袋置于患者胸部,然后将此袋缓缓地自胸部向腹部移动,如此数次。主治胸腹饱闷疼痛、气滞胀痛。

去积滞方:枳壳、莱菔子、大皂角、食盐,共研为末,用白酒炒,使其温热。即用布包好,趁热敷于胃脘处,主治食积痰滞结于胃脘。

暖痰方:生附子 1 枚、生姜 30g,一起捣烂炒热。再用布袋 1 个,将捣烂炒热的附子和生姜置于袋中。先用此袋敷于患儿背部,然后敷于其胸部,至袋不太热时,将袋中的附子和生姜取出,把它做成圆饼状,贴于患儿的胸口。主治小儿胸有寒痰,一时昏迷,醒则吐痰如绿豆粉,浓厚而带青色者。

(2)干热敷操作方法:将所有药物研成碎末,放入锅内炒热(或加白酒、醋等作料拌匀)或隔水蒸热后,装入一布袋中(如系蒸热,宜先装袋后再蒸),取药袋趁势熨摩特定部位或患处,多用来治疗痛证、寒证。使用时要注意药温适度,防止烫伤皮肤。

3. 热敷常用药物

活血化瘀类:当归、乳香、没药、川芎、鸡血藤、桃仁、红花、牛膝、降香、赤芍、苏木、血竭等。

祛风除湿类:独活、威灵仙、防己、秦艽、豨莶草、木瓜、徐长卿、海桐皮、透骨草、海风藤、千年健、松节、伸筋草、忍冬藤等。

散寒止痛类:桂枝、麻黄、生姜、防风、羌活、附子、干姜、肉桂、吴茱萸、花椒、丁香等。

行气通经类:木香、香附、沉香、檀香、橘皮、桑枝、路路通、麝香、冰片、地龙、丝瓜络等。

强筋壮骨类:补骨脂、自然铜、续断、天麻、鳖甲、杜仲等。

组成热敷方时,可在以上各类药物中每类选取 2~4 味。一首方剂大约由 12~14 味药物组成,每味药用量可为 10~30g。具体用法为:将各味药物先用凉水浸泡 30~40 分钟,煎沸后,再煎煮 20~30 分钟,倒出药液约 500ml,以瓶贮存备用,药渣用一 20cm×30cm 的布袋喷洒高浓度白酒少许,再以干毛巾包裹敷患处,药袋凉后,可隔物在锅内蒸热,如上述方法喷洒白酒,再以干毛巾包裹重复使用 2~3 次。用后置药袋于阴凉处或以塑料袋封好放置冰箱内,再用时先以原贮存药汁少许洒在布袋上,使其湿润,后蒸热洒酒再运用。如此,每袋药可用 5~7 日。另外,贮存之药汁,亦可每次以 30~50ml 入 1 000ml 热水中浸洗患处,多适合于手足部。

学习小结

1. 学习内容

(1)成人常用推拿手法技能操作特点

手法名称	运动形式	接触及主动的部位(或工具)	手法动作要点	动作幅度	手法刺激
擦法	摆动类	第5掌骨小鱼际侧背面及手掌背尺侧部分	前臂屈伸带动腕关节,做有协调的腕关节屈伸与前臂旋转的复合运动的动作;有节律,不摩擦	较大	柔和偏强有力
一指禅推法	摆动类	拇指指端或螺纹面	前臂带动腕关节,做拇指屈伸运动的动作;沉肩、垂肘、悬腕、掌虚、指实、紧推慢移	较大	柔和偏强
揉法	摆动类	手掌、掌根、掌心、鱼际、拇指、中指、肘	做有节律的环旋、上下、左右运动的动作;腕关节放松,局部无摩擦但带动皮下组织	较大	柔和
摩法	摩擦类	手掌、手指指腹	在体表做有节律的环旋摩擦的动作;不带动皮下组织	较大	柔和
推法	摩擦类	手掌,掌根,虎口,拳,拇、食、中三指,肘	做单向直线推动的动作;紧贴皮肤,压力均匀,动作平稳	较大	柔和偏强

续表

手法名称	运动形式	接触及主动的部位（或工具）	手法动作要点	动作幅度	手法刺激
擦法	摩擦类	鱼际、小鱼际、手掌、拇、食、中三指	做双向直线来回摩擦运动的动作；"直、长、匀"，即直线、足够长距离、压力均匀	大	柔和
搓法	摩擦类	手掌	做快速来回搓动的动作；局部无摩擦但带动皮下组织	大	偏强
抹法	摩擦类	拇指螺纹面	做直线或弧线、单向或往返推抹的动作；轻而不漂浮、实而不黏滞	较小	轻柔偏弱
按法	按压类	手指、手掌、肘	垂直按压体表的动作；按压的力量要由轻渐重平稳增加，或由重渐轻平稳减少，不能用冲击力	小	强
点法	按压类	手指端、屈曲的指间关节骨突、肘尖	垂直按压体表的动作；按压的力量要由轻渐重平稳增加，或由重渐轻平稳减少，有时可用冲击力	小	指点时强，肘点时很强
捏法	挤压类	拇指与其他手指	拇指与其他手指相对用力的动作；有节律性连续地用力，不做上提动作	较小	强
拿法	挤压类	拇指与其他手指	拇指与其他手指相对用力并垂直提起和缓慢放松的动作；腕关节放松，动作轻巧灵活而有节律性，不能用指端抠掐	大	柔和
捻法	挤压类	拇指螺纹面与食指桡侧，或屈曲的食指尺侧和中指桡侧	拇指与食指或食、中指相对用力做捻线状搓动的动作；捻动快而移动慢，动作轻巧灵活，带动皮下组织而无明显摩擦	小	柔和
拍法	叩击类	手掌、手指	腕关节放松，掌心微凹成虚掌而平稳地拍打动作，手指指腹轻轻地有节律地拍打动作；不用掌根和指端操作	大	柔和
击法	叩击类	拳眼、拳心、拳背、手掌尺侧、掌根、掌心、五指指端、桑枝棒	以手的形态或某一部位，或桑枝棒叩击体表的动作，用力平稳有节律；后脑、肾区不施术，不施冷拳、冷棒	大	强
拨法	弹拨类	手指	手指按压并横向有节奏地拨动皮下组织的动作；做到"以痛为腧而无痛用力"	小	柔和偏强
抖法	振动类	单手、双手	握住四肢远端上下或左右抖动的动作；幅度小而频率由低渐高，抖动波渐向远端传递	小	偏强

119

续表

手法名称	运动形式	接触及主动的部位（或工具）	手法动作要点	动作幅度	手法刺激
振法	振动类	手掌、手指	意念集中于手掌或手指而手臂发出强烈震颤的动作；频率高，不间断，不用力按压	小	偏强
摇法	运动关节类	一人双手，或有助手	沿关节运动轴做被动环转运动的动作；必须在生理、病理范围内，幅度由小渐大，用力平稳	大	偏强
扳法	运动关节类	一人双手，或有助手	在关节旋转、屈伸、展收被动运动至弹性限制位置时，瞬间突发"寸劲"力以使关节扳动的动作；必须在生理范围内，短促用力，不用暴力和蛮力，不求关节弹响声	很小	柔和偏弱
拔伸法	运动关节类	一人双手，或有助手	两手分别握住关节或肢体两端而沿其纵轴方向牵拉的动作；不间断平稳适量用力，不用暴力和蛮力	很小	柔和偏弱

（2）小儿推拿手法操作技能特点

手法名称	动作要点	手法次数	穴位形状	临床操作应用
直推法	在穴位上做直线推动，用力均匀	200~300 次/min	线状	推三关、推大肠、推脾经、推肺经等；特定穴上推动方向与补泻有关
分推法	自穴位中间向两旁做分向推动，用力均匀	200~300 次/min	线状面状	分腹阴阳、分推大横纹、分推坎宫、分推肩胛骨等；调阴阳、和脾胃
旋推法	在穴位上做顺时针方向旋转推动，用力均匀	150~200 次/min	面状	旋推肺经、旋推肾经等，主要用于手指螺纹面
合推法	自穴位两旁向其中间做合拢推动，用力均匀	200~300 次/min	线状面状	合推大横纹，行痰散结
揉法	在穴位上做顺时针或逆时针旋转揉动，不摩擦皮肤	200~300 次/min	点线面状	点状穴常用指揉法；面状穴常用鱼际揉法或掌揉法；二指揉二扇门等
按法	在穴位上用力按压，用力缓和渐进，可与揉法合用	100~150 次/min	点状面状	在点状或面状穴上操作，通经活络、祛寒止痛
摩法	在穴位上做顺时针或逆时针环形移动摩擦	120~160 次/min	面状	在面状穴上操作，摩中脘、摩腹；"急摩为泻，缓摩为补"
掐法	在穴位上用指甲重刺，逐渐用力，达深透止	3~5 次	点状	头面和手部点状穴用掐法，如掐人中、掐十王等；定惊醒神、通关开窍

续表

手法名称	动作要点	手法次数	穴位形状	临床操作应用
捏脊法	拇指与食、中两指同时提拿皮肤,自脊背的腰骶移动至胸背,用力适当,直线移动不拧转皮肤	3~5遍	线状	脊背线状部位,捏脊疗法治疗小儿积滞、疳积、厌食、腹泻、呕吐等常见病症
运法	在穴位上由此往彼做弧线或环形摩擦推动,不带动皮下组织,宜轻缓	80~120次/min	点线面状	仅用于小儿推拿,为最轻手法,常用于小儿头面和手部点、线、面状穴位
捣法	用指端在穴位上有节奏地叩击,选位准确,用力有弹性	5~20次	点状	捣小天心,安神宁志

（3）推拿手法临床应用

工作条件	推拿诊室工作条件基本要求	满足医生观片、诊断、实习生观摩学习、助手帮助、推拿治疗、牵引理疗、医生会诊、更衣、洗手消毒和消防安全、患者隐私
	诊室面积	平均在15~20m²、治疗床两侧需要有80~100cm的操作空间
体位要求	医生体位	坐位、站立位操作
	患者体位	卧位(仰卧位、俯卧位与侧卧位)、坐位(端坐位、俯坐位)
医患准备	推拿医生治疗前准备	充分解释沟通、详细了解病情、注意卫生消毒、选择合适体位、制定推拿处方
	患者治疗前准备	详细说明病情、了解注意事项、选择合适体位

（4）推拿辅助治疗

名称	分类	操作要求
介质	单方、复方	介质的选择:辨证选择、辨病选择、根据年龄选择 操作原则:方便手法的施行、不能损伤皮肤、确保疗效
热敷	湿热敷	湿热敷方、操作方法、注意事项
	干热敷	干热敷方、操作方法

2. 学习方法　成人手法先在米袋上操作,后在人体上操作,小儿手法在临床上操作。

————● （李应志　姚长风　吴云川）

复习思考题

1. 试述㨰法的动作要领及临床应用。
2. 试述一指禅推法的动作要领及临床应用。
3. 试述揉法的动作要领及注意事项。
4. 试述弹拨法的动作要领及临床应用。
5. 试述擦法的动作要领及临床应用。

6. 试述推法的动作要领及临床应用。

7. 试述拿法的动作要领及注意事项。

8. 试述颈椎扳法的动作要领及临床应用。

9. 试述小儿直推法的手法操作要领。

10. 试述小儿分推法的手法操作要领。

11. 试述旋推法、揉法、摩法相同相异之处。

12. 试述捏脊法的手法操作及动作要领。

13. 推拿治疗中患者常选用的体位有哪些？

14. 推拿医生在治疗前有哪些准备？

15. 介质的种类和作用是什么？

16. 简述湿热敷的注意事项。

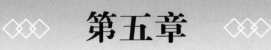

第五章

推 拿 功 法

> **学习目标**
>
> 1. 掌握推拿功法 4 种基本姿势和 11 种实用练功方法。
> 2. 熟悉推拿功法常用呼吸锻炼方法和锻炼原则。
> 3. 了解常用保健功法介绍。

推拿功法是中国传统功法的一种。练习推拿功法的主要目的是提高推拿专业人员的体力,增加肌肉力量,提高身体的协调性、灵活性,学会动作与呼吸的协调配合,更好地为推拿临床服务。

早期的推拿功法主要有一指禅推拿流派练习的易筋经和内功推拿流派练习的少林内功。经过多年发展,推拿功法学已经成为推拿学科中的一门必修课程,功法种类增加到十余类,推拿功法也成为推拿治疗疾病的手段之一,用于临床上指导患者进行功法锻炼。

本章主要介绍 4 种基本姿势、呼吸锻炼方法、11 种从易筋经和少林内功中选取的实用练功方法以及常用保健功法。

第一节　基　本　姿　势

一、并步

并步是推拿功法所有动作锻炼前的预备姿势。

【动作要领】定心凝神,神情安详;头如顶物,两目平视,下颌微收,口微开,舌抵上腭。含胸,收复,拔背,直腰,收腹,吸臀,松髋,松膝。沉肩,两臂自然下垂于体侧,五指并拢微屈,中指贴近裤缝。两脚并拢,脚掌着地,两腿伸直,自然站立(图 5-1)。

【动作要求】

1. 身体正直,形松自然。
2. 定心息气,神情安详。

二、虚步

虚步是推拿功法中的主要步型姿势之一。

【动作要领】两脚前后开立,重心落于后脚。前脚膝关

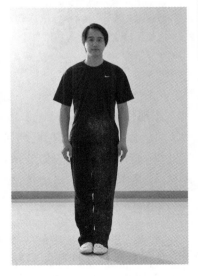

图 5-1　并步

节微屈,向前伸出,以脚尖虚点地面;后脚屈髋屈膝,脚尖略外撇,全脚掌着地;两手叉腰,护于腰部。

练习者可根据自身的体质状况,调整身体重心的高度。当后腿膝关节屈曲接近 90° 时,前腿脚背绷紧,仅以脚尖虚点地面时为低虚步;当后腿髋、膝关节微屈,前腿以脚掌前部着地时为高虚步。左脚在前,脚尖虚点地面者称为左虚步;右脚在前,脚尖虚点地面者称为右虚步(图 5-2)。

【动作要求】

1. 上身正直,挺胸直腰。
2. 前松后实,虚实分明。

三、马步

马步是推拿功法中的主要步型姿势之一。

【动作要领】两脚分开,比肩略宽(相距约为本人 3 个脚掌的长度),脚掌着地,脚尖内扣呈"内八字"或平行向前,十趾抓地。屈膝屈髋 45° 以下蹲,两膝稍内扣不超过脚尖。身体重心落于两足跟之间,头如顶物,身体正直,呼吸自然。两手握拳,护于腰间。

在练习中,练习者可根据自身的体质状况,调整两脚宽度和身体重心的高度。两脚左右开立(约与本人两肩等宽),屈髋屈膝下蹲,称为小马步;两脚左右开立(约为本人 5 个脚掌的长度),屈髋接近 90°,大腿水平状,称为大马步(图 5-3)。

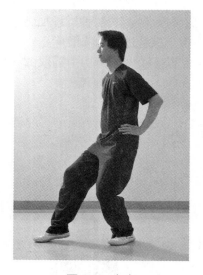

图 5-2　虚步

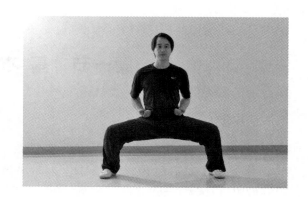

图 5-3　马步

【动作要求】

1. 上身正直,沉肩,挺胸,收腹,塌臀。
2. 脚跟外蹬,脚尖勿外撇。
3. 虚灵顶劲,两目平视,重心平稳。

四、弓步

弓步是推拿功法中的主要步型姿势之一。

【动作要领】两腿前后开立(相距约为本人 5 个脚掌的长度),脚掌着地。前腿屈膝接近 90°,大腿接近水平,脚尖向前稍内扣,全掌着地;后腿用力伸直,脚尖外展 45°~60°,斜朝前方,前脚尖和后脚跟在一直线上。上身正直,目视前方,两手握拳,护于腰间。弓右腿为右弓步,弓左腿为左弓步(图5-4)。

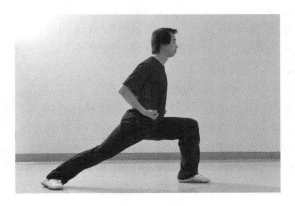

图5-4　弓步

【动作要求】

1. 上身正直,挺胸收腹,重心下沉。
2. 前弓后箭,蓄势待发,呼吸自然。

第二节　呼吸锻炼方法

一、推拿功法中常用的呼吸锻炼法

呼吸锻炼,古代称为吐纳、养气、练气、调息,是练功中的重要环节之一。在平时,我们一般不会刻意地去注意呼吸,相反,当我们有意识地去调整自己的呼吸,不断地去体会和掌握与自己身体情况相适应的呼吸方法,从而达到调整机体的功能状态,这就是呼吸锻炼。

正确的呼吸锻炼,对人的身体健康有很大的帮助,历代练功家、养生家都十分重视它。推拿功法中最常用的呼吸锻炼法包括自然呼吸法、深长呼吸法、顺腹式呼吸法、踵息呼吸法、读字诀呼吸法、提肛呼吸法等。

1. 自然呼吸法　自然呼吸法是呼吸锻炼的基础方法,也是呼吸锻炼的最低要求,或者说是呼吸锻炼的一个起点。练功时,练习者既要像平时那样,在思想上不要特别注意自己的呼气和吸气,又要与平时的呼吸不完全一样。要求在身体放松、排除杂念、心神宁静的状态下,用自己的意念逐步把呼吸锻炼到柔和、细缓、均匀、深长的地步,并且达到呼吸绵绵"意气相随"的境界。要求身心放松,切勿过度地注意自己的呼吸。

2. 深长呼吸法　深长呼吸法是在自然呼吸法的基础上,逐步把呼吸锻炼到匀细深长程步的方法。练功时,吸气要求口齿轻闭,舌抵上腭,以意引"气息"徐徐至丹田;自然稍作停顿之后;再将气缓缓呼出,呼气时,舌尖自然,口齿微开一小缝,将"气"自丹田经口缓缓呼出,呼气后也自然稍作停顿。如此一呼一吸反复进行,逐步把呼吸锻炼到匀细深长的地步。注意呼吸之间要自然停顿,不可憋气。

3. 顺腹式呼吸法　就是一般的腹式呼吸,又称正腹式呼吸法。顺腹式呼吸法就是吸气时腹部逐渐隆起,呼气时腹部逐渐内收凹陷的呼吸锻炼方法。要求练功时,吸气,口齿轻闭,舌抵上腭,将气息缓缓地引至丹田,小腹随着吸气缓慢鼓起;自然稍作停顿(停顿时意守丹田);随后将舌体放松,口齿微开,把气缓缓呼出,呼气后也可自然稍作停顿(也是意守丹田),同时随呼气再将鼓起的小腹慢慢地缩回。如此一呼一吸,小腹一起一伏反复练习。

腹式呼吸法是随着吸气与呼气的运动,有意识地形成腹部一鼓一缩的呼吸方法。因此对胃肠消化功能具有显著的改善作用。同时,这种呼吸法通过横膈肌上下活动幅度的增大和腹壁肌前后活动幅度的增大,可对内脏器官起到按摩作用,并通过神经系统的调节作用,从而对大脑皮质功能产生有益影响。

4. 踵息呼吸法　"踵"是足跟的意思。踵息在这里指"深息",深达足跟甚至涌泉穴处。即呼吸时,通过意念,把气息引至脚心的涌泉穴处进行深长呼吸的一种锻炼方法。要求吸气时,以意念将气息经丹田、会阴、大腿内侧至足跟,最后达涌泉穴处,静守片刻,随后进行呼气,呼气时再以意念将气息自然呼出,呼吸也自然作相应停顿;随后进行一呼一吸的深入足跟、涌泉穴的呼吸锻炼,气息随呼吸一降一升地缓缓进行。要意念集中,呼吸应缓慢、柔和、均匀,停顿自然。

5. 读字诀呼吸法　读字诀呼吸法是以默读字音,进行呼吸锻炼的一种方法,其中最常用的读字呼吸法当属"六字气诀"。"六字气诀"通过鼻吸气,口呼结合默念"嘘、呵、呼、呬、吹、嘻"6个字音,以调整脏腑、祛除病邪的一种练呼为主的呼吸锻炼法。

练功时平坐或自然站式。在半夜11时至次日午前11时,面向东;在午前11时到半夜11时,面向南。先做动功,叩齿36次,搅海9次,鼓漱10余下后,用意送咽下去;接着稍仰头以鼻徐徐吸进天地之清气;随后稍低头呼气,同时撮口念字音,以吐出相应脏腑有余之气(与脏腑相配字音为:嘘—肝,呵—心,呼—脾,呬—肺,吹—肾,嘻—三焦);念毕呼尽后,再稍仰头以鼻徐徐吸入天地之清气。如此一呼一吸,反复进行。可以六字循环通念,每字念6~12次;也可为调理某一脏腑单独念某字诀36次。

6. 提肛呼吸法　这是一种呼吸结合肛门收缩放松运动的锻炼方法,比较简单,易操作。吸气时,稍用意慢慢将肛门收缩,提起会阴部;呼气时,慢慢将肛门松弛,放下会阴部。如此反复进行,常用于气虚下陷的内脏下垂、子宫脱垂等症。

二、呼吸锻炼的原则

1. 顺其自然　呼吸锻炼的根本原则是顺其自然。清代李涵虚在《道窍谈》中云:"一呼一吸名曰一息,须顺其自然,勿听其自然。"古人认为呼吸锻炼要"用意不用力",而且认为用意也要"似有似无",不能"硬"练。要因势利导,要在自然呼吸的基础上尽量做到自然轻松。

2. 循序渐进　呼吸锻炼的过程必须要循序渐进,不可急于求成,要掌握"莫忘莫助"的原则。

3. 由简到繁　呼吸锻炼的内容应该由简从繁。推拿功法中常用的呼吸锻炼法,都应该由浅入深,由自然呼吸开始,逐渐加深,由简到繁,次数逐渐增加,根据每个人自身的体质和当时的具体情况,选择适当的呼吸方法,不要盲目追求,否则有害无益。

4. 心平气和　呼吸锻炼的特点必须心平气和。无论选用哪一种呼吸方法,都应该从形体放松、情绪安宁入手,因为只有形体放松,情绪安宁,机体的新陈代谢才能处于一种平稳状态,呼吸亦会自然平静下来,而渐趋于有规律地缓慢呼吸。而自然调和的呼吸,正是进一步呼吸锻炼的基础。

5. 练养结合　呼吸锻炼的方法强调练养结合。呼吸锻炼要又练又养。当练功达到一定程度,进入"静养"状态时,可暂时停止一下有意识的呼吸锻炼,以促进练功程度达到高度的安静状态。

6. 持之以恒　呼吸锻炼效果的取得不会一蹴而就,只能逐步积累。正因为如此,呼吸锻炼要取得效果必须持之以恒。

深长匀细的呼吸是功夫的积累。呼吸微细而均匀,呼吸深而次数少,平均 2~4 次 /min,而不感到气闷不适,这些都是在功夫积累的基础上逐渐形成的。"功到自然成",任何匀细深长的呼吸都要经过持之以恒的刻苦锻炼才能成功。

第三节　实用练功方法

一、韦驮献杵势

韦驮献杵势是易筋经功法全套动作的起手架势,属主要姿势之一,是练气的入门功夫。长久练之可增强手臂的悬劲和持久力。"韦驮献杵"喻指韦驮敬佛侍卫进献兵器时的姿势。

【动作要领】

1. 预备姿势　并步。

2. 左足向左平跨一步,与肩同宽,两膝微松,足尖略内扣,足掌踏实。

3. 两掌心向前,慢慢合拢。曲肘,两臂与腕徐徐内收,腕、肘、肩相平,十指朝天,两臂内旋,指尖对胸(与天突穴相平)。两肩徐徐拉开,双手在胸前成抱球状,距 15~20cm 左右距离,身体微前倾(图 5-5)。

【动作要求】

1. 两脚之间距离与肩等宽,脚尖略内扣。

2. 两手上提,腕与肩等高等宽。

3. 沉肩,垂肘,松腕,两臂成环形。

4. 两虎口相对,相距约 15~20cm。

5. 凝神调息,上虚下实。

6. 初练者 1~3 分钟,后根据个人情况酌情增加至 5~10 分钟。

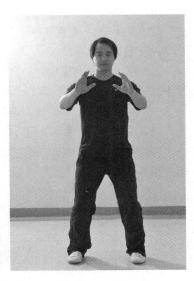

图 5-5　韦驮献杵势

二、摘星换斗势

摘星换斗势是易筋经功法中虚步锻炼之势,特别是对一指禅推法的练习和临床疗效的提高有重要帮助,可使推拿者身体各部保持充分的潜力,为临床应用推拿手法打下良好基础。摘星换斗喻指摘取和移换天上星斗的动作。

【动作要领】

1. 预备姿势　并步。

2. 两脚尖外撇,右足稍向右前方移步(两足间隔约一拳半),与左足形成"前丁后八"步型。

3. 左腿屈髋屈膝下蹲,同时上提右足跟,上身略向下沉成右虚步;两上肢同时运劲,左手握空拳,拳背置于腰后命门穴处,右手五指并紧呈钩手状,下垂于裆前。

4. 接上势,提右钩手,外旋前臂,使肘略高于肩水平,钩手置于头之右前方。

5. 接上势,头微偏,目视右掌心,凝神调息,气沉丹田。

6. 左右交换,要求相同,唯左右方向相反(图 5-6)。

【动作要求】

1. 上身正直不可前倾后仰,勿挺腹撅臀。

2. 前足尖着地,足跟尽量上提,重心大部分落在后腿。前虚后实,前腿虚中带实,约负体重的 30%;后腿实中求虚,约负体重的 70%。

3. 沉肩,肘稍高于肩部,尽量内收,勿外展,前臂垂直于地面,腕关节尽量悬屈,五指微握,指端并齐,钩尖指向地面。

4. 后腿屈髋屈膝要求在 30° 以下,膝勿超过足尖。

5. 口微开,舌抵上腭,目注掌心,气沉丹田。

6. 初练者 3~5 分钟,后根据个人情况酌情增加至 5~15 分钟。

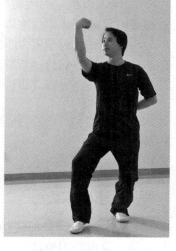

图 5-6 摘星换斗势

三、青龙探爪势

青龙探爪势是易筋经功法中站桩锻炼之势,是锻炼肩背力的方法之一,也是一指禅推法的入门功法。探,伸也。青龙探爪就是青龙伸爪的动作。

【动作要领】

1. 预备姿势 并步。

2. 左足向左平跨一步,与肩等宽,足尖平行向前或略内扣。双手仰掌护腰,立身正直,头端平,目前视。

3. 左上肢仰掌向右前上方伸探,掌高过顶,随势向右转腰,面向右前方,充分伸展,右拳仍做护腰势,目视左手掌心,两膝挺直,两足踏实勿移动。

4. 左手大拇指向掌心屈曲,扣住劳宫穴,双目视大拇指。

5. 左臂内旋,掌心向下,指端朝右,俯身探腰,随势推掌至地,膝直,昂首,目前视。

6. 收势,左掌离地,围左膝上收至腰部,成两仰掌护腰。左右轮换之,动作相同,方向相反(图 5-7)。

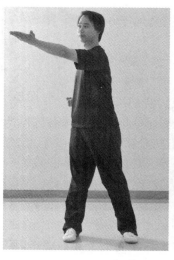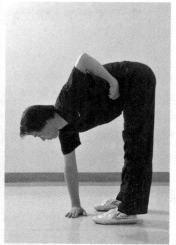

图 5-7 青龙探爪势

【动作要求】

1. 两足平行,足间距离与肩等宽。

2. 侧腰转体 45°，手臂腰腹要充分伸展，两足跟勿离地。

3. 仰掌时掌心摊平，掌心朝天，目视掌心。

4. 俯身探地，要求肩松肘直掌撑地，膝挺直，足勿移动。

5. 抬头，目前视，呼吸自然。

6. 推掌至地，在初学者不必强求，从推掌过膝，逐步做到推掌至地。

四、饿虎扑食势

饿虎扑食势是易筋经功法中锻炼臂力、指力的重要姿势，是模仿饿虎扑向食物的动作。对点法、按法、压法等推拿手法的练习和临床疗效的提高有一定帮助。

【动作要领】

1. 预备姿势　并步。

2. 右腿向右跨出一大步。屈右膝关节下蹲成左仆步势，同时两手俯掌相扶右膝上，挺胸直腰，两目微视左前方。

3. 接上势，身体渐起向左转侧，右腿挺直，屈左膝成左弓步，同时扶于膝上两掌从身体两侧，屈肘上举于耳后两旁（虎口对颈，十指指天），徐徐运劲向前推出至肘直，目视前方。

4. 俯腰，两掌下按于左足前方两侧，掌或指着地（两掌之距约与肩宽）。掌或指实，肘直，两足底勿离地，昂首，目前视。

5. 左腿离地后伸，使足背放于右足跟上，同时提右足跟，用足尖着地，从而以三点支撑身体。

6. 屈膝屈髋，使身体缓缓向后收，重心后移，胸腹部内收，臀部突起，蓄劲待发。

7. 足尖发力，屈曲之膝缓缓伸直，两掌或指使劲，使身体徐徐向前，身子应尽量前探，重心前移，最后直肘，昂首挺胸，两手撑实（运动过程中，面部应尽力接近地面）。如此反复，身体呈波浪形往返运动，势如饿虎扑食。亦可右仆步反方向进行（图 5-8）。

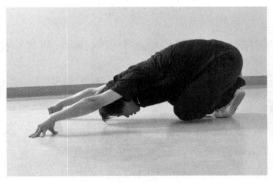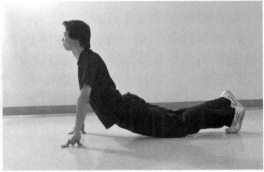

图 5-8　饿虎扑食势

【动作要求】

1. 仆步势，左足尖内扣，右足底踩实，左膝伸直不可屈，挺胸直腰，目视左前方。

2. 十指须用力撑开，缓缓由耳旁推出。

3. 放于足两侧之掌或指的距离约与肩宽。

4. 屈髋屈膝弯腰时，臀部须紧靠足跟，但不能坐于足跟上，两臂尽量前伸。

5. 上身前俯时，腰臀部随头胸部塌下，膝髋伸直勿靠地。

6. 掌与指撑起时，肘须伸直，昂首挺胸。

7. 全身向后收回时吸气，前探时呼气，往返动作，切勿屏气，应量力而行，力求平衡。

8. 初练时可手掌及五指着地，后逐渐减至三指（拇、食、中指）、二指（拇指与食指）、一指

（大拇指）着地。次数量力而行。

五、掉尾摇头势

掉尾摆头势是易筋经功法中增强腰臀功夫锻炼的重要姿势,是易筋经功法的最后一个动作。又称为工尾势或掉尾势,是结束练功的一种方法。

【动作要领】

1. 预备姿势　并步。

2. 两手仰掌护腰,立身正直,头端平,目前视,勿挺腹凸胸。

3. 两手十指交叉而握,由腹部徐徐上举至胸前,随即旋腕翻掌上托,掌心朝天,两肘欲直,目向前平视。

4. 仰头,腰向后伸,上肢随之而往,目上视。

5. 俯身向前,推掌至地,昂首瞪目,肘直,足跟勿离地(图 5-9)。

【动作要求】

1. 直立时,上身保持正直,勿挺胸凸腹。

2. 腰后伸不得小于 30°,膝伸直勿弯曲。

3. 弯腰时,上肢勿弯,推掌至地,膝不得弯,足跟踏实。

六、前推八匹马势

前推八匹马势是少林内功功法中锻炼臂力、指力的重要姿势之一,能增强两臂蓄劲和指端功夫,主要锻炼肱三头肌,对擦法的透热具有很好的锻炼作用。

【动作要领】

1. 预备姿势　并步。

2. 站好站裆或指定的裆势。

3. 两臂屈肘,直掌于两胁,待势。

4. 两掌心相对,拇指伸直,指端朝上;四指并拢,指端朝前,蓄劲于肩臂指端,两臂徐徐运力前推,与肩等宽,并以肩与掌成直线为度。

5. 手臂运劲,拇指上翘,慢慢屈肘,收回于两胁。如此反复进行。

6. 由直掌化俯掌,两臂后伸,下按,回于站裆势(图 5-10)。

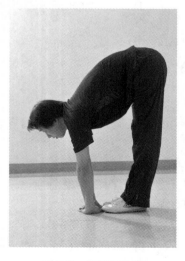

图 5-9　掉尾摇头势

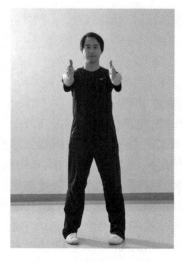

图 5-10　前推八匹马势

【动作要求】

1. 胸须微挺,头勿顾盼,两目平视,呼吸随意。

2. 手臂前推收回均需蓄劲缓慢而行,拇指始终上翘。

3. 以气催力,运劲于臂,贯于掌,达于指,所谓"蓄劲于腰,发力于指"。

七、倒拉九头牛势

倒拉九头牛势是少林内功功法中锻炼两臂的悬劲及掌力、握力的主要姿势,也是拿法、捏法、擦法、点法等手法应用的基础功。

【动作要领】

1. 预备姿势　并步。

2. 站好弓箭裆或指定裆势。

3. 两手屈肘,直掌于两胁,待势。

4. 两掌沿两胁蓄劲缓慢前推,边推边将前臂内旋,拇指缓缓向下,待推至肘伸直时,虎口正好朝下。四指并拢,指端朝前,拇指用力外分朝下。

5. 五指向内屈收,由掌化拳如握物状,劲注拳心,拳眼朝上,紧紧内收。徐徐收至两胁。

6. 将收回之拳,变直掌下按,两臂后伸,回于弓箭裆势或指定裆势(图 5-11)。

【动作要求】

1. 思想集中,全神贯注,以意引气,使气随意。

2. 前推时,肘腕伸直与肩相平等宽,勿抬肩。

3. 边推边将前臂内旋,边收边将前臂外旋,动作要协调。

4. 两臂后拉时两拳尽量握紧,不可松劲。

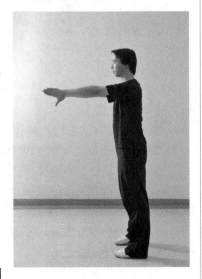

图 5-11　倒拉九头牛势

八、力劈华山势

力劈华山势是少林内功功法中侧身上下运劲锻炼之势,是锻炼四肢、腰背力的基础功,着重于肩臂力的锻炼。

【动作要领】

1. 预备姿势　并步。

2. 站好马裆或指定裆势。

3. 两手屈肘,在上胸部成立掌交叉,待势。

4. 两立掌蓄劲缓缓向左右分推,两肩松开,肘部微屈,四指并拢,拇指后翘,掌心向前,力求成水平线。

5. 两臂同时用力,自上向下劈动,待劈最后一次成仰掌收回护腰。

6. 由仰掌变俯掌下按,两臂后伸,回于马裆势或指定裆势(图 5-12)。

【动作要求】

1. 上身正直,头勿转侧,或俯仰摇动,两目平视。

2. 立掌交叉,左右分推。

3. 下劈时,两臂蓄力,四指并拢,指间关节伸直,连续用力劈 3 次。

九、三起三落势

三起三落势是少林内功功法中以两臂向前后运劲,同时配合下肢下蹲与站立锻炼之势。

【动作要领】

1. 预备姿势 并步。

2. 站好低裆或指定裆势,慢慢下蹲,两手屈肘,立掌于腰部,蓄势。

3. 两掌蓄劲缓缓前推,掌心相对,四指并拢,拇指运劲后伸。保持原势,往返 3 次。

4. 在两掌第 4 次推出时,身体慢慢起来,边推边起,待起立时正好推足;两拇指蓄劲,缓缓收回,身体随着收势,边收边徐徐下蹲,待蹲下后正好收回腰部,往返 3 次。

5. 由将腰部之仰掌变俯掌下按,两臂后伸,回于低裆或指定的裆势(图 5-13)。

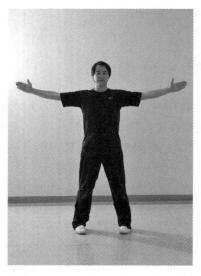 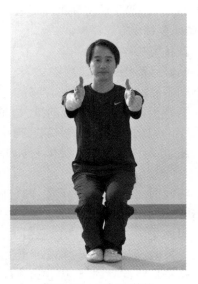

图 5-12　力劈华山势　　　　　　　　图 5-13　三起三落势

【动作要求】

1. 上身正直,头勿随势俯仰摇动,两目平视。

2. 上肢运劲与下肢屈伸运动配合自然协调。

3. 往返动作须缓慢均匀。

十、推把上桥势

推把上桥势是少林内功功法中对推运劲双人锻炼之法。

【动作要领】

1. 预备姿势 并步。

2. 甲乙双方同时向前一步呈左弓箭步;两人各自屈肘,直掌于腰部,待势。

3. 甲方先主动,两臂蓄力运劲前推,四指并拢,拇指上翘,掌心相对,乙方两手亦主动去接甲方两手,以两拇指在甲方虎口向内扣,食指按于腕之桡侧,余三指由尺侧下内屈,虎口相咬,蓄劲待发。

4. 甲方(可"嗨"一声)两臂运劲,用力前推,乙方亦蓄劲用力前推,各不相让,争推时间应量力而行,甲乙双方的上身略前俯,下部姿势均须踏实。

5. 由乙方逐渐蓄劲让势,甲占优势,两臂运劲前推。

6. 推足时甲方即主动(可"嗨"一声)由前推变为用力后拉,乙方用拇指、食指和其他三指用力紧握,由前推变为后拉,不让甲方收回,争拉时间酌情而定。

7. 再由乙方逐渐蓄劲让势,使甲方占优势收回,乙方同时随势向前。

8. 待甲方两手屈肘收回,乙方即主动(可"嗨"一声)五指用力内扣回收,甲方即用力向

132

后争拉,争拉时间酌情而定。

9. 由甲方逐渐蓄劲让势,乙方占优势后拉。如此反复练习(图 5-14)。

【动作要求】

1. 双方弓箭步姿势须踏实。

2. 双方争拉时间应量力而行。

3. 往返动作须缓慢均匀。

十一、双虎夺食势

双虎夺食势是少林内功功法中对拉运劲双人锻炼之法。

【动作要领】

1. 预备姿势　并步。

2. 甲乙双方同时左足向前一步,呈左弓箭步。双方左脚脚凹相对,相距约 10cm。

3. 甲方右手(掌心向下)四指相握,乙方右手(掌心相上)四指内扣,双方拇指均内收于拳眼中。

4. 甲取主动向内拉(即向后拉,可"嗨"一声);乙以全力相争(向后拉),互相争拉不可松,下部姿势均勿移,重心踏平,用力均匀,争夺时间酌情而定。

5. 乙方逐渐让势,四指仍内扣紧,由甲取胜。甲占优势身向后仰,下部姿势由左弓步变左仆步(左腿由屈变直,右腿由直变屈),力在右腿;乙方上身略前俯,下部姿势含蓄勿移。

6. 乙方采取主动,(可"嗨"一声)前腿运力,上身蓄劲,四指用力内扣向后争拉,甲方即用力向后争夺,时间酌情而定。

7. 甲方逐渐让势,四指仍欲运劲内扣,上身略前俯,下部由左仆步变为左弓步,乙方上身略后仰,下部由左弓步变为左仆步。

8. 甲乙双方交替占优势,如此反复练习(图 5-15)。

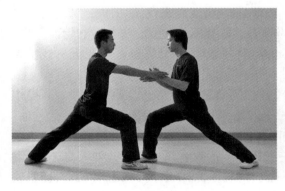

图 5-14　推把上桥势

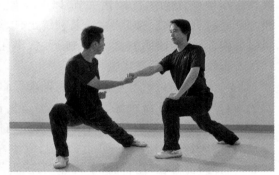

图 5-15　双虎夺食势

【动作要求】

1. 双方弓箭步姿势须踏实。

2. 双方争拉时间应量力而行。

3. 往返动作须缓慢均匀。

4. 双方弓步变仆步要协调、自然、到位。

第四节　常用保健功法介绍

一、易筋经

易筋经就是改变筋骨,通过修炼丹田真气打通全身经络的内功方法。"易"是改变、变通之意,"筋"为筋肉、筋骨、筋膜,"经"指指南、方法,其意是通过锻炼来改变筋肉、筋骨,使之强健的功法。自清代以来,据凌廷堪、康戈武、周明和周稔丰等学者,以及《中国大百科全书·体育卷》等书考证,均认为易筋经是明朝天启四年(1624)天台紫凝道人所作。明清以前历代多有与"易筋"相近、相关的记载,但均与今日之十二势易筋经大相径庭。

自明清以来,易筋经一直是人们防治疾病,延年益寿的常用保健功法,同时,易筋经功法,一直被推拿界人士所推崇,并作为推拿主要的基本功法来进行锻炼,也是推拿功法的主要功法之一。

易筋经是一套身心并练、内外兼修、外练筋骨皮、内练精气神的医疗保健养生功。本功法动作有刚有柔,且刚与柔是在不断相互转化的;习练本功法时,要求自然呼吸,以利于身心放松、心平气和及身体的协调运动,通过动作变化导引气的运行,做到意随形走,意气相随,起到健体养生的作用。

二、五禽戏

五禽戏乃汉代名医华佗参考古人的经验所创,又名"华佗五禽戏"。它是仿效虎之威猛、鹿之安详、熊之沉着、猿之灵巧、鸟之轻捷动作来保健强身、祛病延年的一种自我锻炼的方法。

五禽戏首见于《后汉书·方术列传》,据记载:"佗语普曰:'人体欲得劳动,但不当使极耳。动摇则谷气得消,血脉流通,病不得生,譬尤户枢,终不朽也。是以古之仙者为导引之事,熊经鸱顾,引挽腰体,动诸关节,以求难老。吾有一术,名五禽之戏:一曰虎,二曰鹿,三曰熊,四曰猿,五曰鸟。亦以除疾,兼利蹄足,以当导引。体有不快,起作一禽之戏,怡而汗出,因以著粉,身体轻便而欲食。'普施行之,年九十余,耳目聪明,齿牙完坚。"可见五禽戏实为一行之有效的防病健身之法。

其具体习练方法,直至南北朝时期陶弘景《养性延命录·导引按摩》始有记载。其操作方法为:"虎戏者,四肢距地,前三掷,却二掷,长引腰侧,脚仰天,即返距行,前、却各七过也。鹿戏者,四肢距地,引项反顾,左三右二,左右伸脚,伸缩亦三亦二也。熊戏者,正仰,以两手抱膝下,举头,左擗地七,右亦七,蹲地,以手左右托地。猿戏者,攀物自悬,伸缩身体,上下一七,以脚拘物自悬,左右七,手钩却立,按头各七。鸟戏者,双立手,翘一足,伸两臂,扬眉鼓力,各二七,坐伸脚,手挽足距各七,缩伸二臂各七也。"

练习五禽戏,可以先练一个动作,也可选练几个动作。单练某个动作时,应增加锻炼次数,延长锻炼时间,以达到锻炼效果。陶弘景在《养性延命录》中早就提出了"任力为之,以汗出为度"的锻炼原则。

五禽戏是中国民间广为流传的、也是流传时间最长的健身方法之一。但经后世历代医家、养生家因师传之变异,或根据"五禽戏"基本原理不断发展变化,创编了数以百计的"五禽戏"套路。虽然各法功作互异,锻炼重点有所不同,但其基本精神则大同小异。

现代研究证明,五禽戏不仅使人体的肌肉和关节得以舒展,而且有益于提高肺与心脏功能,改善心肌供氧量,提高心肌排血力,促进组织器官的正常发育。正如古人所言,习练五禽戏可"消谷食,益气力,除百病,能存行之者,必得延年"。

三、六字诀

六字诀,又称"六字气诀",在我国有着悠久的历史,是我国古代流传下来的一种养生方法,为吐纳法。本功法操作的核心内容是呼气吐字,即在呼气时有六种不同的发音变化,以此影响不同的脏腑经络气血,达到和阴阳,调五脏,理气血,通经络的作用。六字是"呬"(读四,属肺金)、"吹"(读炊,属肾水)、"嘘"(读需,属肝木)、"呵"(读喝,属心火)、"呼"(读乎,属脾土)、"嘻"(读希)。本功法的特点是疗效显著、简便易学、运用灵活、不出偏差,是一种较为实用的健身祛病方法。

历代文献对吐纳法有不少论述。《庄子·刻意》篇中记载:"吹呴呼吸,吐故纳新,熊经鸟伸,为寿而已矣。"南北朝时期陶弘景发明长息法,据《养性延命录》记载:"凡行气,以鼻纳气,以口吐气,微而行之,名曰长息。纳气有一,吐气有六。纳气一者谓吸也,吐气有六者谓吹、呼、嘻、呵、嘘、呬,皆出气也。凡人之息,一呼一吸,元有此数。欲为长息吐气之法,时寒可吹,时温可呼。委曲治病,吹以去风,呼以去热,嘻以去烦,呵以下气,嘘以散滞,呬以解极。"自隋代以来,历代医家、养生家对六字诀论述颇多,如唐代名医孙思邈在《备急千金要方》中说:"皆须左右引导三百六十遍,然后乃为之。"其主张在六字诀进行前先做导引锻炼。这一主张对六字诀的发展有很大的影响,后世气功家多纳此说,从而促使了六字诀与导引术的结合,进而形成了许多新的气功种类。后世医家、养生家亦有将六字与五脏、四季相配属,编成歌诀,既要理清晰,又朗朗上口,便于记忆。明代太医院的龚廷贤在其所著的《寿世保元·补益》中谈到六字诀治病,他在书中指出:"不炼金丹,且吞玉液,呼出脏腑之毒,吸采天地之清。"又说:"五脏六腑之气,因五味薰灼不知,又六欲七情,积久生病,内伤脏腑,外攻九窍,以致百骸受病,轻则痼癖,甚则盲废,又重则伤亡。故太上悯之,以六字气诀,治五脏六腑之病。其法以呼字而自泻去脏腑之毒气,以吸字而自采天地之清气以补之。当日小验,旬日大验,年后万病不生,延年益寿……以呵字治心气,以呼字治脾气,以呬字治肺气,以嘘字治肝气,以嘻字治胆气,以吹字治肾气。此六字气诀,分主五脏六腑也。"

六字诀,按照汉语发音口型,配合呼吸、意念和肢体导引,吐出脏腑之浊气,吸入天地之清气,以达到调整脏腑,通滞散结,健康身心,延年益寿之功效。

四、八段锦

八段锦是我国民间流传很广的一种医疗练功法。由于该功法动作简单,疗效显著,并有七言歌诀广泛流传,历来深受广大群众的喜爱,人们将这种锻炼方法比喻为精美的丝织锦缎,故名"八段锦"。

八段锦最早见于北宋·洪迈《夷坚志》,距今已有八百多年。八段锦在宋代蒲虔贯《保生要录》中就有详细的文字记载,至今已有八百多年历史,形成了许多流派近代已发展成很多套路。八段锦有立势八段锦和坐势八段锦两种。

立势八段锦在养生文献上首见于南宋曾慥著《道枢·众妙篇》:"仰掌上举,以治三焦者也;左肝右肺,如射雕焉;东西独托,所以安其脾胃矣;返复而顾,所以理其伤劳矣;大小朝天,所以通其五脏矣;咽津补气,左右挑其手;摆鳝之尾,所以祛心之疾矣;左右手以攀其足,所以治其腰矣。"但这一时期的八段锦没有定名,其文字也尚未歌诀化。立势八段锦在其流传过程中经过不断地修改,到清光绪初期《新出保身图说·八段锦》,首次以八段锦为名并绘有图像,形成了完整的套路,并有七言歌诀:"双手托天理三焦,左右开弓似射雕,调理脾胃需单举,五劳七伤往后瞧,摇头摆尾去心火,两手攀足固肾腰,攒拳怒目增气力,背后七颠百病消。"

坐势八段锦动作由十二节动作组成,见于明代朱权《活人心法》"八段锦导引法"。清代徐文弼《寿世传真》将此功法易名为"十二段锦"。

八段锦又分为南北两派。行功时动作柔和,多采用站式动作的,被称为南派;行功时动作多马步,以刚为主的,被称为北派。但无论南派、北派,均同出一源。

该功法锻炼时,动作易柔、宜缓,呼吸要均匀细长,功法中伸展、前俯、后仰、摇摆等动作,分别作用于人体的三焦、心肺、脾胃、肾腰等部位和器官,因此,八段锦可作为辨证施功的基本功法之一。该功法具有调理经络脏腑、活血行气、柔筋健骨、养气壮力等功效,运动量恰到好处,既达到了强健身心效果,又不感到疲劳,还可以防治心火亢盛、五劳七伤,亦有预防和矫正脊柱后突、驼背和两肩内收、圆背等作用。

学习小结

1. 学习内容

基本姿势、呼吸锻炼方法和实用练功方法是初练者的基础性功法

主要功法内容	练习状态要求
并步、虚步、马步、弓步4个基本姿势	在体表安静与气息运动保持和谐,即"静中有动"的状态下,以规定的姿势动作要领进行练习
自然呼吸法、深长呼吸法、顺腹式呼吸法、踵息呼吸法、读字诀呼吸法和提肛呼吸法6个呼吸锻炼方法	以顺其自然、循序渐进、由简从繁、心平气和、练养结合和持之以恒的状态进行练习
韦驮献杵势、摘星换斗势、青龙探爪势、饿虎扑食势、掉尾摇头势、前推八匹马势、倒拉九头牛势、力劈华山势、三起三落势、推把上桥势和双虎夺食势11个实用推拿功法	在做练功动作时应保持呼吸自然、全神贯注而精神宁静,即"动中有静"的状态,以规定的姿势动作要领进行练习

2. 学习方法　动静结合,意气相随。掌握动作要领,坚持学练结合,做到持之以恒。

（李成林）

复习思考题

1. 推拿功法所有动作锻炼前的预备姿势是什么? 其动作要领是什么?

2. 呼吸锻炼的基础方法和最低要求是什么? 如何做到?

3. 分析饿虎扑食动作姿势,其对力和手法有什么帮助?

中篇

治 疗 篇

◆◆◆ **第六章** ◆◆◆

骨伤科疾病

🔺 **学习目标**

1. 掌握骨伤疾病推拿临床指导原则"筋骨整体观"的意义。
2. 掌握骨伤科疾病常见病症的诊断及推拿治疗。
3. 熟悉骨伤科疾病常见病症的推拿操作及功法锻炼。

骨伤科疾病是临床常见病,多因急性或慢性损伤(疲劳、劳损和退变)导致骨、软组织和关节病变,产生一系列的临床症状和体征。推拿是骨伤科疾病常用治疗方法,历史悠久。

我国唐代的太医署将按摩治疗损伤折跌所致的疾病,清代的中医伤骨科把手法治疗作为其主要的治疗手段,如《医宗金鉴》提出"摸、接、端、提、按、摩、推、拿"正骨八法。近现代推拿已应用于临床大量的骨伤科疾病,适应范围主要是脊柱和四肢关节软组织的急慢性损伤。目前推拿学科突出应用生物力学的理论和方法,局部解剖和应用解剖的研究成果,在手法治疗和功能训练上定性和定量相结合,使推拿疗法更有针对性和安全性,提高了临床疗效。

在骨伤科疾病治疗过程中,应把"筋骨整体观"作为推拿治疗骨伤科疾病的指导原则。人体筋与骨是相互依存、相互为用。生理上筋健则骨强,骨强则筋健。骨居于里,筋附其外,外力侵袭人体,轻则伤及肌腠、筋脉,重则过筋中骨。筋伤会影响到骨的功能,骨伤多伴筋伤并影响其功能。筋与骨是一整体,也必然要并重。推拿临床常有这样的诊治问题:认识骨伤病理变化,过于强调骨质增生、关节软骨面破坏及脊柱椎间盘退变在疾病发病过程中的作用,忽视肌肉、韧带、肌腱和筋膜损伤在疾病发展过程中的作用;轻视体征检查而突出影像学检查,过多地强调骨结构变化,对因软组织病变造成的脊柱与四肢骨关节整体动态功能改变常常认识不足;手法治疗时,注重关节运动手法,轻视松解类手法的应用,只认识骨关节空间位移效应作用,对脊柱和四肢骨关节调整手法可以缓解或消除软组织内本体感受器的病理性神经电信号传入的内在机制则缺乏认识。

因此,基于"筋骨整体观"和推拿学科特征,在学习推拿治疗骨伤科疾病部分的内容时,应掌握以下几个认识。

1. 骨关节、椎间盘与筋肉组织病变损伤是骨伤疾病演变过程中的两个方面,骨关节和椎间盘退变固然可增加软组织损伤的机会,软组织损伤病变同样因其影响脊柱和四肢骨关节的稳定和运动功能,而达到加速脊柱和四肢骨关节、椎间盘的退变,两者之间相互关联,且软组织损伤在骨伤疾病的急性发病机制中,具有更为重要的意义。

2. 在骨伤疾病影像学检查中,不仅要观察骨结构和椎间盘组织异常病变的局部器质性改变,同样要重视因软组织病变、骨结构及节段稳定性下降所产生的脊柱和四肢骨关节整体功能性形态改变,如倾斜、旋转、错缝等现象。临床上许多问题往往并不因骨质增生而引起,而是由软组织病变、骨结构及节段失稳所致,不能仅凭影像学诊断下结论。

3. 骨质增生和关节错位是随年龄增长的一种生理性反应和机体适应性代偿表现,当其引起附近软组织损伤及产生压迫刺激时,才会导致临床症状和体征的发生。关节运动手法固然可以产生脊柱和四肢骨关节空间位移效应而发挥治疗作用,同样也可以消除或减轻关节周围肌肉、筋膜组织内的本体感受器发放病理性传入感觉冲动,从而治疗疾病,整骨也可治筋;松解手法虽然主要作用于肌肉、韧带、筋膜等软组织,但手法实施的结果,因为同时可以改善脊柱和四肢骨关节的稳定性、骨结构及节段运动的协调性,还可以恢复和加强脊柱和四肢骨关节的运动功能,故理筋同样能整骨。

4. 推拿手法的运用需要明确指征。脊柱和四肢的关节运动类手法不可滥用,以免因反复使用而进一步损害其稳定性。反复地对脊柱和四肢骨关节应用调整类手法,必然会造成维持其内源性稳定的韧带组织出现蠕变效应,更加松弛,以致脊柱和四肢骨关节的稳定性进一步下降,而影响疗效。

5. 推拿治疗骨伤科疾病需要防治结合。在治疗上,除了注重骨关节的运动关节类手法外,同时应该重视软组织的理筋松解一类手法;纠正错缝、滑利关节,与行气活血、舒筋通络、温寒散瘀等综合性地应用。在预防上,推拿可以通过激发和引导经络系统,将机体各脏腑、组织、器官的功能调节到最佳状态,使机体正气旺盛,抗病力增强,可预防疾病复发、已病防变。针对临床上常见的因退行性变化、劳损而致的脊柱、四肢关节疾病,临床症状迁延反复,时作时息,应该指导患者运用中国传统功法,进行主动的功能锻炼,以加强和延伸临床疗效。

筋骨整体观,不仅要把筋和骨看成相互联系的整体,而且应在中医整体观念的指导下,运用中医经络藏象学说指导推拿手法和功法治疗骨伤科疾病。

第一节 颈 椎 病

颈椎病是指由于颈椎椎间盘退变,出现颈椎失稳,导致椎骨骨质增生、韧带与关节囊肥厚或钙化,刺激或压迫神经根、椎动脉、脊髓或交感神经,而产生的临床症候群。颈椎病名称是约定俗成的,又称颈椎退行性骨关节病,或颈椎综合征。本病多发于30~60岁,以长期伏案工作者多见。近年其发病有年轻化的趋势。

西医学认为,颈椎退行性改变是发生颈椎病的基础。颈椎的退变多首先发生于椎间盘。椎间盘的退变导致椎间隙变窄,关节囊及椎体前、后纵韧带松弛,脊柱的稳定性下降。颈椎长期处于固定姿势会导致颈椎慢性劳损,脊柱侧弯、先天畸形等皆可促进颈椎的退变;各种急性损伤,如扭伤、挥鞭样伤,均可造成椎间盘、韧带及关节囊等组织的不同损伤。脊柱稳定性下降将导致脊柱代偿性增生,增生可发生于钩椎关节、椎间关节和椎体边缘。增生刺激局部软组织,产生局部充血、肿胀等无菌性炎症,寒冷也是引发局部软组织炎症的重要原因;脊柱稳定性下降,增生可直接或间接刺激、压迫脊神经根、椎动脉、脊髓、交感神经,从而产生相应的临床症状。单纯的颈椎关节僵硬称为颈型颈椎病;钩椎关节和椎间关节增生及颈椎不稳定所致的椎间孔变窄可刺激脊神经根,称为神经根型颈椎病;颈椎不稳定或钩椎关节增生刺激椎动脉,称为椎动脉型颈椎病;椎体后缘骨质增生或颈椎动态不稳所致颈椎管狭窄刺激颈段脊髓,称为脊髓型颈椎病;刺激颈前交感神经节或交感干,称为交感型颈椎病。两种及以上类型同时出现,称为混合型颈椎病。国际上常称为颈椎病性颈痛、根痛症、椎基底动脉缺血综合征和脊髓病。

颈椎病的临床症状繁杂,内可因气血不足、肝肾亏虚,外可因风寒侵袭,经络不通;筋骨辨证多属筋脉挛急,椎骨错缝;殃及手三阳经、手三阴经可见颈肩臂麻痛,殃及督脉可见上下肢无力,殃及清窍而见眩晕。本病属中医"项痹病""眩晕""痿证"等范畴。

【诊断】

1. 症状

(1)颈型:颈部酸痛,颈部活动受限,颈项僵硬。上可出现偏头痛,颈痛连及头颞、前额和眼周;下可出现肩背部不适。

(2)神经根型:颈肩部的疼痛不适伴上肢的疼痛麻木,常波及手指。本型约占颈椎病的60%。颈臂痛可为酸痛、胀痛或放电样痛。单纯神经根受刺激而炎症不明显者,可表现为手指麻木。颈部后伸时症状可加重。症状可因落枕而发作,或因颈部劳累而加重。颈 5~6 椎间病变,第 6 颈神经根受压多放射至手桡侧及拇指;颈 6~7 椎间病变,第 7 颈神经根受压多放射至手背及食、中指;颈 7~ 胸 1 椎间病变,第 8 颈神经根受压则多放射至手尺侧及无名指、小指。

(3)椎动脉型:最常见症状为颈性眩晕,即眩晕与颈椎活动相关,呈发作性、间歇性,常伴有恶心、耳鸣、复视、眼震等症状,甚则猝倒。

(4)脊髓型:除上肢症状外,尚有下肢症状,表现为四肢麻木、无力、痉挛感,手指笨拙,步态不稳,胸腹部束带感,甚至大小便括约肌功能障碍等。

(5)交感型:头痛、头晕、视物模糊、面部蚁行感、头面半部汗出、心悸、胸闷、肢体发凉等。

(6)混合型:有上述两种类型或两种以上表现。但临床上往往仍较为明显地表现为某一种类型的症状。

2. 体征

(1)颈型:可触及颈项部肌肉紧张,棘突、椎间关节突排列不整,相应椎间关节及肌肉起止点压痛。

(2)神经根型:可触及颈项、背部肌肉紧张,肩胛提肌、斜角肌等受累肌肉压痛,相应颈椎节段棘突间、椎间关节压痛,横突部压痛,并可引发上肢放射痛。臂丛神经牵拉试验阳性,椎间孔挤压试验阳性。神经根受压明显者,受压神经根支配区痛觉过敏或感觉减弱,腱反射减弱,肌力减退。颈 5~6 椎间病变,可见肱二头肌腱反射、桡骨膜反射减弱,肱二头肌肌力减退;颈 6~7 椎间病变,可见肱三头肌腱反射减弱,肱三头肌肌力减弱。

(3)椎动脉型:可触及颈肌痉挛。由于刺激椎动脉的颈椎节段不同,可触摸到局部压痛,或棘突偏歪。寰枢关节、寰枕关节功能紊乱者,可在风池穴附近触及软组织紧张、压痛,还可能诱发头晕。旋颈试验阳性。

(4)脊髓型:可出现上下肢肌张力增高,腱反射亢进,如膝腱反射、跟腱反射亢进,甚至髌阵挛、踝阵挛。Hoffmann 征阳性,Babinski 征阳性。

(5)交感型:可见心率加快、心律不齐、血压升高等。

3. 辅助检查

(1)颈型:X 线检查可见颈椎椎间隙变窄,椎体前后缘增生,椎间关节及钩椎关节增生。

(2)神经根型:颈椎 X 线正位片可见颈椎侧弯,钩椎关节增生,两侧关节不对称;侧位片可见颈椎曲度改变,椎间隙变窄,椎体前后缘增生,项韧带钙化等;斜位片可见相应椎间孔变小等。CT 横扫可见椎体侧后缘增生、关节突肥大、神经根通道狭窄。肌电图示受压的桡神经、正中神经或尺神经传导速度可有不同程度降低。

(3)椎动脉型:X 线检查可见钩椎关节增生、椎间孔狭小,过屈过伸位片示椎骨不稳。椎动脉多普勒彩超及脑血流图示管径变窄,血流量减少。MRI 可见横突孔中的左右侧椎动脉管径不等。

(4)脊髓型:X线侧位片可见椎管前后矢状径减小,椎体后缘增生明显或后纵韧带肥厚;CT或MRI可显示椎体后缘增生物或膨大的椎间盘压迫脊髓,或椎管狭窄。

(5)交感型:X线检查可见钩椎关节增生,椎间孔狭窄,颈椎生理曲度改变;过屈过伸位片示椎骨不稳等。

4. 鉴别　本病的颈型、神经根型、椎动脉型、脊髓型应分别与颈椎失稳症、前斜角肌综合征(胸廓出口综合征)、梅尼埃病、眼源性眩晕、脊髓空洞症等相鉴别。

【治疗】颈椎病的治疗主要有手术治疗和非手术治疗两部分。目前大多数颈椎病可通过药物、牵引、针灸、手法、练功等非手术治疗手段而缓解。

1. 目的　缓解肌肉紧张痉挛,调整颈椎关节紊乱,增大椎间孔,恢复颈椎动静力平衡,减少对神经根、椎动脉、脊髓的刺激与压迫。

2. 治则　舒筋通络,行气活血,理筋整复,滑利关节。

3. 处方　手法常用𢩹法、一指禅推法、拿法、按揉法、拨法、点法、拔伸法、扳法、擦法、击法。部位以颈项部、后枕部、横突后结节和胸椎夹脊、肩胛部等处为主,多取风池、天柱、颈夹脊、天鼎、缺盆、肩井、天宗、肩中俞、肩外俞等穴位。手法及部位、穴位常依据患者的临床分型而增减。

4. 基本操作

(1)患者取坐位,医者位于患者侧后方。先在颈项肩背部施以𢩹法,并配合轻巧小幅度的头颈部被动运动。然后以一指禅推法或拇指按揉法循颈部督脉、颈夹脊线、胆经及肩胛背区、肩胛区进行轻缓柔和的刺激。对紧张痉挛的斜方肌、肩胛提肌、斜角肌可施以拨法,并可点按颈项肩背部的风池、天柱、天髎、天窗、肩井、天宗等穴位。

(2)先施以颈椎拔伸法,在颈椎拔伸状态下较小幅度旋摇颈椎,从而调整颈椎微小错移。对于有棘突偏歪、椎间关节紊乱的颈椎节段,可施以颈椎定位旋转扳法。

(3)先于两侧风池穴、颈椎夹脊穴及肩井穴施以拿法,然后顺势从肩井向两侧及肩胛背部施以掌推法。

5. 随症加减　根据患者临床分型不同,可分别增加以下针对性手法。

(1)颈型:以颈部肌群松解和颈椎小关节调整为要点。根据症状累及的部位,加相应部位及穴位的一指禅推法、按揉法和拨法。有偏头痛者,以风池、天柱等上颈段穴位和阿是穴为主;有肩背痛者,以肩井、肩外俞等下颈段、项背部穴位和阿是穴为主。

(2)神经根型:以颈椎小关节调整、扩大椎间孔、神经根减压为要点,配合上臂放射痛区域的循经推拿。在颈椎拔伸手法的基础上,根据神经根受压节段施以神经根点拨法、颈椎定位扳法及循经推拿。前臂桡侧至拇指放射痛或麻木者,可点拨颈5、颈6横突附近,施以颈5-6节段定位扳法,点拨臂臑、手五里、曲池、手三里、合谷穴;桡侧3个半手指放射痛或麻木者,可点拨颈6、颈7横突附近,施以颈6~7节段定位扳法,点拨极泉、曲泽、内关、劳宫穴;尺侧2个半手指放射痛或麻木者,可点拨颈7、胸1横突附近,施以颈7-胸1节段定位扳法,点拨极泉、小海、神门穴。

(3)椎动脉型:以改善椎动脉血供,缓解症状为主,配合两颞及前额推拿。患者取仰卧位,医者坐于患者头侧,先以两手拇指螺纹面自印堂至前发际交替性施以抹法(开天门),再以两手拇指末节的桡侧自前额正中向两旁分推至太阳穴(分阴阳),并于太阳穴处施以点法和揉法。然后在前额及眼周施以鱼际揉法和拇指偏锋推法,沿头颞部足少阳胆经施以扫散法。根据椎动脉受刺激颈椎节段,施以相应手法和定位旋转扳法。在颈枕部、上颈段,可点揉风池,施以颈椎拔伸法、旋转扳法,调节寰枕关节、寰枢关节;在中颈段可点揉颈夹脊、天窗,施以颈椎中段定位旋转扳法;在下颈段可点揉颈夹脊、肩外俞、肩井,施以颈胸段定位扳法。

笔记栏

（4）脊髓型：脊髓型颈椎病曾被列入手法治疗的禁忌范围,应根据病情及 MRI 检查选择适应证,以局部肌肉放松、缓解症状为主。可采用轻巧的颈椎调整手法,使脊髓逐渐减压,并在上下肢操作,以改善上下肢症状。上肢可点按天鼎、云门、极泉、曲池、小海、外关、合谷等,下肢可点按环跳、委中、委阳、阳陵泉、足三里、承山、三阴交、太溪等。

（5）交感型：以消减交感神经敏感性,缓解症状为主,配合放松椎前外侧肌群。以食、中、无名三指按揉胸锁乳突肌后方的颈部肌群;对颈椎关节突关节紊乱者,加颈椎斜扳法、颈椎定位旋转扳法。头面部症状为主者,按揉放松颈枕部及上颈段,点揉风池穴,调整相应关节;心胸部不适者,按揉放松颈侧及项背部,点揉天鼎穴,调整颈胸段椎间关节,并可一指禅推或按揉内关穴。

【调护】急性期可颈围制动,减少颈部活动。平素患者应注意保持颈部良好的姿势和生活工作习惯。避免长期电脑前伏案、低头工作,可间断性休息、运动;注意睡眠时枕的高低适宜;避免颈肩部受寒;适当进行"与项争力""提肩旋颈"等颈肩部功能锻炼。

第二节　落　　枕

落枕是指枕头高低软硬不适,睡眠姿势不当,使头颈处于过伸或过屈状态,或露肩感受风寒,而引起颈部肌肉痉挛、僵硬、疼痛、活动功能障碍等为主要症状的一种疾病。一般单侧发病,是一种常见病好发于青壮年,以冬春季多见。本病又称"失枕",是常见的颈项部软组织损伤病症,损伤的组织可涉及颈项部肌肉、韧带、关节囊等。轻者数日可自愈,重者疼痛剧烈,迁延数周不愈。经常反复的落枕是颈椎病的先兆。

中医认为本病的发生多由颈项背局部气血不足,复感风寒湿邪,致使局部气血凝滞,经络痹阻,肌筋不舒,而发拘挛疼痛,活动不利。本病属中医"项痹病"范畴。

【诊断】

1. 症状　晨起后颈项疼痛,颈部活动时疼痛明显加重。疼痛可在一侧或两侧,严重者可放散至头及肩背,甚至上肢。颈部活动明显受限,颈项相对固定在某一体位,各方向活动均受牵掣。当需转动颈部时,常借助身体代偿来转动。

2. 体征　颈椎旋转、侧屈等活动范围减小。触诊时,颈项部受累肌肉有明显压痛。若为斜方肌痉挛,在锁骨外 1/3 处或肩井穴处可触及肌紧张感和压痛;若为肩胛提肌痉挛,在第 1~4 颈椎棘突旁、横突和肩胛骨内上角处可触及肌紧张感和压痛。在多数患者可触及损伤颈椎节段的棘突偏歪,或棘突两侧不对称,患侧椎间关节局部压痛。

3. 辅助检查　主要是影像学 X 线平片。侧位片可见颈椎生理曲度减小、变直,甚至反张;正位片可见颈椎侧弯,以及序列不整等。缓解期过屈过伸位功能片可见受累节段椎骨前后微小滑移,椎体前后缘弧线不连续。颈部 X 线检查可排除颈椎结核、肿瘤、先天性畸形及骨折等。

4. 鉴别　本病应与寰枢椎半脱位、胸廓出口综合征、颈椎病、颈椎结核等病相鉴别。

【治疗】

1. 目的　改善血液循环,缓解肌肉痉挛,调整关节紊乱,恢复颈部活动功能。

2. 治则　舒筋活血,温经通络,理顺肌筋,调整关节。

3. 处方　手法常用㨰法、一指禅推法、按法、揉法、拔伸法、拿法、擦法、扳法,多取风池、风门、肩井、肩外俞、天宗等穴位。

4. 基本操作

（1）患者取坐位，医者站其身后，先以㨰法施治于患侧颈项及肩背部，同时配合颈项屈伸和侧屈被动运动，约 3~5 分钟；再以一指禅推法、拇指按揉法按揉风池、天柱、肩井、肩中俞、肩外俞、阿是穴及天宗，每穴 30 秒。然后以拨法轻轻弹拨颈部、肩部痉挛肌肉，以压痛点为重点，约 3 分钟。

（2）嘱患者自然放松颈项部肌肉，医者双手四指托住下颌大指抵住耳后乳突部，下颌内收，缓慢用力向上拔伸颈部，并左右旋转患者头部 5 次，以活动颈椎小关节。

（3）轻拿项背部及颈椎两侧肌肉，约 1~2 分钟；再以掌擦法擦颈项部及肩背部，以透热为度。最后可取患侧第 2、3 掌骨间的落枕穴点揉，并配合颈部活动，以达到点穴通经的效果。

5. 随症加减 对于肌肉损伤，可在压痛点和痉挛肌肉的起止点及其肌腹部施以按法、揉法，并配以拇指弹拨法，以解痉止痛。

如患者伴有棘突偏歪，小关节部位压痛，可施以相应损伤节段的颈椎旋转定位扳法或颈椎斜扳法以整复椎骨错位。操作时应注意手法的力度和旋转的角度必须控制在患者可耐受的范围内，切忌暴力蛮劲，以防发生意外。

【调护】

1. 避免长时间单一姿势伏案工作。卧枕以舒适为宜，并保持良好睡姿。

2. 经常发生落枕的患者，睡卧时垫枕高低要适当，注意颈项部保暖，并尽早采取有效措施治疗，避免病情加重或演变为颈椎病。

第三节 颈椎间盘突出症

颈椎间盘突出症是指在颈椎间盘退变的基础上，由于外伤或积累性劳损，使椎间盘后方的纤维环破裂，髓核组织突出压迫或刺激颈脊神经根和颈段脊髓，引起一系列症状和体征的临床病症。随着 CT 及 MRI 检查的普及，颈椎间盘突出症的诊断率不断提高，已是临床常见的脊柱病变之一。

临床以第 5~6 和第 4~5 两个节段的颈椎间盘突出为多见。发病后症状可因椎间盘突出的方向、大小和受损神经不同而表现各异。临床常分为侧后方突出、旁中央型突出和中央型突出。侧后方突出常表现为单纯神经根损害，中央型突出常表现为脊髓损害，旁中央型突出的方向介于后正中和侧后方之间，可压迫同侧脊髓和神经根，表现为脊髓和同侧神经根同时损害。

中医认为本病多为本虚标实，局部气血亏虚，筋失濡养，或外伤血瘀，或风寒侵袭，经络痹阻。本病属于中医"痹证""痿证"范畴。

【诊断】除急性外伤所致者外，本病多起病缓慢，逐渐加重，突然发病。急性发病者多有外伤史，伤后即有颈和肩臂痛或脊髓受损表现；慢性者多起病隐渐，可见上下肢酸麻胀痛或无力、间歇性跛行、胸腹束带感。发病后症状可因椎间盘突出的大小、方向和受损神经不同而表现各异。

1. 症状 急性发病者颈肩部疼痛往往较为剧烈，颈项僵直犹如落枕，夜间疼痛可影响睡眠。咳嗽、喷嚏及运动颈部时疼痛加剧，卧位休息可稍有好转。

（1）侧后方突出型：一侧颈肩部疼痛不适伴上肢至手指麻木或疼痛。轻者出现受累神经支配区麻木。神经根炎症较重者则出现剧烈疼痛，呈针刺样、触电样或烧灼样。咳嗽、喷嚏等均可使疼痛加剧，呈现过电样放射感。颈部后仰时放射痛出现或加重。因受累神经不同，其放射痛的区域亦不相同。第 5 颈神经受压多从肩臂前三角肌放射至手桡侧及拇指，第

6 颈神经受压多沿臂外前沿放射至手背及食、中指,第 7 颈神经受压则多沿臂外中线放射至手尺侧及无名指、小指内侧。第 8 对颈神经受压则多沿臂外后侧放射至手尺侧小指。

(2)中央突出型:除上肢症状外,表现为胸腹部束带感,下肢酸痛、发僵及无力感,感觉迟钝或发凉,步态不稳,脚落地时有踩棉花感。病久者可出现肌肉萎缩,握力下降,皮肤感觉减退。重者可出现双侧脊神经受压症状,伴有尿频、尿不尽、便秘等排便功能障碍。

(3)旁中央突出型:可同时出现脊髓受压和同侧脊神经受压症状。

2. 体征

(1)颈部压痛和放射痛:急性发病者,或脊神经根受压者,颈后或颈侧可触摸到压痛点或阳性反应点,按压颈椎相应节段棘突、椎板、关节突可引起神经放射症状或脊髓受压症状。部分患者有痛性斜颈、颈肌痉挛及颈部活动受限。受累神经径路及支配区肌肉可有压痛。慢性进程的中央型突出患者,颈项部可无明显压痛,可感颈项部肌肉僵硬。

(2)特殊试验阳性:压迫颈神经根者,臂丛神经牵拉试验和椎间孔挤压试验可呈阳性。头顶加压时颈痛和放射痛加重,颌、枕部颈椎牵引可使疼痛减轻。

(3)神经系统体征:受累神经节段支配区有感觉、腱反射、肌力减退,甚至肌肉萎缩。单纯神经根受压,同侧上肢肱二头肌腱反射、肱三头肌腱反射、桡骨膜反射可减退,相应肌肉肌力减弱,受损神经支配区痛觉过敏或迟钝。脊髓受压者,可出现上肢肱二头肌、肱三头肌腱反射及下肢膝腱反射、跟腱反射亢进,Hoffmann 征、Babinski 征等病理反射,受损神经支配区感觉迟钝,甚至肌肉萎缩。

3. 辅助检查 颈椎侧位 X 线片可见生理前凸减少,病程长者可见突出椎间隙变窄。颈部 MRI 可明确显示椎间盘退变及突出情况和突出物与颈段脊髓、神经根的关系情况。

4. 鉴别 本病应与脊髓型或神经根型颈椎病、颈椎管狭窄症、颈椎管内肿瘤、胸廓出口综合征相鉴别。

【治疗】

1. 目的 缓解颈部肌肉紧张,扩大椎间隙,调整关节紊乱,减轻突出物对脊神经根、脊髓的压迫,促进神经功能恢复。

2. 治则 舒筋解痉,调整关节,通经止痛。

3. 处方 手法常用滚法、一指禅推法、按揉法、拨法、点法、指振法、拔伸法、扳法。多取颈肩部风池、风府、缺盆、肩井、天宗、肩中俞,上肢曲池、内关、外关、神门、合谷,下肢环跳、承扶、殷门、风市、委中、足三里、阳陵泉、三阴交、昆仑、太冲等穴。

4. 基本操作

(1)在颈肩部疼痛区施以滚法、一指禅推法,并在痛点施以点按法,在紧张疼痛肌束处施以点拨法。可点按风池、风府、颈夹脊、缺盆、肩井、肩中俞、肩外俞、天宗等穴,以患者疼痛或酸胀能耐受为度。

(2)可行颈椎拔伸法 3~5 次,或在拔伸的基础上行颈椎旋转,起到椎间隙减压和调整关节的作用。也可在坐位施以颈椎定位旋转扳法。

(3)拿揉颈部两侧及肩井,再施以肩背部横擦法、掌推法。

5. 随症加减

(1)颈肩疼痛较轻者:可仅于颈肩部进行轻柔放松手法及解痉整理手法。

(2)颈肩疼痛较重者:可在突出节段的棘突旁、椎间关节及横突处施以点拨法,仰卧位在颈肩疼痛减轻的角度施以拔伸法。

(3)上肢症状较重者:可循经取穴推拿,在患肢施以拿法、掌揉法、点按法、点拨法。以缺盆、天鼎、极泉、臂臑、曲池、曲泽、小海、手三里、外关、内关、合谷等穴为主。

笔记栏

(4)下肢症状较重者：可以环跳、承扶、殷门、风市、委中、足三里、阳陵泉、三阴交、昆仑、太冲等为主。

【调护】

1. 配合颈椎枕颌带牵引治疗，往往能起到更明显的效果。

2. 对于颈部疼痛明显，影响夜晚睡眠者，应配合口服消炎镇痛药物。

3. 科学合理地使用枕头。

4. 动静结合，避免颈椎长时间处于同一体位。正确的颈部功能锻炼活动，如颈椎后伸活动的"与项争力"。

5. 推拿治疗本病时，应注意观察患者病情变化。

6. 对于脊髓受压症状及体征呈进行性加重的中央型突出患者，应建议手术治疗。

第四节　胸椎后关节紊乱

胸椎后关节紊乱是指由于姿势不良、急性牵拉等原因造成胸椎关节突关节及或肋椎关节损伤，而出现的以背部疼痛、胸椎活动受限、呼吸受限为主的临床病症。本病又称"胸椎后关节错缝"，俗称"岔气"。

胸椎后关节紊乱属于发生在胸椎的脊柱后关节紊乱。脊柱后关节紊乱是指因脊椎后关节的解剖位置的微小改变，而导致的脊柱功能失常的临床症候群。颈、腰椎关节突关节常被称为"后关节"。而在胸段脊柱，胸椎后关节通常还包括胸椎和同节段肋骨之间的肋椎关节。肋椎关节参与呼吸运动，故其损伤可表现有吸气末疼痛。

本病属中医"胸胁屏伤"范畴。

【诊断】

1. 症状　扭转、体位变换不当、外力牵拉、咳嗽、打喷嚏后出现背部疼痛不适，伴季肋部不适、胸闷。胸椎屈伸旋转活动或深吸气时疼痛明显。

2. 体征　背部肌肉可有不同范围和程度的紧张。在错缝节段常可触及棘突偏歪，或有隆起感，或有凹陷感。棘突旁可有明显压痛。胸椎横突端部即肋椎关节后方可触及痛性结节或条索样物。按压错缝肋椎关节的肋骨时，可出现背部及胸胁部疼痛。

3. 辅助检查　胸椎正位X线片可见相应胸椎棘突偏歪，同时可除外胸椎结核、肿瘤、骨折、强直性脊柱炎等疾病。

4. 鉴别　要根据病史、症状、体征和X片检查，与胸椎结核、肿瘤、骨折、强直性脊柱炎等相鉴别。

【治疗】

1. 目的　纠正胸椎后关节及肋椎关节错缝。

2. 治则　理筋整复。

3. 处方　手法常用掌揉法、拨法、胸椎整复法、擦法，以错缝胸椎节段为中心施治于胸椎后关节及周围软组织。

4. 基本操作

(1)沿胸椎棘突两旁，以病变节段为中心，施以掌揉法放松局部肌肉。

(2)在病变节段棘突旁、肋横突关节后方施以拨法。

(3)根据患者体型及错缝节段，选择施以坐位、站立位或俯卧位、仰卧位胸椎整复法，以调整胸椎关节突关节及肋椎关节。

（4）以错缝节段为中心，施以局部横擦法。可酌情使用冬青膏等活血祛瘀推拿介质。

【调护】

1. 注意坐、卧姿势，避免坐位驼背、歪斜旋转姿势，避免靠卧床头等胸椎及肋骨牵拉姿势。

2. 加强胸椎锻炼，多做直立位脊椎左右扭转动作，以及扩胸运动。

第五节　腰椎间盘突出症

腰椎间盘突出症是指由于腰椎间盘退变，外力或积累性劳损使纤维环部分或完全破裂，髓核在损伤处膨出或突出，压迫、刺激腰脊神经根、马尾神经，引起的以腰腿痛为主症，甚至鞍区麻痹的临床病症。本病好发于 20~50 岁，多见于腰 4~5 和腰 5~骶 1 节段。

腰椎间盘退变是本病的发病基础，外伤是椎间盘纤维环破裂的直接原因。突出的椎间盘组织可因机械性原因或化学性原因造成脊神经根炎症，而出现患侧下肢的坐骨神经放射痛。劳损、受寒等因素可改变腰部生物力学状态，造成突出节段的功能紊乱，诱发或加重腰腿痛症状。后正中突出组织较大者，可影响马尾神经而出现膀胱、直肠功能障碍。

本病以肝肾亏虚为本，感受外邪、跌仆闪挫为标，致气血凝滞、瘀血阻络、经脉不通而作痛。本病属中医"腰腿痛"范畴。

【诊断】

1. 症状　腰痛伴下肢放射痛，常牵涉至足。患者常有慢性、反复腰痛史。因腰部扭伤、劳累或受寒而致腰痛加重，并逐渐出现下肢沿坐骨神经的放射性疼痛。疼痛牵涉臀部、大腿后侧、小腿或足部，呈刺痛、烧灼样痛或刀割样痛。咳嗽、打喷嚏、大便及腰部活动时加重，平卧休息后可减轻。或有下肢麻木、无力或发凉感。中央型突出巨大者，可因压迫马尾神经而出现鞍区麻木、排便功能或性功能障碍等。

2. 体征　腰椎生理曲度消失或后突，并可见脊柱侧弯。腰部功能障碍，前屈、后伸或侧屈时可诱发或加重下肢放射痛。严重者呈屈腰、屈髋、屈膝的"三屈"体位。腰部肌张力增高。突出节段棘突间及棘突旁有压痛，并可引起或加重下肢放射痛。下肢沿坐骨神经径路有多处压痛。受累神经支配区可出现肌力减弱、感觉减退、肌肉萎缩、腱反射减弱等神经功能损害表现。患侧直腿抬高及加强试验（Lasegue 征）阳性。腰 4~5 椎间盘突出常有胫骨前肌、踇趾背伸肌力减弱；腰 5~骶 1 椎间盘突出常有踇趾跖屈无力、跟腱反射减弱。马尾神经受压可见提肛反射和提睾反射减弱或消失。

3. 辅助检查　X 线平片可见腰椎生理弧度消失或后突，腰椎侧凸。腰椎 CT 可见突出物的大小、突出方向及对神经根、硬膜囊的压迫情况，可看到椎板、黄韧带、关节突关节、椎管及侧隐窝的情况。MRI 可显示椎间盘突出、突出物是否脱垂，及椎间盘有无变性。

4. 鉴别　根据病史、症状、体征，结合影像学检查（CT、MRI），可作出明确诊断，亦可排除腰椎结核、椎管内肿瘤等恶性病症。另外，还应注意与腰椎管狭窄症、第三腰椎横突综合征、腰椎骨关节炎、腰椎滑脱症相鉴别。

【治疗】大多数腰椎间盘突出症适用于推拿治疗。中央型突出马尾神经受压者、坐骨神经受压出现胫神经或腓总神经麻痹者，建议手术治疗。

1. 目的　缓解腰部肌肉紧张，调整关节紊乱，改变突出物与神经根的相对位置，减轻对神经根的压迫，促进神经功能恢复。

2. 治则　舒筋解痉，调整关节，通经止痛。

3. 处方　手法常用㨰法、按揉法、拨法、腰部后伸扳法、腰椎斜扳法、腰部拔伸法、擦法。多取腰阳关、大肠俞、关元俞、阿是穴、环跳、承扶、委中、承山、阳陵泉等穴位。

4. 基本操作

(1)患者取俯卧位,医者站于患侧。在患侧腰骶部施以㨰法。

(2)以拇指沿腰骶部点拨,重点是腰椎横突端部、髂腰三角、髋部侧方,以放松腰髋部紧张的软组织。

(3)以拇指点按腰阳关、大肠俞、关元俞,以及坐骨神经径路的环跳、承扶、委中、承山、阳陵泉等穴,以酸胀为度。

(4)患者取仰卧位,医者点按其腹后壁和髂窝、腹股沟处,以放松髂腰肌。

(5)患者取俯卧位,双手扣住床头,医者站于床尾,面向患者,两手分别托握其左右踝部。医者身体后仰,以体重对患者腰骶部进行纵向牵引,减小椎间盘内压。

(6)根据病变节段及患者体型,施以侧卧位腰椎斜扳法、坐位腰椎旋转扳法,或俯卧位腰部后伸扳法,或腰部屈髋屈膝牵拉法,改善突出物与神经根的相对位置关系,缓解对神经根的压迫。

(7)以双掌重叠按揉手法施于腰骶部,再次放松腰骶部软组织。

(8)以小鱼际擦法直擦腰部膀胱经、华佗夹脊穴,横擦腰骶部,均以透热为度。

5. 随症加减

(1)急性期:除突出节段棘突间、棘突旁压痛及下肢放射痛外,可见腰部肌肉紧张,腰部压痛广泛,可有志室穴压痛(腰方肌紧张)、腰眼穴压痛(腰脊神经后支刺激症状,臀中肌紧张)、维道穴压痛(腰脊神经前支刺激症状,髂腰肌紧张),可采用按揉法、点拨法,舒筋镇痛,缓解腰部肌紧张,减低椎间盘压力。对有下肢肌力减退者,急性期宜慎用大幅度腰椎整复类手法。急性期还可配以传统中药热敷方施以湿热敷治疗。

(2)缓解期:逐渐加用患肢被动直腿抬高手法,增加腰部前屈范围;施以腰椎整复类手法,重建腰骶部力学平衡;下肢循经推拿,促进坐骨神经及肌肉功能恢复。

(3)恢复期:可施以腰骶部小鱼际擦法,并逐渐加强腰背肌和腹部肌肉功能锻炼。

【调护】

1. 本病宜配合腰椎骨盆带牵引,降低椎间盘压力。

2. 对疼痛严重者,可口服消炎镇痛药物。

3. 急性期宜卧硬板床 1~2 周,尽量减少腰部负重。

4. 可以用腰围或护腰带限制腰椎活动幅度及强度。

5. 缓解期功能锻炼宜循序渐进,逐步加大腰椎活动幅度,强度适当,避免剧烈运动。可行五点支撑式、飞燕式、倒走或游泳锻炼。

6. 中央型腰椎间盘突出症如出现膀胱、直肠功能障碍的表现,应考虑手术治疗。

7. 老年人腰椎间盘突出症伴椎管狭窄、腰椎失稳者,应避免使用后伸类整复手法。如经过 3~6 个月规范的非手术治疗,病情仍无缓解,甚至进行性加重,应考虑手术治疗。

第六节　急性腰扭伤

急性腰扭伤是指腰及腰骶部的肌肉、筋膜、韧带、关节囊及滑膜等软组织的急性损伤,从而引起腰部疼痛及活动功能障碍的一种病症。本病俗称"闪腰",是腰痛疾病中较常见的病症,多发于青壮年体力劳动者、体育运动者,也常见于长期从事弯腰工作或长时间保持坐势等某一特殊体位者。

本病多因腰部用力过大、过猛,或腰部活动姿势不正确,腰部瞬间负荷超过腰部承受能力,使一侧腰部肌肉、筋膜、关节囊或韧带受到强烈牵拉而损伤。腰部慢性劳损者或有腰部陈旧损伤者,更易因腰部不协调运动而发病。

中医认为,本病多由扭、闪暴力而致,腰部气滞血瘀,经络不通,筋肉拘急,骨节损伤,引发疼痛与活动不利。属于中医学伤筋、腰痛、骨错缝范畴。

【诊断】

1. 症状 常在扭伤、搬抬重物、改变体位后,突发腰部疼痛。疼痛以腰部一侧多见。少数患者在伤后疼痛不重,数小时后或次日腰痛加重。较重者疼痛剧烈,深呼吸、咳嗽、喷嚏,甚至大小便均可使疼痛加重。多数患者有臀部、大腿根部或大腿外侧的牵涉性疼痛。患者多有明显的功能活动障碍,腰部僵直,左右转侧不利,前后俯仰时牵掣作痛,甚至翻身困难。

2. 体征 大多数患者腰及腰骶部有明显的压痛点,压痛点多位于肾俞、大肠俞、腰眼穴及第三腰椎横突端部、髂嵴后部及腰骶部等处。并可触及一侧腰骶部竖脊肌和臀大肌肌紧张。多数患者可有腰椎生理曲度变直和侧凸。患者躯干多向健侧倾斜,臀部凸向患侧。

3. 辅助检查 X 线检查多无阳性发现,可见到脊柱侧凸、生理曲度改变等,亦可见到棘突偏歪或关节紊乱。

4. 鉴别 本病应与棘上、棘间韧带断裂,与棘突、关节突、横突、椎体压缩骨折,与腰椎间盘突出症相鉴别。棘上、棘间韧带断裂有外伤史,脊柱正中部位疼痛、压痛,损伤处可触及凹陷、断端隆起;棘突、关节突、横突、椎体压缩骨折有严重的外伤史,疼痛剧烈,活动受限,X线检查显示骨折发生部位;腰椎间盘突出症以腰痛伴有下肢放射痛为主要表现,腹压增高时症状加重,并出现运动无力、浅感觉减退、腱反射减弱等神经根受压体征。

【治疗】

1. 目的 改善血液循环,促进损伤组织修复;缓解肌肉痉挛,调整关节紊乱。

2. 治则 舒筋活血,消肿止痛,理筋整复。

3. 处方 以㨰揉法、按揉法、弹拨法、点法、扳法、擦法等在腰部及腰骶部阿是穴、命门、肾俞、腰阳关、大肠俞、关元俞、委中、阳陵泉等部位操作。

4. 基本操作

(1)患者取俯卧位,医者站于其患侧。㨰第 1 腰椎至骶骨患侧约 5 分钟,放松腰部肌肉。

(2)弹拨竖脊肌,自上而下 3~5 遍;重点按揉压痛点(阿是穴)及其周围。

(3)点揉患侧命门、肾俞、腰阳关、大肠俞、关元俞等穴位。

(4)点揉委中、阳陵泉,以患者疼痛或酸胀忍耐为度。

(5)根据患者病情、损伤节段,选择侧卧位腰部斜扳法,或俯卧位腰部后伸扳法,或坐位腰椎旋转扳法整复椎骨错缝,放松深层软组织,减轻骨错缝对脊神经后支刺激。

(6)患者俯卧,医者以双掌重叠按揉其患侧腰部,再次放松肌肉。

(7)在腰及腰骶部患侧膀胱经施以小鱼际直擦法,压痛点左右两侧连线上施以横擦法,以透热为度。

5. 随症加减

(1)腰痛较轻者,仅有腰部较轻的痛点而活动基本不受限制,可施以腰部循经解痉和整理手法操作。

(2)腰痛剧烈者,常先于患侧委中穴施以轻重交替的拇指点法和拨法,再实施基本操作进行治疗,最后配以传统中药热敷方在局部进行湿热敷治疗。

(3)腰部韧带损伤者,施以腰部循经解痉和整理手法操作。如棘上、棘间韧带损伤者,先以滚法、按揉法在韧带损伤节段脊柱正中线上下往返治疗,结合指揉法操作。再点按压痛点,可配合弹拨法操作,对棘上韧带剥离者,用理筋手法予以理筋整复。髂腰韧带损伤者,先以滚法、按揉法在韧带循行路线施术,注意重点在髂腰韧带的起止点,然后施以弹拨法操作,以理筋止痛,最后施以患侧在上的腰部斜扳法。配以传统中药热敷方在局部进行湿热敷治疗。

(4)腰椎小关节紊乱者,可配合适量的腰部牵引,如仰卧位胸廓—骨盆牵引,牵引重量为体重的 30%~40%,时间约 20 分钟,然后行腰部循经解痉手法治疗,待肌肉松解后施以腰椎调整手法以纠正腰椎小关节紊乱,最后在腰部施以整理手法。可配以传统中药热敷方在局部进行湿热敷治疗。

【调护】

1. 损伤早期减少腰部活动,卧硬板床休息,注意局部保暖,勿受风寒。

2. 疼痛较重时佩戴腰围固定,以减轻疼痛,缓解肌肉痉挛,防止进一步的损伤。

3. 病情缓解后,需要逐步加强腰背肌肉锻炼。

第七节 慢性腰肌劳损

慢性腰肌劳损是指腰部肌肉、筋膜、韧带等软组织的慢性损伤,导致局部无菌性炎症,从而引起腰部一侧或两侧的弥漫性疼痛。该病又称"腰肌筋膜炎""慢性腰部劳损""慢性韧带损伤",是慢性腰痛中常见的疾病之一,多发于体力劳动者和久坐缺乏运动者。

慢性腰肌劳损的病因有长期从事腰部负重、弯腰工作,或长期维持某一姿势操作等,或由于习惯性姿势不良,或由于长时间处于某一固定体位,造成腰部肌肉、筋膜及韧带持续性机械性牵拉,引起腰背肌肉筋膜劳损。另外,腰部软组织急性损伤之后,没有得到及时有效的治疗,或治疗不彻底,或反复损伤,迁延不愈,致使腰部软组织形成慢性无菌性炎症造成慢性损伤。还有因为腰骶部先天性畸形或解剖结构缺陷,如移行椎、先天性隐性裂等,引起腰脊柱的结构稳定性下降,造成腰部肌肉筋膜的过度代偿进而造成劳损。慢性腰肌劳损病理表现为肌筋膜渗出性炎症、水肿、粘连、肥厚、挛缩、肌纤维变性等改变,刺激脊神经后支而产生持续性腰痛。

本病属于中医"慢性伤筋""肾虚腰痛"范畴,由于平素体虚,肾气亏虚,劳累过度,或外感风、寒、湿邪,凝滞肌肉筋脉,以致气血不和,肌肉筋膜拘挛,经络阻滞而致。

【诊断】

1. 症状

(1)腰部疼痛反复发作,呈钝性胀痛或酸痛不适,时轻时重,休息、适当活动或经常改变体位姿势可使症状减轻,劳累、阴雨天气、受风寒湿影响则症状加重。腰部怕冷喜暖,喜按喜揉,常用双手捶腰或做叉腰后伸动作,以减轻疼痛。

(2)腰部活动基本正常,不能久坐久站,弯腰时间长后即感腰背僵硬。

(3)急性发作时,症状明显加重,可有明显的肌痉挛,甚至出现腰脊柱侧凸,下肢牵掣作痛等症状。

2. 体征

(1)腰部压痛广泛,通常在腰部可以找到多处压痛点。压痛点多在肾俞、志室、大肠俞、关元俞,以及第 2、3 腰椎椎间关节,第 3 腰椎横突端。压痛点一般在损伤结构局部。按压痛点时,可诱发臀部、大腿部的牵涉痛。臀部可出现压痛点。

(2)部分患者可有双侧腰骶部竖脊肌和臀大肌紧张。

(3)部分患者的腰部体表可见毛孔粗大,痛处皮肤颜色晦暗。

3. 辅助检查

(1)腰部压痛范围较广泛,压痛点多在竖脊肌、髂嵴后部、骶骨背面和腰椎横突等处。轻者压痛多不明显,重者伴随压痛可有一侧或双侧竖脊肌痉挛僵硬。

(2)脊柱外观正常,腰部活动一般不受限。急性发作时可有腰部活动受限、脊柱侧凸等改变。

(3)直腿抬高试验正常。神经系统检查无异常。

(4)X线检查:一般无明显异常。部分患者可见腰椎生理弧度改变、骨质增生等,有腰骶部先天性畸形如腰骶椎隐裂、移行椎等。

4. 鉴别　本病应与腰椎退行性关节炎、急性腰肌扭伤、第三腰椎横突综合征、陈旧性腰椎骨折、腰椎间盘突出症、腰椎管狭窄和结核、肿瘤等其他腰部病变及妇科、内科病症引发的腰痛相鉴别。

【治疗】

1. 目的　改善血液循环并促进损伤组织修复,缓解肌肉痉挛。

2. 治则　舒筋通络,温经活血,解痉止痛。

3. 处方　以按揉法、点法、弹拨法、擦法、拍法、腰椎斜扳法等在三焦俞、肾俞、气海俞、大肠俞、关元俞、小肠俞、膀胱俞、志室、秩边、委中、阳陵泉、阿是穴及腰臀部位操作。

4. 基本操作

(1)医者以双手拇指依次按揉两侧三焦俞、肾俞、气海俞、大肠俞、关元俞、小肠俞、膀胱俞、志室、秩边等穴位,以酸胀为度。以拇指点阿是穴、委中穴、阳陵泉各1分钟。

(2)患者俯卧位,医者先于腰部两侧用腰椎斜扳法操作,再用拇指弹拨痉挛的竖脊肌3~5遍,然后用掌根在痛点周围按揉2分钟。

(3)患者俯卧位,医者用小鱼际擦法直擦腰背两侧膀胱经,横擦腰骶部,斜擦双侧八髎,以透热为度。最后以双手空心掌上下交替有节律地拍击腰骶部10次。可配合在腰部施以中药湿热敷治疗20~30分钟。

5. 随症加减

(1)腰椎生理弧度减小或变直者,可根据触诊患者腰椎棘突有压痛者,施以叠掌按腰法。

(2)急性发作,腰痛剧烈者,以拇指点法和弹拨法施于患侧委中、阳陵泉各1分钟,再行基本操作进行治疗,而后在腰部施以中药湿热敷治疗20分钟。

【调护】

1. 在日常生活和工作中,注意保持良好的姿势,维持脊柱正常的生理弧度。尽可能变换体位,勿使过度疲劳。

2. 宜睡硬板床,注意腰部保暖,防止风寒湿邪侵袭;注意劳逸结合,对平素体虚、肾气亏虚、感受阴雨风冷时腰痛加重者,配合补益肝肾祛湿的中药治疗。

3. 加强腰背部肌肉锻炼,可行五点支撑式、飞燕式等锻炼,平素可坚持自我保健推拿,方法为双手擦热,以掌心对住肾俞穴,上下往返擦热腰部。

第八节　退行性腰椎滑脱症

退行性腰椎滑脱症是指由于腰部与骨盆退行性改变而引起的腰椎椎体向前、向后方的移位而引起一系列临床症状的疾病,又称"假性腰椎滑脱症"。临床上以第4或第5腰椎向前滑脱多见,好发于中老年女性。本病确切原因尚未完全明了。妇女围绝经期内分泌紊乱发生软组织、椎骨退变;长期工作姿势不当;中年肥胖,腹部负荷增加;腰椎结构发育异常,腰椎关节失稳等是造成腰椎滑脱的主要原因。

滑脱的椎体可使椎管矢状径变小,导致脊髓或马尾神经受压,出现一系列临床症状。临床上,常根据Meyerding法将椎体滑脱的程度分为4度,推拿主要治疗Ⅱ度以内的滑脱。

中医认为此病主要是经筋失养、束骨不利所致,其证候多表现为气血瘀滞、寒湿犯腰、肝肾亏虚诸相。

【诊断】

1. 症状　退行性腰椎滑脱症患者常常有腰部慢性劳损史或受寒湿侵袭史,大部分患者发病前曾有慢性腰痛。

(1)腰痛,或放射至臀部及整个下肢,或有下肢麻木;腰部板滞,活动受限;活动增加或劳累后,疼痛加重。

(2)部分严重患者可有间歇性跛行或排便功能障碍。

2. 体征　腰椎生理弧度增大,病变节段棘突旁有深压痛,滑脱椎体棘突可触及"台阶感",叩击痛阳性或伴放射痛;神经根受压或病程较长者可见皮肤感觉减退,腱反射和肌力改变或肌肉萎缩;部分患者合并一侧和双侧骶髂关节失稳或关节炎的体征。

3. 辅助检查

(1)X线片:以腰椎侧位片和斜位片作为诊断依据。腰椎侧位片主要观察有无腰椎椎体位置改变。如果腰椎椎体整体向前滑脱,滑脱多发生在第4和第5椎体,一般根据Meyerding法,将滑脱腰椎下一椎体的上平面纵分为四等分,以滑脱椎体后缘垂直线与此平面相交的位置来判定滑脱程度,在后1/4之内为Ⅰ度,1/4~1/2为Ⅱ度,以下类推,共分为Ⅳ度。腰椎斜位片主要观察有无椎弓根峡部断裂。

(2)CT:可见硬膜囊在椎间盘后缘和上方移位椎体后弓之间受压,致椎管狭窄,黄韧带肥厚。

4. 鉴别　椎弓崩裂性腰椎滑脱又称真性滑脱,是指在椎弓根峡部断裂的基础上椎体、椎弓根、关节突相对下位椎体向前滑脱。X线检查结果可作为诊断主要依据,其斜位片可见椎弓根崩裂。而退行性腰椎滑脱症则无椎弓根崩裂。

【治疗】

1. 目的　急性发作期以降低腰肌张力、整复滑脱椎体、调整承重力线为主;疼痛缓解后,以提高腰腹肌力量、恢复腰椎稳定为主。

2. 治则　舒筋通络,理筋整复,补肾强筋。

3. 处方　以按揉法、弹拨法、点按法、点揉法、擦法等在腰骶部及棘突旁阿是穴、肾俞、大肠俞、气海俞、关元俞、居髎、环跳、殷门、委中、承山、昆仑等部位操作。

4. 基本操作

(1)患者俯卧位,医者先在其腰部实施按揉法5分钟,再用拇指在患侧腰部棘突旁阿是穴、肾俞、大肠俞、气海俞、关元俞等处施按揉、弹拨法10分钟,再点揉居髎、环跳穴各2分钟,最后点揉委中、承山、昆仑穴3分钟,擦腰部膀胱经1分钟,以透热为度等。

(2)退行性腰椎滑脱症是推拿的适应证,但是伴有椎弓根崩裂的真性腰椎滑脱症是推拿的相对禁忌,尤其是滑脱程度超过Ⅱ度者,因此,谨慎的诊断是必须要注意的。

1)俯卧位腰椎微调手法:患者俯卧位,腹下垫枕(或采用多体位治疗床,将腹部升高,身体呈前屈卧位),使滑脱节段处于顶点。医者以双掌豌豆骨分别置于滑脱节段上一和下一节段椎体的棘突上,嘱患者深呼吸,医者双手随呼气动作缓慢加压,于呼气末时,医者双手分别成 45° 角沿脊柱向上向前和向下向前做推冲动作。根据调整效果可随呼吸动作反复操作 2~3 次。

2)胸腹俯卧位腰椎微调手法:嘱患者面向床尾端而立,床端适度垫枕。患者缓慢俯卧于床头,双下肢自然下垂,两足不着力,自然置于地面。医者两手掌前后交叉,两掌腕豆骨分别置于滑脱节段上一和下一节段椎体的棘突上,先以缓慢渐增的力将上下椎体纵向牵开,以紧张放松腰椎周围韧带,当上下椎间隙拉开,患者腰腿痛减轻时,两手适时向前上和前下推冲腰椎棘突。根据调整效果可随呼吸动作反复操作 2~3 次。

3)屈膝屈髋垫枕复位法:患者取仰卧位,屈膝屈髋,医者将 2 只枕头叠放在一起,对折后压住开口一头,助手抬起患者臀部,使枕头呈 30° 楔形垫入患者臀部下方,以手顶住枕头,医者站立患者头侧床端,双手向下、向前冲压患者膝部 1 分钟,之后嘱患者在屈膝屈髋抱膝位留枕仰卧 20~30 分钟。

以上三个手法主要纠正腰椎前滑脱。

4)单向冲压法:患者俯卧位,医者单手或双手,掌根置于病变椎体棘突处,嘱患者作深呼吸,当呼气末时,用有限度的冲压力,垂直向下冲压 2~4 次,本法主要纠正腰椎后滑脱。

(3)患者仰卧位,医者沿督脉、夹脊及膀胱经进行掌擦法,横擦腰骶部及八髎穴,均以透热为度;在骶部、臀部及大腿后侧用推法、拍法 3~5 分钟。

以上主要是针对腰椎向前滑脱的治疗,对于腰椎其他方向滑移的推拿治疗则需要其他方法。

5. 随症加减

(1)疼痛发作期:卧硬板床休息,减轻腰骶部剪切负荷。简化推拿手法操作,以轻巧的脊柱调整手法改善腰骶角,减轻腰骶软组织应力,减轻疼痛。

(2)症状缓解期:可逐步进行床上运动,并可开始在室内缓慢行走,增加擦肾俞、命门,逐步开展功法锻炼。

(3)稳定期:导引练功为主。

【调护】

1. 患者需要注意避免弯腰搬重物或体力劳动;疼痛严重者应卧床休息。

2. 如患者腹压不足时,可用腰围固定,待症状缓解后可加强腰腹肌锻炼使腹压增加腰椎稳定性。

3. 根据滑脱方向,合理选择训练方式,如腰椎后滑脱,避免弯腰动作。腰椎前滑脱时,避免腰椎后伸动作。

第九节 第三腰椎横突综合征

第三腰椎横突综合征是指附着于第三腰椎横突及其周围的肌肉、筋膜的急慢性损伤,刺激到脊神经后支出现的以腰臀部疼痛、第三腰椎横突疼痛为主症的临床症候群。本病是腰部常见病症,多发于青壮年体力劳动者。

第三腰椎是腰部活动的中心,其横突较长,有腰大肌、腰方肌、腰背筋膜等附着,所受牵拉应力较大。如果腰部长时间处于前屈或侧屈的位置,或者在腰部前屈或侧屈过程中遭受暴力,第三腰椎横突末端受到损伤,使附着其上的肌肉、筋膜被撕裂。局部组织损伤后,产生无菌性炎症,导致组织变性、粘连、增厚,刺激或压迫局部血管及脊神经后支的外侧支,并可引起臀上皮神经疼痛。局部受寒后,肌肉紧张痉挛,也可促使本病的发生。

本病属于中医伤科"腰痛"范畴,多因闪挫扭腰导致筋肌损伤,气血瘀滞,筋粘拘僵,时时作痛;或因慢性劳损,或被风寒湿邪所困,致气血痹阻,筋肌失容,久而粘连挛僵,活动致痛,发为本病。

【诊断】

1. 症状

(1)腰部多有外伤史。

(2)腰部一侧疼痛,向健侧侧屈时,腰痛加重。腰部前屈和向健侧侧屈受限。

(3)部分患者在第三腰椎棘突外缘,用力按压时,大腿及膝关节处出现放射痛。

2. 体征

(1)一侧或两侧的第三腰椎横突顶端有局限性压痛,可触及纤维性结节状或囊性样肿胀。

(2)病变侧腰部肌肉紧张或痉挛。

(3)活动功能基本正常,急性发作时腰部活动可明显受限。

(4)慢性发病时可无腰段脊柱生理曲度改变,但急性发病可见腰段脊柱生理曲度改变,呈板状腰;或腰段脊柱侧凸,多向健侧倾斜,凸向患侧,即弯腰挺臀姿势。

3. 辅助检查

(1)腰椎前屈和健侧侧屈受限。

(2)第三腰椎横突肥大、压痛,可触及条索状或结节状物。

(3)直推抬高试验可为阳性,但加强试验为阴性。

(4)X线片一般无异常发现,少数可见第三腰椎横突肥大、畸形或不对称等。

4. 鉴别　第三腰椎横突综合征的疼痛一般局限于第三腰椎横突。有时与腰椎间盘突出症等混淆,但是本病导致的下肢疼痛一般在膝关节平面以上;直腿抬高有时受限,但是加强试验为阴性。

【治疗】

1. 目的　增加静脉及淋巴回流,促进创伤性炎症的吸收;拉长紧张痉挛的肌肉,缓解肌肉的高张力状态;松解粘连,解除压迫。

2. 治则　舒筋活血,通络止痛。

3. 处方　以按揉法、弹拨法、擦法、运动关节类手法等在腰背部、第三腰椎横突、同侧内收肌部及大肠俞、肾俞、风市、环跳、委中等穴操作。

4. 基本操作

(1)患者俯卧位,医者站于患侧,用按揉法、弹拨法等手法在患侧腰背部、第三腰椎横突等部位操作3~5分钟,以达到缓解肌肉痉挛的目的。

(2)患者仰卧位,医者站于患侧,用按揉法操作于大腿内收肌,结合"4"字形被动运动。用腰椎斜扳法操作左右两侧各一次。

(3)患者俯卧位,医者站于健侧,以鱼际擦法直擦背部患侧竖脊肌,横擦患侧第三腰椎横突部位,以透热为度。

5. 随症加减　疼痛剧烈、局部拒按者,应先取下肢大腿内侧穴位按揉,待症状减轻后,再用手法治疗局部。

【调护】

1. 患者避免腰部屈伸旋转活动,注意局部保暖,不可受寒。

2. 加强腰背肌、腹肌和髂腰肌的肌力锻炼；纠正不良姿势，避免或减少腰部的前屈、后伸和旋转活动。

3. 疼痛明显者应卧硬板床休息。

第十节　臀上皮神经炎

臀上皮神经炎是指臀上皮神经在腰臀部的腰背筋膜和臀筋膜交汇处受到挤压、牵拉引起无菌性炎症，刺激臀上皮神经，导致腰部、臀部和腿部疼痛为主要临床特征的疾病，又称为"臀上皮神经损伤""臀上皮神经嵌压综合征"。本病是临床常见的腰腿痛病症之一，多见于中老年人较肥胖者，女性居多。属中医伤科"筋伤""筋出槽"范畴。

臀上皮神经由起源于腰1~3脊神经后支的外侧支组成，在股骨粗隆与第三腰椎连线交与髂嵴之处穿出深筋膜，入臀后继续在筋膜中下行，分布到股后下部。臀上皮神经在走行过程中，转折多，经过筋膜裂隙和纤维骨性管道，邻近脂肪多，容易受到卡压；在腰骶部弯腰活动时也会容易受到牵拉、扭转而损伤。受压后，会引起局部充血、水肿、炎症，可致局部组织出现瘢痕挛缩、变性、粘连、肥厚等改变，产生疼痛。

【诊断】

1. 症状

(1)绝大多数患者有腰骶部扭伤史，也有外伤史不明显而呈慢性发病者。

(2)患侧腰臀部疼痛，呈刺痛、酸痛或撕裂样痛，急性发作者疼痛剧烈，且有患侧大腿后部牵掣样痛，但多不过膝。

(3)弯腰受限，行走不便，或起坐困难，尤以体位变动时，疼痛加剧。起坐、行走等活动不便。

2. 体征

(1)患者臀上部及下腰区皮肤及肌肉呈板状，臀上皮神经分布区域有广泛的触痛。

(2)在髂嵴最高点内侧2~3cm处下方的皮下可触及隆起的、可滑动的"条索状"筋结物，触压时感酸、麻、胀、刺痛难忍。

(3)腰部活动受限，对侧下肢直腿抬高受限，但无神经根刺激征。

3. 辅助检查

(1)在急性期少数患者直腿抬高试验可出现阳性，但不出现神经根症状。慢性期患者直腿抬高试验多为阴性。

(2)并膝下蹲试验阳性，并膝下蹲时，患者双膝不能并拢。

(3)X线片无异常改变。

4. 鉴别　常与腰椎间盘突出症等混淆，即使通过CT或MRI看到椎间盘突出的征象，有时仍不能单纯凭借影像报告把臀上皮神经炎排除，仍需要仔细的触诊进一步明确诊断。同样，第三腰椎横突综合征、梨状肌综合征都有其特定的压痛点以明确诊断；急性腰扭伤或骶髂关节半脱位，其压痛部位也是鉴别的主要信息。

【治疗】

1. 目的　改善血液循环、控制炎性反应，解除压迫、松解粘连。

2. 治则　舒筋通络，活血止痛。

3. 处方　以点按法、按揉法、弹拨法和擦法等在腰臀部、小肠俞、白环俞、秩边、环跳、风市、阳陵泉、委中等部位操作。

4. 基本操作

(1)患者俯卧位,医者站于患侧,用柔和的㨰法、按揉法在患侧腰臀部及大腿后外侧施术,配合摩臀上区域3~5分钟,以达到松解局部经筋之目的。

(2)在髂嵴内侧触寻条索状肌筋,然后施以弹拨法或点按法。

(3)沿神经、血管束行走方向施擦法,透热为度。

5. 随症加减 疼痛剧烈者,暂不使用弹拨法,可以用摩法操作,以活血止痛。

【调护】

1. 患者宜卧硬板床休息,局部保暖,避免寒湿侵袭。

2. 避免长时间弯腰旋转等活动。

第十一节 肩关节周围炎

肩关节周围炎简称肩周炎,是指肩关节囊和关节周围的软组织损伤、退变而引起的一种慢性无菌性炎症,以肩关节广泛疼痛和活动功能障碍为主要特征的临床常见疾病。因本病多见于50岁左右的患者,故有"五十肩"之称;其发病与感受风寒有关,故有"漏肩风"之称;本病后期肩关节广泛粘连而活动严重受限,故有"冻结肩"或"肩凝症"之称。

西医学认为,肩关节是人体具有最大活动范围的关节,也是最灵活、运动方向最多的关节,是由肩肱关节、肩锁关节、肩胛胸壁关节和胸锁关节四部分组成的关节复合体。其中肩肱关节是典型的球窝关节,其运动分为前屈、后伸、外展、内收、外旋和内旋。肩肱关节的关节囊较松弛,肩胛骨关节盂的关节面小且浅,此种结构使肱骨头运动具有很大的灵活性,但稳固性较差,而肩关节活动比较频繁,故易导致肩关节周围的软组织损伤。随着年龄的增长,肩关节常有退行性改变;此外,肩部外伤或感受风寒均构成本病病因。病理变化是肩关节周围软组织充血、水肿、渗出、粘连等,导致肩关节功能障碍。

中医学认为,本病常因跌仆闪挫,经脉受损,血溢脉外,气滞血瘀;或年老体虚,肝肾亏虚;或劳累过度,气血不足使筋脉失养,筋脉拘急;或久居湿地,露肩当风,风寒湿入侵,血脉凝滞;外伤或外伤后固定时间太长,或在固定期间不注意肩关节的功能锻炼,而引起气血瘀滞,气血不畅,不通则痛所致。本病属于中医学痹证范畴。

【诊断】

1. 症状 肩关节周围炎的起病多隐匿,少数可有肩部的外伤或上肢的外伤。临床表现以肩部疼痛、活动功能障碍为主,久可出现失用性肌萎缩。早期呈发作性酸痛,常因气候变化、劳累而诱发,以后逐渐发展到持续性疼痛并逐渐加剧,疼痛日轻夜重,甚至夜不能寐。当肩部受到牵连时可引起剧烈疼痛。在病情稳定期,肩关节不活动时可无明显的自发痛。病变后期,肩关节周围广泛性粘连时,疼痛随之减轻。

2. 体征

(1)肩关节周围广泛压痛,在患侧肱二头肌长、短头附着处(肩内陵穴)、肩峰下缘(肩髃穴)、肩胛冈上缘(秉风穴)、小圆肌上缘(肩贞穴)等处有不同程度的压痛点。

(2)肩关节活动如上举、外展、内收、后伸、内旋、外旋等不同程度受限,肩关节外展时,可见典型的"扛肩"现象。病程长者可有三角肌、冈上肌和冈下肌的肌肉萎缩。

3. 辅助检查 X线检查初期一般无异常发现,但可作为排除性诊断;后期可出现骨质疏松,冈上肌腱钙化,大结节处有密度增高的阴影,关节间隙变窄或增宽等现象。

4. 鉴别 本病应与冈上肌肌腱炎、肩峰下滑囊炎、肱二头肌长头腱鞘炎、颈椎病相鉴别。

(1)冈上肌肌腱炎:主要在肩部外侧疼痛,肱骨大结节冈上肌止点处常有明显压痛,当上臂外展到60°~120°范围时可使疼痛加剧,超越这个范围继续活动时,则无明显影响。

(2)肩峰下滑囊炎:主要为肩关节外侧深部疼痛和压痛,尤以肩峰下为明显。主动收缩三角肌时可使疼痛加剧,活动受限以外展、外旋为主。

(3)肱二头肌长头腱鞘炎:肱二头肌长头部位疼痛和压痛,疼痛部位局限在肩前肱骨结节间沟处,少数患者可触及条索状物,肩关节内旋试验及抗阻力试验阳性。

(4)颈椎病:颈椎病虽有肩臂放射痛,但在肩臂部往往无明显压痛点,有颈部疼痛和活动障碍,但肩部活动尚可。颈椎病即使有肩部的功能障碍也是轻微的自主活动障碍,被动活动无影响。

【治疗】

1. 目的 初期宜增加局部痛阈,改善肩部血液循环,促进病变组织修复;后期宜松解肩部粘连而滑利关节,改善肩关节活动并促进功能恢复。

2. 治则 初期舒筋通络,活血止痛;后期松解粘连,滑利关节。

3. 处方 以㨰法、一指禅推法、弹拨法、按揉法、拿法、摇法、扳法、拔伸法、搓法、抖法等手法在肩臂部及肩井、肩内陵、肩髃、肩贞、秉风、天宗、臂臑、曲池、合谷等穴位上操作。

4. 基本操作

(1)患者坐位,医者位于患者患侧。沿着肩前侧、肩外侧和肩后侧,分别施以㨰法、一指禅推法。重点按揉肩内陵、肩髃、肩贞、秉风、天宗等穴位,以酸胀为度;同时配合患肩各方向的被动活动。若推拿时患者痛甚,肩臂肌肉紧张,可采取仰卧位。手法要沉稳柔和,幅度逐渐加大,切忌动作粗暴,以免引起剧烈疼痛。

(2)①肩关节外展扳法:患者坐位,医者位于患者患侧。医者一手掌按住其肩部为支点,另一手握住其肘部,两手相对用力,做患肩外展运动。②肩关节内收扳法:患者屈肘关节,将患肢放于胸前。医者位于患者后侧,紧靠其背部,用自己与患肩同侧的手扶住患肩,另一手托住患肢肘部做肩关节内收至有阻力时,两手同时做肩关节内收扳动。③肩关节上举扳法:医者位于患者侧前方或侧后方,用上臂托起患肢上肢,同时用手按住患者肩部,另一手掌按于手掌背上,做肩关节的外展,外展上举到一定限度时,手掌下按,前臂外展,同时用力扳动肩部。④肩关节后伸扳法:患者坐位,患肢自然下垂放松。医者位于患者侧方,用自己与患肩同侧的手扶住患肩,另一手握住其腕部,使患肢后伸、屈肘,手背贴于背部,缓缓上提至最大限度,然后沿脊柱方向扳动。⑤摇肩关节:医者立于患侧,一手扶住患肩,另一手托住其肘部,以肩关节为轴心做肩关节摇法,幅度由小到大,以患者耐受为度。

(3)医者立于患侧,用双手握住患肢手腕部,做小幅度高频率的上肢抖法;搓肩臂部,上下反复操作;拿曲池、合谷、肩井等穴位。

5. 随症加减

(1)肩部疼痛较轻者,仅有肩部较轻的痛点而活动基本不受限制,可施以肩部舒筋通络、调和气血放松手法操作。

(2)肩部痛剧烈者,常先于患侧曲池、手三里、合谷穴施以轻重交替的拇指按揉法和弹拨法,再施以基本操作进行治疗,可配以传统中药局部热敷治疗。

【调护】

1. 手法操作中用力要先由轻到重,再由重到轻。

2. 肩关节摇法、扳法当循序渐进,逐步扩大活动范围。特别注意后期患者肩关节粘连日久,可因失用而发生骨质疏松,手法宜轻柔缓和。

3. 患者应加强肩关节功能锻炼,效果显著。

(1)爬墙锻炼:患者面对墙壁用双手或患侧单手沿墙壁缓慢向上摸高爬动,使患肢尽量上举,然后再缓慢向下回到原处,反复进行,循序渐进,不断提高爬墙高度,也可用单手或双手吊单杠对肩关节进行牵拉,以解除粘连。

(2)背后拉手:两手置于身后,用健侧手拉患侧手使其逐渐内收并上提。

(3)外旋练习:背靠墙站立,患肢握拳屈肘,患肘贴住胸壁,患肢外旋,尽量使拳背碰到墙壁。

(4)双手托天:站立,双手各指相交,自腹前缓慢抬起,举平后向上拉动。

(5)耸肩环绕:站立,双手搭于肩部,向前向后连续环绕;还原休息,再做向后向前连续环绕,动作要慢,幅度由小到大。

4. 推拿治疗肩周炎预后一般较好,痊愈后很少复发。少数患者可呈现一定自愈现象,大部分患者若不治疗或治疗失当或治疗不及时,则病情加剧。

第十二节　肱骨外上髁炎

肱骨外上髁炎又称"肘外侧疼痛综合征""前臂伸肌总腱炎""桡侧伸腕短肌与环状韧带纤维组织炎"等,是肱骨外上髁局限性疼痛,并影响臂腕功能的慢性劳损性疾病。本病的发生与职业工种有关,如前臂伸肌群长期反复用力旋前、旋后,腕部活动用力过久、过猛,致使肌腱部分损伤、肱骨外上髁骨膜无菌性炎症、桡骨小头环状韧带退行性变化、前臂伸肌总腱深面的滑囊炎、血管神经束的卡压及桡神经关节支的神经炎等。因早年发现网球运动员易发生此种损伤,故俗称"网球肘"。

前臂过度旋前或旋后时,被动牵拉伸肌(握拳)和主动收缩伸肌(伸腕)将对肱骨外上髁处的伸肌总腱起点产生较大张力,长期反复这种动作可引起该处的慢性损伤。另外肌肉软弱无力的老年文职人员,即使短期提重物也可发生肱骨外上髁炎。肱骨外上髁炎的基本病理变化是慢性损伤性炎症。炎症的范围不尽相同:有的仅在肱骨外上髁尖部,是以筋膜、骨膜炎为主;有的在肱骨外上髁与桡骨头之间,是以肌筋膜炎或肱桡关节滑膜炎为主。此外,伸肌总腱深处有一细小血管神经束穿过肌腱和筋膜时被卡压,周围有炎症细胞浸润及瘢痕组织形成,成为产生临床症状的病理基础。

中医学认为,多因肘部外伤或劳损,或外感风寒湿邪使局部气血凝滞,络脉瘀阻而致。本病属中医学伤筋范畴。

【诊断】

1. 症状　一般起病比较缓慢,偶感肘外侧酸痛无力,因急性损伤而发病者较为少见。发病后日久则加重,痛及肩前和前臂,局部或有轻度肿胀。活动前臂后疼痛加重,不能做握拳、旋转前臂动作,握物无力,如提热水瓶、拧毛巾,甚至拖地时均感疼痛加重。疼痛可向上臂、前臂以及腕部放射,但在伸直肘关节提重物时不明显,休息时多无症状,部分患者夜间疼痛显著。

2. 体征

(1)局部压痛。肱骨外上髁、桡骨头及附近有局限性、极敏锐的压痛,皮肤无炎症,肘关节活动正常。

(2)前臂伸腕肌群抗阻力试验阳性,网球肘试验(Mills 征)阳性:伸肘握拳,屈腕,前臂旋前,肘部外侧出现疼痛。

3. 辅助检查 X线检查多无明显的阳性体征。有时可见肱骨外上髁处骨质密度增高，或其附近可见浅淡的钙化斑。

4. 鉴别 本病根据病史、症状及体征不难与肘关节骨折、脱位等病变相鉴别，但要注意与臂丛神经病变而产生的肘部疼痛相鉴别，特别是颈椎病所致的局限性肘部疼痛。

【治疗】

1. 目的 缓解疼痛，改善局部血液循环，促进损伤组织修复，松解粘连，恢复肘关节活动功能。

2. 治则 舒筋通络，理筋整复，活血化瘀。

3. 处方 以滚法、按揉法、弹拨法、捏拿法、擦法等手法在患肢肘关节外侧、前臂、曲池、手三里、阿是穴等部位和穴位进行治疗。

4. 基本操作

（1）患者坐位或仰卧位，患臂外展前屈位，肘关节微屈，肘下垫枕，医者坐于患侧。在前臂桡侧肌群用滚法，同时配合前臂旋前、旋后的被动运动，重点在肘部；按揉曲池、手三里、阿是穴，以酸胀为度。

（2）医者一手托住患侧肘部，一手握住腕部，做肘关节拔伸牵引，并同时做前臂的旋转活动；托肘部的手以拇指按揉桡骨小头，同时做肘关节屈伸的被动运动。用力要稳，避免产生新的损伤。

（3）医者用拇指弹拨前臂桡侧伸腕肌。拿法自上而下操作于患肢内外侧肌肉；肱骨外上髁处用鱼际擦法，透热为度。

5. 随症加减 疼痛严重者、病程较久者可加热敷肱骨外上髁处。

【调护】

1. 急性期要适当休息患肢，限制用力握拳等伸腕动作是治疗和预防复发的基础。

2. 注意局部保暖，避免寒冷刺激。

3. 加强肘关节的保护及功能锻炼，坚持每日做肘关节的屈伸和腕部的旋转活动。

4. 推拿治疗即刻效果明显，但疗程较长，病情易反复。经过非手术治疗症状无改善或反复发作者，可考虑选用伸肌腱起点剥离松解术等手术治疗。

第十三节　腕管综合征

在腕部的掌侧，由腕横韧带与腕骨（由钩骨、头骨、大多角骨、小多角骨等组成）构成骨-纤维性管道，称为腕管。腕管内有指屈肌腱和正中神经通过。当腕管内压力稍有增高，正中神经受压，产生相应的临床症状叫腕管综合征，又称"腕管狭窄症""迟发性正中神经麻痹"，是周围神经卡压综合征之一。随着电脑的普及与发展，不正常体位使用鼠标易诱发本病，故俗称"鼠标手"。

西医学认为，引起腕管内压增高的原因较多，可能与下列因素有关：①创伤，如腕部骨折（桡骨远端骨折、手舟骨骨折等）、脱位（月骨脱位等）；②腕关节过度掌屈或背屈、劳损致腕横韧带肥厚等；③内分泌系统的变化，如妊娠妇女、绝经期妇女、黏液性水肿、肢端肥大症、甲状腺功能低下、糖尿病等；④指屈肌肌腹过低或蚓状肌过高进入腕管，增加了管内容量；⑤占位性病变，如腕管内腱鞘囊肿、脂肪瘤及其他肿瘤等；⑥风湿或类风湿等引起腕管内腱鞘滑膜炎等。

中医学认为，多由急慢性损伤、风寒湿邪侵袭，气血流通受阻所致。本病属于中医学伤筋范畴。

【诊断】

1. 症状　桡侧 3 个半手指麻木、刺痛或烧灼样痛,常可向手或肘、肩部放射。疼痛常发生在夜间或清晨,有时拇指外展、对掌无力,动作不灵活。手部正中神经支配区的皮肤痛觉减弱或消失,日久可逐步出现鱼际肌萎缩。

2. 体征

(1)腕部叩诊试验(Tinel 征)阳性:在腕部掌侧腕横韧带上轻轻叩击,可引起正中神经分布区放射性疼痛。

(2)屈腕试验(Phalen 征)阳性:将患者腕关节极度屈曲持续 1 分钟,患侧拇、食、中指可出现放射性麻痛。

3. 辅助检查　腕关节正侧位 X 线检查,可排除其他骨关节病变。

4. 鉴别　本病当与颈椎病、多发性神经炎相鉴别。颈椎病由于神经根受压引起的麻木区不仅在手指,前臂也有感觉减退区,屈腕试验、腕部叩诊试验均为阴性,而颈部体征则为阳性。多发性神经炎常是双侧发病,不局限于正中神经,尺神经、桡神经也受累,呈手套状感觉麻木区。

【治疗】

1. 目的　增加局部组织痛阈,减轻腕管内组织水肿,使肌腱滑膜变薄,降低腕管内压力,缓解或消除正中神经受压状态。

2. 治则　舒筋通络,活血化瘀。

3. 处方　以一指禅推法、按揉法、弹拨法、摇法、拔伸法、擦法等手法操作于前臂、腕部和手部,以阿是穴、内关、大陵、外关、劳宫、阳池、阳溪、合谷、鱼际等穴位为主。

4. 基本操作

(1)患者坐位,前臂及腕部垫枕,掌心向上,医者坐其患侧。一指禅推前臂内侧、腕掌侧横纹、腕背侧横纹及鱼际;按揉阿是穴、内关、大陵、外关、劳宫、阳池、阳溪、合谷、鱼际等穴位,以局部酸胀为度。

(2)双手分别握持患腕和前臂远端,缓慢柔和地拔伸腕关节;将患腕在轻度拔伸下缓缓旋转摇动,较大幅度屈伸腕关节。弹拨法操作于腕部掌侧和前臂远端内侧,重点在腕管的肌腱。

(3)擦法操作于腕部掌侧及鱼际,以透热为度。

5. 随症加减　症状较重、病程长者,可配合中药外敷、熏洗。

【调护】

1. 因骨折、脱位引起本病者,应在骨折愈合、脱位整复后,再考虑推拿手法治疗。

2. 注意避免腕部劳累、受寒,特别是腕部强力屈伸活动。

3. 对病情较重、频繁发作或保守治疗无效者,应进行手术治疗。

第十四节　膝骨关节炎

原发性膝骨关节炎又名退行性膝骨关节炎、膝关节增生性关节炎等。原发性退行性膝骨关节炎是生理上的退化作用和慢性积累性关节磨损的结果,临床以中老年发病较普遍,尤以 50~60 岁最多见,女性较多。

早期因关节软骨积累性损伤导致关节软骨的胶原纤维变性,而使关节软骨变薄或消失,关节活动时产生疼痛与受限;后期关节囊形成纤维化、增厚,滑膜充血肿胀肥厚,软骨呈象牙状骨质增生。同时膝关节周围肌肉因受到刺激而表现为先痉挛后萎缩。总之,其病理改变是一种因软骨退行性变化引起的骨质增生,继发出现滑膜的炎症。

本病属于中医"痹证""骨痹"范畴。

【诊断】

1. 症状 膝关节疼痛,初起时,疼痛为发作性,后为持续性,劳累和夜间疼痛较重,上下楼梯时明显;膝关节活动时疼痛明显,遇阴雨天气疼痛加重。膝关节主动活动受限,跑跳跪蹲均受不同程度的限制,关节活动时可有摩擦或弹响音。部分患者关节肿胀,中后期肿胀明显,可出现关节畸形。

2. 体征

(1)压痛:膝关节间隙有深压痛。

(2)活动受限:膝关节被动伸屈活动明显受限,股四头肌可有萎缩。

(3)肿胀:轻者两膝眼处肿胀,重者膝周均肿胀。

3. 检查

(1)X线检查可见股骨内外髁增生,胫骨髁间突变尖,髌股关节面模糊变窄,髌骨边缘骨质增生,髌韧带钙化。

(2)血、尿常规检查,红细胞沉降率检查,抗链球菌"O"及类风湿因子检查未见异常;关节液为非炎性。

4. 鉴别 本病需和创伤性滑膜炎、髌下脂肪垫损伤、膝关节半月板损伤和膝关节侧副韧带损伤相鉴别。创伤性滑膜炎有较明显的外伤史,伤后会出现关节肿胀疼痛,局部温度增高。髌下脂肪垫损伤表现为膝部酸痛、乏力,髌韧带两侧肿胀,但膝关节活动障碍不明显,过伸试验阳性。膝关节半月板损伤有外伤史,伤后关节疼痛、肿胀,有弹响和交锁现象,膝内外间隙压痛,麦氏征和研磨试验阳性。膝关节侧副韧带损伤是在韧带损伤部位有固定压痛,常在韧带的上下附着点或中部,患侧膝关节呈半屈曲位,活动关节受限,侧方挤压试验阳性。

【治疗】

1. 目的 促进局部组织血液循环和新陈代谢,提高局部组织痛阈,改善关节腔的内压,促进关节腔组织的修复,松解股四头肌和关节粘连,恢复关节的应力和张力平衡。

2. 治则 舒筋通络,活血化瘀,松解粘连,滑利关节。

3. 处方 使用㨰法、按揉法、弹拨法、提拿法、擦法、摇法等操作于膝髌周围、鹤顶、内外膝眼、阳陵泉、血海、梁丘、伏兔、委中、承山、风市等部位和穴位。

4. 基本操作

(1)患者仰卧位,先以㨰法施术于大腿股四头肌,重点在髌骨上部,并按揉鹤顶、血海、梁丘、伏兔等穴。患者俯卧位,以㨰法施术于大腿后侧、腘窝及小腿后侧,并按揉委中、承山穴。

(2)以按揉与弹拨法交替作用在髌韧带、内外侧副韧带,重点在鹤顶、内外膝眼、阳陵泉、血海、梁丘等穴周围进行治疗,并按揉、提拿髌骨。患者仰卧位,屈髋屈膝,医者一手扶按患侧髌骨,一手握持小腿远端,做屈膝摇法,配合膝关节的屈伸、旋转等被动活动。

(3)医者于患膝周围施擦法,以透热为度。

5. 随症加减 对于关节肿胀疼痛严重者,可先按揉阳陵泉、阴陵泉和绝骨止痛,可配合中药外敷、熏洗。

【调护】

1. 膝关节肿痛严重者,应予休息;减轻膝关节的负荷,避免膝关节过度运动。

2. 锻炼原则 锻炼强度与症状成反比,即症状越重锻炼越轻甚至制动,锻炼多采用非负重锻炼,如游泳、仰卧位直腿抬高、蹬自行车等,可避免膝关节过度疲劳。症状减轻后锻炼逐渐增加,如散步等。但要避免登山等过度增加膝关节负荷的活动。

3. 推拿治疗对原发性退行性膝骨关节炎的关节骨质增生是不可逆的,但对其所产生的体征和临床症状,有明显的改善作用,尤其是早期效果明显。

第十五节　踝关节扭伤

踝关节扭伤是指踝关节过度内翻或外翻,致使踝关节周围的软组织出现疼痛、肿胀、瘀血以及关节活动功能障碍的一种病症。临床以踝关节内翻损伤多见。常于行走或跑步时突然在不平的地面上,或下楼梯、走坡路不慎失足,或骑单车、踢球等运动中不慎跌倒,导致足过度内翻所致。踝关节在跖屈内翻损伤时,容易扭伤外侧的腓距前韧带,外力继续作用时,则容易损伤外侧的腓跟韧带。韧带损伤后,局部出血,组织液渗出,刺激末梢神经,引起疼痛和活动功能障碍。

中医学认为本病的发生是由于外伤等因素,使踝部的经脉受损,气血运行不畅,气滞血瘀,经络不通而致。

【诊断】

1. 症状　有急性踝关节内翻扭伤史。踝部明显疼痛,步行困难,伤足不能着地,踝内翻时则伤处疼痛加剧。踝关节活动功能障碍,以屈伸和内翻活动为甚。外踝部明显肿胀,局部皮下瘀血。

2. 体征

(1)压痛:外踝前下方压痛明显。

(2)活动受限:踝关节被动内翻时疼痛明显,伸屈及内翻活动受限。

3. 辅助检查　X线检查对扭伤无直接的诊断意义,但有助于排除骨折、脱位等。

4. 鉴别　踝关节扭伤应注意与骨折和脱位相鉴别。

骨折患者其压痛主要在骨折断端,沿小腿纵轴方向叩击足底,则断端疼痛剧烈,有时可闻及骨擦音,若内或外踝骨折,做足内、外翻试验可鉴别骨折和韧带扭伤。

脱位患者,两足后踝部对比,患足后踝部有明显畸形,有时虽无畸形,但须慎防有潜在自行复位的踝关节脱位。

【治疗】

1. 目的　减轻疼痛,促进瘀血及组织液吸收,促进损伤组织的修复,恢复踝关节活动。

2. 治则　舒筋通络,活血散瘀,消肿止痛。

3. 处方　一指禅推法、按揉法、拔伸法、摇法、擦法等手法操作于踝关节周围、丘墟、悬钟、阳陵泉等部位和穴位。

4. 基本操作

(1)患者取仰卧位,医者用一指禅推法先从患部周围逐渐到患部、自外踝小腿外侧至阳陵泉操作数遍,重点在丘墟、悬钟、阳陵泉穴,以酸胀为度;继则以一指禅推法推患处,从局部向周围扩展。

(2)患者取仰卧位,医者位于患足侧,拔伸踝关节,并做小幅度内外旋转;然后按丘墟、阳陵泉,以酸胀为度。

(3)擦足背及外踝,经踝至小腿,透热为度。

5. 随症加减　对于关节疼痛严重者,可先按揉阳陵泉、悬钟止痛,同时慢慢活动患侧踝关节。陈旧性踝关节扭伤宜采用弹拨法、踝关节摇法,陈旧性踝关节扭伤也可配合中药外敷、熏洗。

【调护】

1. 急性损伤患者,手法要轻柔,踝关节制动,以免加重出血,同时不宜热敷,但注意局部保温,并抬高患肢,利于肿胀消退。

2. 恢复期手法宜稍重,特别是对血肿机化产生粘连,踝关节功能受限者,应以较重手法使粘连解除。进行循序渐进的踝关节各方向主动活动,逐渐增大活动范围。

3. 需要配合适当的功能锻炼,以加快恢复。

第十六节 颞下颌关节紊乱症

颞下颌关节紊乱症是以颞下颌关节疼痛、弹响与开口运动异常为主症的一种无菌性炎症。多发于中青年妇女,常发生在一侧,亦可累及双侧。

本病病因复杂,目前尚不明确,可能的相关因素有:①颞下颌关节损伤;②关节周围肌肉过度兴奋或抑制;③牙咬合关系紊乱;④关节先天性畸形;⑤其他如夜间磨牙造成关节创伤或寒冷刺激引起肌肉痉挛而诱发本病。

中医学认为本病多由肝肾虚弱,气血不足,致使经筋失养,关节不利;或因咀嚼硬物,过力伤筋,又感受风寒湿邪,经气凝滞而成。

【诊断】

1. 症状 关节弹响或杂音,可为单声清脆音或多声杂音;关节运动异常,表现为开口度过大或过小,开口时下颌偏斜或歪曲,以及张闭口时发生障碍等;疼痛,主要发生在开口和咀嚼运动时。本病还可伴有耳痛、耳鸣、头晕、视力减退和慢性疲劳等症状。

2. 体征 压痛部位因人而异,有的在乙状切迹和上颌结节后方,有的则在颞下颌关节后区或关节结节处和髁状突前斜面。部分患者可伴有闭口肌群痉挛。

3. 检查 影像学检查可以排除颞下颌关节部的骨折、脱位、增生、骨关节炎、骨病等。

【治疗】

1. 目的 舒松颞下颌关节周围的软组织,促进局部血液循环,改善血供;修复关节损伤,达到矫正颞下颌关节的交锁紊乱,使之恢复正常。

2. 治则 活血通络,理筋整复。

3. 处方 按法、一指禅推法、揉法、摩法、摇法、拿法等作用于患侧颞下颌关节,以及颊车、下关、听会、耳门、翳风及对侧的合谷穴。

4. 基本操作

(1)患者正坐,张口(或侧卧位,患侧在上),医者以按法、指揉与鱼际揉摩相配合,施于上述诸穴,每穴1~2分钟,使患者有得气感。

(2)患者正坐,以一指禅推法作用于上述诸穴,往返3~5遍。

(3)患者正坐,拿对侧合谷及两侧风池、肩井穴。

5. 随症加减 颞下颌关节半脱位者(以右侧为例):患者正坐,一助手固定患者头部。医者以右手拇指(包有消毒纱布)伸入患者口腔内,按压臼齿,余指托住下颌骨。左手拇指压在髁突部,余指扶住下颌骨。右手摇晃下颌骨,左手拇指在髁突部做揉捻。待两侧颞下颌关节松动后,右手拇指向前下方用力,令其张大口,拿出拇指,余指托其下颌部向后上方端提,让患者闭口,此时左手拇指将髁突向后上方挤按。下颌骨向左侧偏歪咬合关节异常者,可在舒筋基础上,医者左手鱼际按在患者右侧颞部和髁突处,右手按左侧下颌部。令患者做张口和闭口运动,同时医者两手相对挤按,即可将向左侧偏歪的下颌矫正,恢复正常咬合关系。

【调护】

1. 忌食生冷,避免咀嚼硬物造成过度疲劳,纠正不良咀嚼习惯,以免加重韧带、关节盘的损伤。

2. 局部应注意保暖,冬季外出宜戴口罩,防止风寒侵袭。

3. 推拿治疗后可配合热敷。

4. 若有骨性改变者,推拿无效应及时转口腔科治疗。

学习小结

1. 学习内容

"筋骨整体观"指导原则:注重骨关节与软组织的病理变化;体格检查结合影像学表现;作用于软组织手法与作用于关节手法应合理地选用;防治互相结合。

病症	诊断及鉴别诊断	主要手法选择	关键操作步骤	临床疗效
颈椎病等10个脊柱病症	疼痛或放射痛的部位;特殊试验;影像学表现	滚法、一指禅推法、按法、揉法等;颈椎、胸椎和腰椎扳法等	软组织松解手法操作;脊柱小关节扳法等调整手法操作	关节紊乱致痛及活动的改善效果甚好
肩关节周围炎等5个四肢病症	疼痛和关节活动障碍;特殊试验;影像学表现	滚法、一指禅推法、按法、揉法等;四肢关节摇法或拔伸法	周围软组织松解手法;生理范围内做关节被动活动	关节粘连及关节活动的改善效果良好

2. 学习方法　理论、案例和临床见习三者相结合。

（孙武权　齐凤军　薛卫国　杨硕　赖淑华　李守栋）

复习思考题

1. 如何理解"筋骨整体观"?

2. 颈椎病推拿治疗的基本操作方法有哪些?

3. 如何选择颈椎间盘突出症推拿适应证? 其推拿基本操作有哪些?

4. 胸椎后关节紊乱推拿治疗的基本操作方法有哪些?

5. 如何选择腰椎间盘突出症推拿适应证? 其推拿基本操作有哪些?

6. 急性腰扭伤推拿治疗的基本操作方法有哪些?

7. 试述慢性腰肌劳损的基本推拿操作。

8. 第三腰椎横突综合征的基本推拿操作?

9. 诊断臀上皮神经炎的要点是什么?

10. 肩关节周围炎如何与颈椎病引起之肩痛相鉴别?

11. 引起腕管内压增高的致病因素有哪些?

12. 膝骨关节炎推拿治疗的基本操作方法有哪些?

13. 踝关节扭伤推拿治疗的基本操作方法有哪些?

14. 颞下颌关节紊乱症推拿治疗的基本操作方法有哪些?

◇◇◇ **第七章** ◇◇◇

内、外、妇、五官科疾病

✎ **学习目标**

1. 掌握内、外、妇、五官科病症的推拿治疗基本理论、诊断要点和指导原则。
2. 掌握内、外、妇、五官科疾病常见病症的诊断和推拿治疗。
3. 熟悉内、外、妇、五官科病症的推拿操作及功法锻炼。

推拿是中医药宝库中最古老的外治疗法之一,为中华民族繁衍生息做出重大贡献。虽然在特定时期,推拿学科的发展遇到发展瓶颈,出现侧重骨伤疾病治疗的现象。但是,内科、外科、妇科及五官科仍是推拿治疗的优势范畴,且有一定的绿色优势。

♡ **思政元素**

西藏推拿事业的播种机——郑风胡

郑风胡是一名毕业于国立上海医学院的外科医生,1956 年参加了全国首批西学中班学习,1963 年起,向内功推拿流派传人学习推拿,从此活跃在中医推拿医疗、教学、科研的领域中。他是推拿现代科学研究的开创者,更是推拿治疗心脏病的开拓者。

1973~1978 年间,他主动要求参加援藏工作,参加了第一、二、三批上海市赴藏医疗队。援藏期间,不仅用精湛的外科手术技术挽救了许多危重患者的生命,更多时候是采用推拿疗法为藏族同胞治病。除了推拿治疗急慢性骨伤科疾病之外,他还开展了推拿治疗高原缺氧性心脏病、胰腺炎、子宫脱垂、声带水肿等内、妇、五官科疾病,打破了推拿治疗适应证的禁区。五年间,共推拿治疗各种病例 1 万人次以上。在藏期间,他认识到医师掌握了简易推拿手法,在缺医少药的地方可以发挥重大作用。所以先后办了 12 次基层推拿短训班,为西藏培养了大批推拿医师,被称为"西藏推拿事业的播种机",获得了全国先进工作者称号。

推拿治疗内科、外科、妇科及五官科疾患的理论方法体系,诊断上是以中医基础理论为指导,将"中医脏腑"与"西医学脏器"结合互补,根据临床相关病症的病因及病理变化特点进行辨证论治,通过四诊结合八纲辨证确定治则治法。近年来,围绕"脊柱病因学"学说进一步延伸开展一系列临床和基础研究,为推拿治疗内科病的机制研究开辟了新空间。此外,"神经及神经 - 体液调节学说""反射区学说""生物全息学说"等理论假说,也进一步丰富推拿治疗内科、外科、妇科及五官科疾病治疗的思路和手段。

（一）内、外、妇、五官科疾病的推拿治疗基本理论和假说

1. **经络学说**　基于长期临床实践而逐渐形成的"经络学说"是推拿治疗内、外、妇、五官科疾病的核心理论之一，按照传统中医学理论的认识，推拿手法具有疏通经络、行气活血、调整脏腑的作用。

推拿手法操作需要循经络及穴位来进行。经络内属脏腑、外联肢节，是人体内信息、物质和能量传递的通道，经气运行于经络之内，穴位是经气汇聚之所，在推拿手法的刺激下，人体会产生得气感。而得气与否，以及得气的强弱都是判断推拿手法的刺激量和推拿疗效的前提条件。得气感的产生有赖于经气的运行和活跃，得气感越强则说明经气运行越顺畅。"经脉所至，主治所及"，推拿手法直接作用于经穴，主要是通过激发经气的运行，从而起到疏通经络作用。《素问·血气形志》说："形数惊恐，经络不通，病生于不仁，治之以按摩醪药。"可见，在《黄帝内经》时代就已经认识到推拿手法具有疏通经络的作用，这一作用也是推拿手法其他作用的基础。

气血运行于经脉之中，经络具有"行血气而营阴阳，濡筋骨，利关节"的功能。推拿手法作用于体表，直接刺激经穴，一方面通过激发经气，调整局部气血运行；另一方面通过调动与经络相连的脏腑功能，尤其是心肺功能，推动全身的气血运行，从而实现其行气活血的作用。《素问·调经论》说："血气不和，百病乃变化而生。"上述经文已经明确指出，若气血运行不畅，可进一步引起多种病理变化。如气虚鼓动无力或气滞运行不畅，可进一步导致血瘀，瘀血闭阻经络则引起疼痛，即所谓"不荣则痛"或"不通则痛"，推拿手法通过行气活血，可起到祛瘀止痛的作用，正如《素问·举痛论》所说："寒气客于背俞之脉……按之则热气至，热气至则痛止矣。"由此可见，推拿所产生的热效应，是其行气活血作用的基础。

推拿手法调整脏腑的作用主要是通过 3 个途径来实现。一是通过对经络的刺激，直接调整与之相连的脏腑功能；二是通过对背俞穴和腹募穴的刺激，调整对应脏腑的功能；三是通过对特定穴的作用，综合调整内在脏腑的功能。总之，推拿手法疏通经络、行气活血、调整脏腑三方面的作用是相互联系的，经络疏通是基础，气血畅达是关键，脏腑功能协调一致是目的。这三方面的协同作用是推拿手法用于治疗内、外、妇、五官科疾病的理论基础。

2. **脊柱病因学说**　该学说提出是源于 20 世纪 50 年代关于颈椎病的研究。而后进一步扩展至胸椎、腰椎疾病。有研究显示，临床上被诊断为颈椎、胸椎、腰椎病症的患者中，约 1/3 伴有自主神经功能紊乱和相应的内脏疾病。当脊椎病症好转后，其相应的脏器疾病也得到好转或痊愈。目前，通过脊柱部位推拿治疗而取得疗效的内、外、妇、五官科疾病已达 70 余种。这也为脊柱病因学说提供了重要的临床证据。

针对脊柱及其内外组织的结构特点和生理功能，在解剖学和生理学的课程中已经涉及。这里需要强调的是：由脊椎和椎间盘构成的脊柱部分是一个静力性力学系统，而附着于脊柱的肌肉和韧带构成了一个动力性力学系统。为了满足生理活动的需要，脊柱经常要在三维方向上做各种运动或维持特定的姿势，上述两个力学系统的协调平衡是保持其正常生理活动的重要前提条件；同时，脊柱的结构和运动状态又直接影响着椎管内的脊髓和穿行于椎间孔的自主神经与躯体神经的生理功能，进而引起各种效应器官的功能变化。脊柱病因学说的一个基本观点是"固定假说（fixation theory）"，即脊柱运动单位的活动度减小，属脊椎关节半脱位范畴，中医学中所描述的脊椎关节"骨错缝"与之有相似之处。造成脊椎关节被"固定"的原因主要有：①脊椎关节周围关节囊的交锁或嵌顿；②骨骼肌，特别是两个相邻椎体间的肌梭发生痉挛；③局部炎症刺激；④椎间盘等组织退变引起的脊柱关节内机械感受器功能异常。

脊椎关节被"固定"后可继发一系列病理反应和变化，与内、外、妇、五官科疾病有关的

假说主要有以下几种：

（1）躯体自主神经反射假说：脊椎关节被固定，可使位于脊髓后角的Ⅳ型伤害性感受器敏感性增高，从而可以感受到疼痛阈值以下的骨骼肌异常张力刺激，神经冲动经多阶段传递可直达中枢神经系统，一方面引起躯体组织的反射，另一方面还影响着从损伤或邻近部位发出的自主神经所支配的组织器官的功能，其中最直接的作用便是影响交感神经和血管的功能。研究表明，哮喘、支气管炎、急性肺不张、肌肉萎缩和退变、胃酸分泌异常或胃肠不适、冠状动脉痉挛、心肌缺血、肌肉骨骼系统疼痛综合征等病症的发生和发展，皆不同程度地与躯体自主神经反射活动异常有关。

（2）神经、脊髓受压假说：脊椎被固定时，相邻的两个椎体位置发生改变，使1~2个相关椎间孔的体积轻度缩小，当椎间孔缩小至安全临界值时，便可继发脊神经等组织受压，进而可能出现神经营养障碍。在有脊椎先天性变异、畸形、椎间盘及关节突关节退变的情况下，神经受压的概率会明显增加。而位于主椎管内的脊髓组织也可能受到压迫。但与神经受压假说相比，其实验依据尚未明确。脊神经受压并伴发局部炎症反应，出现根性神经痛；同时还可引起轴浆运输发生障碍，进一步加剧神经组织变性。

（3）椎基底动脉供血不足假说：颈椎关节力学失衡、机械性刺激或压迫、交感神经刺激反应、血管自身动力学异常等均可导致椎基底动脉供血不足，从而引起一系列临床症状。主要包括：①单侧或双侧头痛；②迷路症状，如耳鸣、听力减退、耳聋等；③前庭症状，如与颈椎旋转活动密切相关的眩晕；④视力障碍，如视力减退、视力模糊、复视、幻视、短暂性失明等；⑤发音障碍，如发音不清、发音嘶哑、口唇麻木感，甚者发音困难等；⑥精神神经症状，如精神抑郁、记忆力减退、失眠、多梦等；⑦与颈椎突然转动密切相关的猝倒。

基于上述假说理论，推拿手法主要是通过两个途径来实现其治疗作用的。其一，手法直接作用于脊柱周围软组织（主要是浅层软组织）的病理损害点，通过解除肌肉痉挛、松解组织粘连，使脊柱动力性力学系统恢复平衡；其二，利用力学杠杆原理，运用特定的手法调整脊椎关节之间的位置关系，使其正常的解剖结构得以恢复；同时，整复手法操作过程中，软组织受到一个较大的突然性的拉力作用，也有利于其（尤其是深层软组织）痉挛的解除和粘连的松解。

3. 神经及神经-体液调节学说　现代医学研究证明，投射到脊髓后角内的伤害性感觉感受器和躯体感觉神经可以影响自主神经系统和内脏的功能。推拿手法作用于人体，往往会产生一种复合感觉刺激，包括酸、胀、麻、热、痛等。这些感觉是手法作用的直接结果。推拿手法可能是通过感觉刺激，借助神经系统调节和"神经-内分泌-免疫网络"调节来发挥作用。推拿手法所产生的感觉刺激可以兴奋不同的神经纤维，产生多种生物电活动，一方面将冲动传至中枢的不同水平，经整合后再沿下行纤维传出，调节相关内脏组织的功能；另一方面，可通过局部反射弧而发挥调节作用。在这一系列的电活动传导过程中，还伴随着一些化学物质的变化，如神经递质、激素、免疫活性物质、细胞因子等。这种作用往往是通过"神经-内分泌-免疫网络"调节来实现。例如用轻、重两种手法按揉或按压家兔内关穴，皆可明显提高动物的耐痛阈，其镇痛效应以手法作用后即刻最为显著，效应可持续10分钟。如果以普鲁卡因呈环形封闭内关穴上方前臂组织，则轻、重两种手法的镇痛效应均被完全取消。提示手法的镇痛首先是一种外周输入所致的痛抑制。通过进一步深入研究发现，阿片受体拮抗剂纳洛酮可翻转轻手法的镇痛效应，而对重手法的镇痛效应无影响。说明轻手法的镇痛效应有内源性阿片肽的参与；β-受体和5-羟色胺受体阻断剂普萘洛尔则可同时翻转轻手法和重手法的镇痛效应。提示轻、重手法的镇痛机制存在一定差异。而且，除内源性阿片肽系统之外，手法的镇痛效应还存在其他调制途径。采用推挽灌流方法收集推拿前后中脑导水管灰质灌流液,以轻手法按揉内关穴使 β- 内啡肽含量升高了 110.9%;而以重手法按压内关穴却使 β- 内啡肽的含量降低了 37.3%。这一现象与痛行为测试结果相互印证,证明轻手法主要是通过激活内源性阿片肽系统而发挥镇痛作用的,而重手法的镇痛机制则有所不同。

4. 生物全息律学说 "全息"一词源于激光物理学。用激光感光的底片,它的任何一个碎片仍能显示出原有物体的完整影像,这一现象称之为"全息"。自 20 世纪 80 年代以来,有研究者提出生物体中也普遍存在着全息现象,并称之为生物全息律。传统中医学中的"尺肤诊法""舌诊""五轮学说""耳穴""鼻穴"等,为生物全息律学说提供了一定的佐证;反射区学说也可纳入生物全息律学说体系之中,在这一学说指导下发展起来的足部反射区和手部反射区疗法,已成为手法治疗与保健学的重要分支。

5. 反射区学说 在足部和手部存在着与人体内脏等组织器官——对应的敏感区域,称之为"反射区",当内脏等组织器官发生病理变化时,会在相应的反射区找到阳性反应点,如用手按压可感受到颗粒状或结节状物的存在,并伴有疼痛感,在这些阳性反应区域施以一定的手法治疗,可以调节相应内脏等组织器官的功能,最明显的一个例证即是:按压肾、输尿管、膀胱等反射区后,患者很快出现排尿现象。目前,反射区疗法在保健方面的应用较多,但对于其治疗作用和确切临床价值的系统研究较少。

(二)内、外、妇、五官科疾病的推拿诊断要点

诊断的目的是治疗和判断疾病预后。推拿治疗内、外、妇、五官科疾病时,诊断内容应包括一般临床诊断和专科诊断两个方面。一般临床诊断是指运用现代诊断技术对疾病作出定位、定性或定量的详细诊断。而临床诊断已经是前期相关课程内容,故本章节重点介绍专科诊断内容。

1. 经络辨证

(1)经络辨证与脏腑辨证和气血辨证结合:经络系统能够有规律地反映出若干证候。根据这些证候,有助于推断疾病发生于何经、何脏、何腑,并进一步确定疾病的性质及其发展趋势。《灵枢·经脉》和《难经·二十九难》分别详细论述了十二经脉病症和奇经八脉病症,由于十二经脉病症常与其所属脏腑有关,诊断时还需与脏腑辨证和气血辨证结合,才能作出正确判断。这方面在第一章推拿治疗原则的辨证施术中有简要叙述,或参阅《中医诊断学》的相关内容。

(2)循经推拿触诊:该诊法是推拿经络辨证的特点。应注意运用触诊方法,在相关经络循行部位、穴位及其周围寻找阳性反应点,通常指下可感到有颗粒状、结节状或条索状物的存在,并伴有一定程度的疼痛反应,这些阳性反应点往往是手法治疗的重点部位。

2. 脊柱病因诊断 确定脊柱及其周围软组织病损与临床表现之间有无因果关系,是脊柱病因诊断的关键,可以综合以下 3 个方面的结果来作出判断。

(1)排除相关脏器的器质性病变:根据目前的研究结果,因脊柱原因引起的内、外、妇、五官科病症,其相关脏器大多处于功能性障碍阶段,以往临床一般诊断为某脏器神经症,所以,物理检查和生化检查常为阴性,即便有个别指标为阳性,往往也不能构成符合标准的内、外、妇、五官科诊断条件,这种情况下应考虑脊柱源性病变。

(2)脊柱病损的定位诊断:通过对脊柱及其周围软组织病损的定位诊断,同时根据神经节段支配关系,推断病损部位与临床症状之间是否存在内在联系,如果存在内在联系,即可明确诊断。脊柱及其周围软组织病损的定位诊断主要包括以下 4 个方面:①病变脊椎关节活动受限。②脊椎关节突关节轻微错位(骨错缝),通过触诊与望诊、问诊结合,观察棘突偏歪情况;同时按压、揉、推关节突关节或棘突两侧,仔细体会手感是否对称,两侧的疼痛反应

是否一样;患侧有突起感、疼痛反应更为强烈。③比较脊柱两侧肌张力是否平衡,一般患侧肌张力增高或肌萎缩;按压、揉、推韧带、肌肉的附着点,通过对比可发现患侧有代偿性肥大、硬结、摩擦音、剥离感等阳性反应物。④神经系统功能检查可发现相关的阳性体征。

(3) 影像学检查:通过对 X 线平片进行仔细观察和必要的测量,了解:①脊椎轴线和椎体后缘连线变异情况,如寰椎出现仰位、倾位、仰旋、倾旋或侧旋时,则提示寰枢关节错位;②脊椎排列、椎间关节形态和位移情况;③椎间关节骨质增生、韧带钙化部位与程度等。MRI、CT 检查可提供椎间盘变性程度等信息。同时,影像学检查还可排除脊椎骨折、脱位、结核、肿瘤、化脓性炎症、嗜伊红细胞肉芽肿等病症。

3. 反射区诊断 目前应用较多的是足部反射区,根据临床症状与内脏系统的关系,在相应反射区通过按压、揉、推等手法,寻找是否有颗粒状、结节状的阳性反应物,或明显压痛点,从而确立诊断。

(三) 内、外、妇、五官科疾病的推拿治疗指导原则

应用推拿方法治疗内、外、妇、五官科疾病,应注意掌握以下指导原则。

1. 根据专科诊断结果,选择一种或多种推拿治疗方法,确定适宜的推拿治疗方案或推拿处方。

(1) 每一病症必须明确一般临床诊断,同时需要判断推拿的专科诊断。

(2) 在得出推拿的专科诊断之后,才考虑适宜的推拿治疗方案。

2. 明确推拿治疗方案确切的临床作用和地位,是作为主要的治疗措施,还是辅助性治疗方法,必要时配合其他治疗手段。

(1) 考虑推拿治疗方案是否具有主治作用。

(2) 推拿非主治者,考虑配合其他治疗方法。

3. 在针对脊柱做运动关节类手法时,应进行必要的影像学检查,排除禁忌证,以确保手法安全性。

(1) 一般临床诊断虽是非骨伤科疾病,但根据某些症状或体征,有必要做影像学检查。若据此得出推拿的专科诊断则作为补充诊断。

(2) 影像学检查有时可作为是否做脊柱运动关节类手法操作的依据之一。

第一节 头 痛

头痛是一种临床常见的自觉症状,病因繁多,可见于多种急慢性疾病中,如,神经性头痛、丛集性头痛、高血压、感染性发热、脑外伤及五官科等疾病均可导致头痛。头痛可单独出现,亦可伴随其他症状出现,比如西医学中的颈源性头痛。

本病属于中医内科的"头风""脑风"。临床上是由于外感或内伤,导致头部脉络、气血失调、轻窍不利而引发。太阳头痛,症状多集中在头后部及项背;少阳头痛,症状多集中在头的两侧及耳部;阳明头痛,症状多集中在前额及眉棱骨;厥阴头痛,症状多集中在巅顶部。

【诊断】

1. 症状 患者自觉头痛为主要症状。

(1) 外感头痛:风寒头痛起病较急,常见恶寒发热、头痛无汗、鼻塞流涕、咳嗽等症;风热头痛常见咳嗽、痰黄、身热口渴等症;暑湿头痛可见头痛如裹,脘闷纳呆,肢体倦怠,身热汗出等症。

(2) 内伤头痛:肝阳头痛常见头胀痛,面红目赤,耳鸣,心烦等症;血虚头痛常见头痛绵

绵,头晕,神疲乏力,面色㿠白等症;痰浊头痛常见头痛胀重,胸闷脘胀,恶心食少等症;肾虚头痛常见头空痛,耳鸣目眩,腰膝酸软,遗精带下等症;瘀血头痛常见痛有定处,痛如锥刺等症。

(3)颈源性头痛:起病或急或缓,有伏案工作史,头痛连及颈项,伴颈椎活动不利,或头晕、恶心、畏光、目胀等。

2. 体征

(1)颅内病变引起的头痛有神经系统损害体征;颅外头颈部病变引起的头痛可有颈部活动受限,颈肌压痛和颈胸神经根损害的一些体征;神经症及精神病引起的头痛可有感觉障碍和腱反射亢进。

(2)颈源性头痛在患侧风池周围及上位颈椎关节突关节附近可触及明显的压痛和结节状物。

3. 辅助检查

(1)可查血常规、血压等,以明确是否有感染或高血压等。

(2)可查 TCD、头颅 CT、MRI,以排除颅脑病变,如颅脑内占位性病变、脑血管意外急性期、脑外伤等。

4. 鉴别 应与颅内疾病中的脑血管疾病急性期、颅内占位性疾病等引起的头痛相鉴别。

如缺血性脑卒中可引起头痛,但疼痛性质多为搏动性疼痛;高血压也可引起头痛,多为持续性胀痛或跳痛,常伴有头晕、血压高等症状;颈内动脉瘤可引起一侧头痛,随着动脉瘤的增大,可使动眼神经受压而出现眼睑下垂,瞳孔散大或视野缺损等。

【治疗】

1. 目的 减缓各种因素对颅内外组织结构中感觉神经末梢的刺激,缓急止痛。

2. 治则 疏经、通络、止痛。

3. 处方 以一指禅推法、按法、揉法、拿法和点法等手法在头面部、颈项部、背部及胸腹部等部位,以及印堂、神庭、太阳、头维、睛明、百会、角孙、风池、大椎、心俞、膈俞、足三里、三阴交、丰隆、肾俞、阿是穴等穴位进行操作。

4. 基本操作

(1)推揉经穴止痛法:患者取坐位或仰卧位,医者以一指禅推法从印堂推至神庭,再至头维、太阳,往返 3~5 遍;以一指禅偏锋推法,沿眼眶周围行"∞字"推法,反复 3~4 遍;按揉印堂、头维、睛明、角孙穴,每穴各 0.5~1 分钟。

(2)疏经通络止痛法:用拿法从风池穴拿至大椎两侧,往返 3~5 遍;用直推法从上向下推项部两侧膀胱经 5 遍;最后用拿风池、肩井穴,以酸胀为度。

5. 随症加减

(1)外感头痛重者,重按揉风池、大椎、肩井、肺俞、曲池、合谷穴各 1 分钟,擦背部两侧膀胱经,以透热为度。

(2)肝阳上亢者,推桥弓 3~5 遍,在头部颞侧用扫散法,按揉太冲、行间穴各 1 分钟,擦涌泉,以透热为度。

(3)血虚者,加摩腹 6~8 分钟,一指禅推中脘、气海、关元穴各 2 分钟;按揉心俞、膈俞、足三里、三阴交穴各 1~2 分钟。

(4)痰浊者,加一指禅推中脘、天枢穴各 3~5 分钟;按揉脾俞、胃俞、足三里、丰隆穴各 1~2 分钟。

(5)肾虚者,加摩腹 3~5 分钟;横擦腰骶部,以透热为度。

(6)瘀血者,加按揉太阳、攒竹穴及阿是穴各 1~2 分钟,抹头两侧胆经循行部位。

(7)颈源性头痛者,在颈项、肩及上背部的阿是穴处用指揉、拨、推法操作 3~5 分钟,用力由轻到重。具体颈项部操作可参照颈椎病推拿治疗。

【调护】患者平素宜慎起居,适寒温,以防外感。戒烟酒,宜清淡饮食,勿进食肥甘厚腻之品。血虚头痛和肾虚头痛者应节制房事;肝阳头痛者注意测量血压,宜调情志,劳逸结合。

第二节 失 眠

失眠又称不寐,是指以经常不能获得正常睡眠为特征的一种病症。患者表现为入睡困难、睡眠质量下降和睡眠时间减少,以及在此基础上出现的记忆力减退、注意力下降的日间认知功能障碍。

失眠有原发性与继发性原因。西医学认为,失眠可因环境、个体、躯体及精神等因素诱发,多见于神经衰弱、贫血、围绝经期综合征、抑郁症等。

中医学认为,本病病位在心、脑,与肝、脾、肾密切相关,多和心脾两虚、阴虚、肝郁和痰热相关;其病机为脏腑阴阳失调,气血失和,以致心神失养或心神不安,阳不入阴,阴不含阳,神不守舍;或跷脉功能失调,阳跷脉亢盛,阴跷脉失于对其制约,阴不制阳,而致失眠。

【诊断】

1. 症状 轻者难以入寐,或睡中易醒,或醒后不寐连续 3 周以上,重者彻夜不眠。

(1)心脾两虚:多梦易醒,忽寐忽醒,甚至彻夜不眠,心悸健忘,神疲乏力,饮食无味,面色少华,舌质淡,苔薄,脉细弱。

(2)阴虚火旺:心烦不寐,时寐时醒,颧红潮热,手足心热,头晕耳鸣,口干少津,腰膝酸软,或有梦遗,心悸健忘,舌质红,少苔,脉细数。

(3)痰热内扰:夜寐不安,多梦,头重心烦,头晕目眩,口苦痰多,胸闷脘痞,舌质红,苔黄腻,脉滑数。

(4)肝郁化火:心烦不能入睡,急躁易怒,头痛面红,目赤口苦,胸闷胁痛,食欲不振,小便黄赤,大便秘结,舌质红,苔黄,脉弦数。

(5)胃气不和:失眠,脘腹胀满或胀痛,过饥或过饱,口臭吞酸,时有恶心呕吐,大便异臭或便秘。舌淡,苔黄糙,脉弦滑或滑数。

2. 检查

(1)根据多导睡眠图结果来判断,主要表现为睡眠潜伏期超过 30 分钟,实际睡眠时间每夜少于 6 小时,夜间觉醒超过 30 分钟。

(2)多相睡眠扫描仪可记录到时间生物节律紊乱和昼夜生理节律异常。

(3)需通过其他相关检查确诊原发性疾病,如躯体疾病、精神疾患等。

3. 鉴别 本病应与正常人因生活或工作习性导致的少睡或其他疾病如焦虑症、抑郁性神经症导致的暂时性睡眠紊乱相鉴别。

本病应与中医疾病脏躁、胸痹、郁证相鉴别。

【治疗】

1. 目的 增加睡眠时间,改善睡眠质量。

2. 治则 调理脏腑,镇静安神。

3. 处方 用㨰法、按揉法、拿法、摩法、一指禅推法等手法在头面部、背部及胸腹部,以及印堂、神庭、太阳、睛明、攒竹、鱼腰、百会、风池、肩井、中脘、气海、关元、心俞、脾俞、胃俞、安眠等穴位进行操作。

4. 基本操作

(1)镇静安神法：患者取仰卧位,医者用一指禅推法从印堂穴向上推至神庭穴,往返 3~5 遍;再从印堂向两侧沿眉弓推至太阳穴,往返 3~5 遍;然后从印堂穴开始沿眼眶周围治疗,往返 2~3 遍。沿上述部位用双手抹法治疗 2~3 遍。指按揉印堂、攒竹、睛明、鱼腰、太阳、神庭、角孙、百会、安眠穴,每穴 0.5~1 分钟。扫散头两侧胆经循行部位,每侧 20~30 次。用拇指分推法分推前额约 2~3 遍,掌振百会、指振印堂,侧击头部,以得气为度,达到调理气血、安神定志。

(2)调理脏腑法：用掌摩法摩腹部约 3~5 分钟;用一指禅推法推中脘、气海、关元各 2~3 分钟,双手自肋下至耻骨联合从中间向两边平推 3~5 次,掌振腹部 1~3 分钟,达到调理气机、强健脾胃、宁心安神的功效。

(3)背部理气法：患者俯卧位。医者用擦法在患者背部、腰部施术,重点在心俞、肝俞、脾俞、胃俞、肾俞、命门等部位,时间约 5 分钟。拿肩井 1 分钟,用拇指按揉肝俞、脾俞、胃俞、肾俞、命门各 1 分钟左右,以酸胀为度,用掌推法从背部沿脊柱自上而下推至腰骶部,反复操作 2~3 遍。可调畅气机,养心血、安神志。

5. 随证加减

(1)心脾两虚者,加按揉神门、足三里、三阴交,每穴 1 分钟左右,擦督脉以透热为度。

(2)虚火旺者,加拇指推左右桥弓 20~30 次,横擦命门、肾俞,再擦两侧涌泉穴,以透热为度。

(3)痰热内扰者,加按揉大椎、中脘、天枢、足三里、丰隆各 1 分钟;掌擦法横擦左侧背部及八髎穴,以透热为度。

(4)肝郁化火者,加点按肝俞、胆俞、章门、期门、太冲各 1 分钟,搓胁肋 2~3 遍。

(5)胃气不和者,加按揉中脘,下脘,天枢,内关,足三里各 2 分钟;在其胃脘部用指摩法或掌摩法做顺时针方向的抚摩;横擦两侧膀胱经脾俞,胃俞,以透热为度。

【调护】失眠如因其他疾病所引起,应积极治疗原发性疾病。本病患者心理调节尤为重要。平时需注意起居有常,饮食有节,调摄精神,舒畅心情。睡前不宜饮咖啡、浓茶等刺激兴奋之品,晚饭不宜过饱。同时注意劳逸结合,适当参加体力劳动,加强体育锻炼。作息规律,养成良好睡眠习惯。

第三节 胃 脘 痛

胃脘痛简称胃痛,是指以上腹近心窝处胃脘部发生疼痛为主症的一种病症。

胃脘痛与西医学急性胃炎、慢性胃炎、消化性溃疡、胃痉挛、胃下垂、胃黏膜脱垂症、胃神经症等消化系统疾患相关。其确切病因尚不清楚,多因长期饮食不节或精神刺激等原因而发病。

中医学认为,胃痛是由于外邪犯胃、饮食伤胃、情志不畅和脾胃素虚等,导致胃气郁滞,胃失和降,不通则痛,或胃失所养,不荣则痛。

【诊断】

1. 症状 以患者上腹胃脘部近心窝处发生疼痛及压痛为特征,其疼痛有胀痛、刺痛、隐痛、剧痛等不同的性质,常因病因病机的不同而异。

（1）寒邪犯胃：胃脘冷痛暴作，遇寒痛剧，呕吐清水痰涎，畏寒喜暖，口不渴，苔白，脉弦紧。

（2）食滞胃脘：胃脘胀痛，嗳腐吞酸，或吐不消化食物，其味腐臭，吐后痛减，不思饮食，大便不爽，得矢气及便后稍舒，苔厚腻，脉滑或实。

（3）肝气犯胃：胃脘痞胀疼痛或攻窜胁背，遇烦恼则痛作或痛甚，嗳气频作，苔薄白，脉弦。

（4）脾胃虚寒：胃痛绵绵，喜热喜按，空腹痛甚，得食则缓，劳累或受凉后发作或加重，呕吐清水，神倦乏力，大便多溏，舌质淡，脉沉细。

2. 检查　患者具有明显的胃脘部疼痛或者按压痛，按之其痛或增或减，但无反跳痛，无肌紧张及肿块。

胃镜或纤维胃镜、上消化道钡餐造影等检查结果可作为诊断引起本病症相关疾病如急慢性胃炎、胃十二指肠溃疡、胃黏膜脱垂等的诊断依据。

3. 鉴别　本病需通过胃镜、B超、CT、腹部透视，以及心肌酶谱、肌钙蛋白、心电图等检查，与胃癌、肝胆、胰腺疾病、肠梗阻、肠穿孔等消化系统疾病，以及冠心病、心绞痛、心肌梗死等心血管疾病相鉴别。

本病应与中医疾病真心痛、胁痛、腹痛相鉴别。

【治疗】

1. 目的　疏通气机，恢复胃腑和顺通降之性。

2. 治则　理气和胃止痛。

3. 处方　用一指禅推法、摩法、揉法、按法、擦法、拿法等手法在胃脘部、背部、肩臂及胁肋部等部位，以及中脘、建里、天枢、气海、足三里、肝俞、膈俞、脾俞、胃俞、三焦俞、肩井、内关、合谷等穴位进行操作。

4. 基本操作

（1）调理气机法：患者取仰卧位，医者坐于患者右侧，先用轻快的一指禅推法、摩法在胃脘部治疗，使热量渗透于胃腑，然后按揉中脘、气海、天枢等穴。

（2）疏经止痛法：患者取俯卧位，医者用一指禅推法，沿背部脊柱两侧膀胱经，自上而下推至三焦俞，反复4~5次，然后用较重的点法点按肝俞、脾俞、胃俞、三焦俞，时间约5分钟。在背部膀胱经自上而下实施擦法，以透热为度。

（3）拿揉通经法：患者取坐位，拿肩井循肘臂而下，在手三里、内关、合谷等穴做较强的揉按刺激；然后搓肩臂使经络通畅。

5. 随证加减

（1）寒邪犯胃者，配以点按内关、足三里，脾俞，胃俞，每穴3次，得气为度。

（2）食滞胃脘者，顺时针方向摩腹，重点在中脘、天枢穴，3~5分钟。最后点按足三里、上巨虚、下巨虚，每穴3次，得气为度。

（3）肝气犯胃者，医者在背部压痛点点揉，以得气为度，按揉两侧章门、期门穴，理气宽胸，时间约3分钟；配以任脉胸段捋顺法及分推两胁，反复5~10遍，以疏肝解郁。

（4）脾胃虚寒者，按揉足三里、气海、关元等穴，每穴约2分钟，在气海穴时间可适当延长；直擦背部督脉，横擦左侧背部及腰部肾俞、命门穴，以透热为度。

（5）胃痛剧烈者，重刺激点按脾俞、胃俞穴或附近的压痛点，连续刺激2分钟左右，待疼痛缓解后，再辨其证而治之。

【调护】对胃及十二指肠溃疡出血期的患者，一般不宜手法治疗；患者生活要有规律，注意饮食调节，保持心情舒畅，避免过度疲劳；急性期间患者适宜进流食或半流质食物；对一些可诱发加重或引起胃出血的药物(如肾上腺皮质类固醇,阿司匹林和咖啡因等)应慎用或忌用。

第四节　便　秘

便秘是指大便次数明显减少,或排便时间延长,或排出困难,临厕时努挣乏力,艰涩不畅的一种病症。便秘是一种临床症状,多见于各种急慢性疾病中。

便秘从病因上可分为器质性和功能性两类。器质性主要由肠道器质性疾病引起,功能性主要与排便反射的神经调节功能紊乱、排便动力缺乏、肠蠕动减弱等有关。

中医学认为,饮食入胃,经过脾胃运化,吸收其精微,所剩糟粕由大肠传导而成为大便,若肠胃受病,或其他因素影响肠胃功能时,则可发生便秘。

【诊断】

1. 症状　大便次数减少,每周少于 3 次;便意减少;或次数正常,但排便困难、费力,导致排便时间明显延长。大便粪质干燥或稀软不成形,或少数患者时有便意,大便不干,但排出艰难或有不净感。

(1)热秘:大便干结,小便短赤,兼有腹胀腹痛,口干口臭,舌红苔黄,脉滑数。

(2)气秘:大便秘结,排出困难,或大便不甚干结却欲便不爽或便不得出,肠鸣矢气,嗳气频作,胸胁痞满,纳食减少,舌苔薄腻,脉弦。

(3)虚秘:气虚者,虽有便意,临厕努挣乏力,挣则汗出短气,便下并不干结,面色白,舌淡苔薄,脉虚;血虚者,大便秘结,面色少华,头晕目眩,心悸,脉细涩。

(4)冷秘:大便艰涩,排出困难,小便清长,面色㿠白,四肢不温,或腰脊酸冷,舌淡苔白,脉沉迟。

2. 检查

(1)局部压痛:医者可在患者的左下腹降结肠部位触到积存在肠道内的粪块并伴轻压痛。

(2)大便常规、潜血试验和直肠指检为诊断便秘的常规检查,腹部平片可有助于确定肠梗阻的部位,对假性肠梗阻的诊断尤有价值。

3. 鉴别　本病应与积聚相鉴别,两者均可出现腹部包块。但便秘者,常出现在小腹左侧,积聚则在腹部各处均可出现;便秘多扪及索条状物,积聚则形状不定;便秘之包块为燥屎内结,通下排便后消失或减少,积聚之包块则与排便无关。同时与直肠疾病痔疮、肛裂,不完全性肠梗阻等相辨别。

【治疗】

1. 目的　调整大肠传导功能,促进排便。

2. 治则　和肠通便,调理气机。

3. 处方　用摩法、一指禅推法、按揉法、擦法等手法在腹部、背腰部及中脘、天枢、大横、气海、关元、肝俞、脾俞、胃俞、肾俞、大肠俞、八髎、长强等穴位进行操作。

4. 基本操作

(1)调理脏腑法:患者取仰卧位,医者先在上腹部用轻快的一指禅推法,施于中脘、天枢、大横穴,每穴约 1 分钟,后逐渐向下腹过渡。在下腹部气海、关元处用全掌或鱼际按揉,约 2~3 分钟;以掌摩法,沿顺时针方向,摩腹约 8 分钟。

(2)调理腰背法:患者取俯卧位,医者以一指禅推法或擦法沿脊柱两侧背俞穴,从肝俞、

脾俞到八髎穴,往返施术,时间约 5 分钟,再对以上穴位配长强施以轻柔的按揉法,每穴 1
分钟。

5. 随证加减

(1)热秘者,横擦八髎,按揉足三里、大肠俞,大椎,曲池,合谷,支沟,以酸胀为度;推足阳
明胃经,从足三里向下推至下巨虚。

(2)气秘者,按揉胸胁部的中府、云门、膻中、气海,太冲,章门、期门,背部的肺俞、肝俞、
膈俞,得气为度,斜擦两胁,透热为度。

(3)虚秘者,补益气血,横擦胸上部、左侧背部及八髎穴,以透热为度,按揉足三里、支沟
穴各 1 分钟。

(4)冷秘者,横擦肩背部及腰部肾俞、命门穴,骶部八髎穴,直擦背部督脉,均以透热为
度;掌推任脉,自中脘沿任脉向下推至神阙穴,然后两手掌相对搓热,并以掌心熨热腹部。

【调护】患者宜养成良好排便习惯,多饮开水(每天清晨可饮 300~500ml 淡盐水),平时
多食蔬菜、水果及其他多纤维食物,不要随意乱用泻药。患者平时可适当进行体育锻炼,增
强体质,多做下蹲起立及仰卧屈髋压腹动作,加强腹肌锻炼。

第五节 眩 晕

眩晕是一种主观的感觉异常。眩是指视物昏花或眼前发黑,视物模糊;晕是指自感身
体或外界景物旋转摆动,站立不稳,或头晕如坐车船,旋转不定。因眩、晕二者常同时发生,
故统称为眩晕,俗称"头眩""掉眩"等。

西医学认为眩晕是因机体对空间定位障碍而产生的定向感觉障碍或平衡感觉障碍,是
一种运动错觉。发作时,患者常感到外界环境或自身在旋转移动或摇晃,多是由前庭神经系
统病变而引起。根据病因主要分为两类:一为旋转性眩晕,多由前庭神经系统及小脑的功能
障碍所致,以倾倒的感觉为主,常感到自身旋转或周围外物旋转;二为一般性眩晕,多由某些
全身性疾病引起,以头昏的感觉为主,感到头重脚轻。眩晕并非一个独立疾病,而是一种常
见症状,临床上眩晕可作为主症单独出现,如梅尼埃病;但更多情况下是作为一个兼症出现
在许多疾病当中,如神经衰弱、脑震荡、贫血、颈椎病、高血压和脑血管病。

中医学认为,本病虚证居多,如肾阴素亏,致肝阴不足,阴虚易致肝风内动,血少则脑失
所养,精亏则髓海不足,可导致眩晕;或久病不愈,耗伤气血或失血之后失于调养,或脾胃虚
弱,生化乏源,致气血不足,清阳之气不能上荣清窍而眩晕;或先天不足、年老体弱、房劳过
度,致肾精亏虚,髓海不充,清窍失其濡养而成眩晕。其次素体阳盛,长期忧思恼怒,气郁化
火,暗耗肝阴致风阳内动,化火上蒙,也可致肝气不调,气郁化火,肝阳上亢,肝风内动,上扰
清窍形成眩晕;或恣食肥甘,伤及脾胃,失其运化,水谷精微失其输布,聚湿成痰,阻遏中焦致
清阳之气不升,浊阴不降,痰浊壅阻而成眩晕。

【诊断】

1. 症状 以头晕目眩、视物模糊、感觉自身或外物旋转为主要表现。轻者闭目即止,重
者如坐车船,明显感到自身或周边事物快速旋转,从而难以站立,严重者会仆倒。

(1)实证:肝阳上亢者,见眩晕耳鸣,头痛且胀,易怒,失眠多梦,口苦,头痛,舌红苔黄,脉
弦数;痰浊中阻者,见头重如裹,视物旋转,呕吐痰涎,苔白腻,脉弦滑;瘀血阻窍者,伴头痛,
痛有定处,疲倦乏力,面唇紫黯,舌有瘀斑,脉涩。

(2)虚证:气血亏虚者,见头晕目眩,面色淡白,神倦乏力,心悸少寐,舌淡苔薄白,脉弱;

肾精不足者,见耳鸣,少寐健忘,心烦口干,腰膝酸软,舌红苔薄,脉弦细。

(3)颈源性眩晕:此类眩晕发作与颈椎位置改变密切相关,以目眩为主,可伴恶心、呕吐、汗出、目胀、畏光等,影像学检查有颈椎退行性改变或椎体错位。

2. 检查

(1)应详细了解病史和做全面体格检查,必要时应做听力、前庭功能、眼底等检查,以及脑脊液检查、头颅或颈椎 X 线检查、脑电图及颅脑 CT 扫描、脑血流图等检查,以查出病因。

(2)伴有血压不稳患者,需定期测量血压。

(3)伴有心律不齐、心肌缺血等心脏疾病的患者,定期做心电图等检查。

3. 鉴别 本病应与中医的脑卒中、厥证相鉴别。

【治疗】

1. 目的 改善脑部供血,缓解眩晕症状。

2. 治则 补虚泻实,平衡阴阳。

3. 处方 采用一指禅推法、抹法、拿法、擦法、按法、揉法、扫散法、拨法、㨰法等手法在头面部、颈肩部、背腰部进行操作;选用印堂、鱼腰、睛明、四白、率谷、角孙、神庭、百会、太阳、攒竹、风池、风府、肩井、大椎等穴。

4. 基本操作

(1)头面及颈部操作:患者坐位或仰卧位。医者行一指禅"∞字"推法,反复分推 3~5 遍。继之,指按揉、推揉印堂、攒竹、鱼腰、四白、太阳、百会、四神聪等穴,每穴约 1 分钟。结合抹前额 3~5 遍;从前额发际处至风池穴处做五指拿法(拿五经),反复 3~5 遍。行头颞部双手扫散法,约 1 分钟;指尖叩击前额部至头顶,反复 3~5 遍。

(2)颈肩部操作:患者取坐位或俯卧位。医者用一指禅推法沿颈部膀胱经、督脉上下往返操作,再用揉、拨、推法刺激上述穴位,3~5 分钟。拿风池 3~5 分钟。继之从风池穴沿项部两侧肌群拿至肩井,各 0.5 分钟;在颈、肩、上背部施以㨰法,约 2 分钟。

5. 随证加减

(1)肝阳上亢者,加推桥弓,用拇指桡侧面沿桥弓自上而下进行推抹,两侧交替进行,每侧 5~6 遍;拇指按揉太冲、行间穴,每穴 0.5 分钟;小鱼际擦涌泉,透热为度。

(2)痰浊中阻者,加摩腹,一指禅推中脘、天枢穴,以腹部有温热感为佳;点揉足三里、丰隆、脾俞、胃俞、大肠俞,以酸胀为度;横擦背部脾俞、胃俞部位,透热为度。

(3)瘀血内阻者,加按揉膈俞、血海、局部阿是穴,每穴 1 分钟。

(4)气血亏虚者,摩腹,以透热为度;拇指按揉脾俞、胃俞、血海、足三里,每穴 0.5 分钟;用掌擦法直擦背部督脉,横擦背部脾俞、胃俞穴部位,以透热为度。

(5)肾精亏虚者,加按揉肾俞、命门、悬钟、太溪,以酸胀为度。

(6)颈源性眩晕:参照椎动脉型颈椎病治疗。

【调护】在治疗本病时手法应由轻到重,避免强刺激,无影像学资料支持下慎重使用扳法。在操作时不要使患者头颈部过度转动,以免诱发眩晕症状加重。患者应保证良好的休息,避免情绪激动,保持心情舒畅,防止七情内伤。肾精不足者,应节制房事;痰浊中阻者,宜清淡饮食,忌食甘肥厚味;素体阳盛者,忌食辛燥烟酒之品。

第六节 中 风

中风是因气血逆乱致风、火、痰、瘀痹阻脑脉或血溢脑脉之外而引起的以突然昏仆,半身不遂,语言謇涩或失语,口舌㖞斜,偏身麻木为主要临床表现的一类疾病,临床又称"脑卒中"。本病起病急,变化快,好发于中老年人群。四季皆可发病,但以冬春两季最为多见。

中风属于西医学中的脑血管意外范畴。脑血管意外主要包括缺血性和出血性两大类型。出血性脑血管病包括高血压性脑出血、蛛网膜下腔出血等;缺血性脑血管病变包括脑血栓、脑栓塞和短暂性脑缺血发作等。由于此类疾病发病率、死亡率、致残率、复发率均较高以及并发症多,严重危害着人类健康。根据流行病学资料,我国脑血管病的年发病率为94.6/10万。

中医学认为本病多是在内伤积损的基础上,复因劳逸失度、情志不遂、饮酒过度或外邪侵袭等引起脏腑阴阳失调,血随气逆,肝阳暴张,内风旋动,夹痰夹火,横窜经脉,蒙蔽心神,从而发生猝然昏仆、半身不遂诸症。中风的发生病机虽然复杂,但归纳起来不外虚(阴虚、血虚)、火(肝火、心火)、风(内风、外风)、痰(风痰、湿痰)、气(气逆、气滞)、血(血瘀)。其病位在心脑,与肝肾等脏腑有密切关系。

临床上根据病位深浅、病情轻重的不同而表现出不同证候,故有中经络和中脏腑之别。若肝风夹痰,横窜经络,血脉瘀阻,气血不能濡养机体,则见中经络之证,表现为半身不遂、口眼㖞斜,伴神志障碍。若风阳痰火蒙蔽神窍,气血逆乱,上冲于脑,络损血溢,瘀阻脑络,则见中脏腑之证,表现为猝然昏倒、不省人事。中脏腑根据证候表现的不同,又有闭证、脱证的区别。中脏者,风阳痰火内闭神窍,脑络瘀阻,则见昏仆、不省人事、肢体拘急等闭证。中腑者,因肝阳暴亢或痰热腑实,风痰上扰,见半身不遂、神志欠清、大便不通。痰火瘀热者,为阳闭;痰浊瘀阻者,为阴闭。若风阳痰火炽盛,进一步耗灼阴精,阴损及阳,阴竭阳亡,阴阳离决,则出现脱证,表现为口开目合、手撒肢冷、气息微弱等虚脱症状。

根据病程长短本病分为3期,发病后2周以内为急性期,中脏腑可至1个月;发病2周后或1个月至半年内为恢复期;发病半年以上为后遗症期。恢复期因气血失调、血脉不畅可形成中经络型后遗症。中脏腑者病情危重,但经积极抢救治疗,往往可使患者脱离危险,神志渐趋清醒,但因肝肾阴虚,气血亏损未复,风、火、痰、瘀之邪留滞经络,气血运行不畅,而仍留有半身不遂、口㖞或不语等后遗症,一般恢复较难。

不论是出血性还是缺血性脑血管病均可参考本节辨证论治。在预防、治疗和康复方面,推拿具有较为显著的疗效和优势。推拿疗法主要用于脑卒中恢复期和后遗症期,如肢体瘫痪、口眼㖞斜、语言障碍、吞咽困难,伴有手足麻木震颤、疼痛等症。

【诊断】

1. 症状　发作时可出现头晕、头痛、颈强、耳鸣目眩、呼吸急促、高热、恶心呕吐等;典型症状为单侧肢体上下肢无力、麻木,甚至瘫痪。可伴有口眼㖞斜,视物模糊等症状。严重者可出现意识障碍至昏迷不醒,甚至死亡。

2. 体征　口眼㖞斜,半身不遂,舌强语謇或不语、神识恍惚、迷蒙或有神昏、昏愦;若不及时治疗,则肢体逐渐痉挛僵硬,拘坚不张。久之便产生肢体失用性强直、挛缩,导致肢体畸形和功能丧失等。

3. 检查

(1)CT检查:临床疑诊脑梗死或脑出血时首选CT检查,脑梗死多数病例发病24小时后逐渐显示低密度梗死灶,但有时CT不能显示脑干、小脑较小梗死灶。脑出血病例可显示圆形或卵圆形均匀高密度血肿,边界清楚,并可确定血肿部位、大小、形态,以及是否破入脑室、血肿周围水肿带和占位效应等;CT动态观察可发现进展型脑出血。

(2)MRI检查:MRI对脑梗死患者可清晰显示早期缺血性梗死、脑干及小脑梗死、静脉窦血栓形成等,对脑出血患者可发现CT不能确定的脑干或小脑小量出血,能分辨病程4~5周后 CT 不能辨认的脑出血,区别陈旧性脑出血与脑梗死,显示血管畸形流空现象。

(3)数字减影脑血管造影(DSA):可检出脑动脉瘤、脑动静脉畸形和血管炎等。

(4)脑脊液检查:腰穿检查只在不能做 CT 检查、临床又难以区别脑梗死与脑出血时进行,脑梗死患者通常脑压及 CSF 常规正常,脑出血患者只在无 CT 检查条件且临床无明显颅压增高表现时进行,可发现脑压增高,CSF 呈洗肉水样,须注意脑疝风险,疑似小脑出血则不主张腰穿。

4. 鉴别

(1)脑卒中与口僻:口僻俗称吊线风,主要症状是口眼㖞斜,但常伴耳后疼痛,口角流涎,言语不清,而无半身不遂或神志障碍等表现,多因正气不足,风邪入脉络,气血痹阻所致,不同年龄均可罹患。

(2)脑卒中与厥证:厥证也有突然昏仆、不省人事之表现,一般而言,厥证神昏时间短暂,发作时常伴有四肢逆冷,移动时多可自行苏醒,醒后无半身不遂、口眼㖞斜、言语不利等表现。

(3)脑卒中与痉证:痉证以四肢抽搐、项背强直,甚至角弓反张为主症,发病时也可伴有神昏,需与中风闭证相鉴别。但痉证之神昏多出现在抽搐之后,而中风患者多在起病时即有神昏,而后可以出现抽搐。痉证抽搐时间长,中风抽搐时间短。痉证患者无半身不遂、口眼㖞斜等症状。

(4)脑卒中与痿症:痿症可以有肢体瘫痪、活动无力等类似脑卒中之表现;脑卒中后半身不遂日久不能恢复者,亦可见肌肉瘦削,筋脉弛缓,两者应予以区别。但痿症一般起病缓慢,以双下肢瘫痪或四肢瘫痪,或肌肉萎缩,筋惕肉瞤为多见;脑卒中多起病急骤,且以偏瘫不遂为主。痿症起病时无神昏,脑卒中则常有不同程度的神昏。

(5)脑卒中与痫证:痫证发作时起病急骤,突然昏仆倒地与脑卒中相似。但痫证为阵发性神志异常的疾病,猝发仆地时常口中作声,如猪羊啼叫,四肢频抽而口吐白沫;脑卒中则仆地无声,一般无四肢抽搐及口吐涎沫的表现。痫证之神昏多为时短暂,移时可自行苏醒,醒后一如常人,但可再发;脑卒中患者昏仆倒地,其神昏症状严重,持续时间长,难以自行苏醒,需及时治疗方可逐渐清醒。脑卒中多伴有半身不遂、口眼㖞斜等症,亦与痫证不同。

【治疗】

1. 目的　主要适用于中经络和中风后遗症,推拿治疗主要以促进功能恢复,提高患者生活质量为目的。

2. 治则　疏通经脉,调和气血。

3. 处方　一指禅推法、㨰法、揉法、拿法、擦法、按法、摇法、抖法、搓法、点法、捻法作用于头面部、腰背部、四肢部,以及印堂、神庭、睛明、太阳、百会、迎香、下关、颊车、地仓、大椎、肩井、臂臑、曲池、手三里、合谷、肾俞、大肠俞、命门、环跳、承扶、殷门、委中、承山、髀关、风市、梁丘、血海、膝眼、阳陵泉、足三里、三阴交等穴;同时配合患肢关节的被动运动。

4. 基本操作

(1)头面部操作方法:患者仰卧位,医者坐于一侧。先推印堂至神庭,继之用一指禅推法自印堂依次至睛明、太阳、迎香、下关、颊车、地仓、人中等穴,往返推之 1~2 遍。然后推百会穴 1 分钟,并从百会穴横行推到耳郭上方发际,往返数次,强度要大,以微有胀痛感为宜。揉风池穴 1 分钟。同时用掌根轻揉痉挛一侧的面颊部。最后以扫散法施于头部两侧(重点在少阳经),拿五经,擦面部。

(2)上肢部操作方法:患者侧卧位(或仰卧位),医者立于患侧。先拿揉肩关节前后侧,继之擦肩关节周围,再移至上肢,依次擦上肢的后侧、外侧与前侧(从肩到腕上),往返拿之 2~3 遍;然后按揉肩井、肩髃、臂臑、曲池、手三里等上肢诸穴,每穴约 1 分钟;轻摇肩关节、肘关节及腕关节,拿捏全上肢 5 遍;最后搓、抖上肢,捻五指。

(3)腰背部及下肢后侧操作方法:患者俯卧位,在背腰部,沿着督脉经、膀胱经,分别施以滚法、按揉法、拨法、点法、按法操作 2~3 遍;在膀胱经、夹脊穴及八髎、环跳、承扶、殷门、委中、承山等穴处施以掌揉法;在患侧命门、肾俞、腰阳关、大肠俞等穴位上用拇指拨法或点法、按法进行操作,每穴各 1 分钟。最后轻快拍打背腰部及下肢部。

(4)下肢前、外侧操作方法:患者仰卧,医者立于患侧。先擦患肢外侧(髀关至足三里再至解溪)、前侧(腹股沟至髌上)、内侧(腹股沟至血海),往返擦之,2~3 遍;然后按髀关、风市、血海、梁丘、膝眼、足三里、三阴交、解溪等穴,每穴约 1 分钟;轻摇髋、膝、踝等关节;拿捏大腿、小腿肌肉 5 遍;最后搓下肢,捻五趾。

5. 随症加减

(1)语言謇涩者,重点点按廉泉、通里、风府各 1~3 分钟。

(2)口眼㖞斜者,用抹法在瘫痪一侧面部轻轻推抹 3~5 分钟,然后重按颧髎、下关、瞳子髎。

(3)口角流涎者,按揉面部一侧与口角部,再推揉承浆穴。

【调护】

1. 本病治疗应以"治痿独取阳明"为指导,重点在手、足阳明经,其次是膀胱经。病程在半年以内治以活血化瘀为先,半年以上则治以补益气血为重,以期扶正固本、强筋健骨。中风后病情基本稳定便可接受推拿治疗,并配合患者肢体关节的被动活动,患者自我锻炼可以有效存进患肢功能的恢复。

2. 中风治疗需要配合中药、针灸、理疗、药膳等康复手段进行综合治疗。恢复期间,患者要进行全身性锻炼与轻便的活动,加强患侧肢体的功能锻炼,如滚健身球、握健身圈、拉滑轮、体后拉肩、大小云手、股四头肌舒缩活动、蹬空增力、搓滚舒筋等,患者需要量力而为,不可过量。言语謇涩或不语者,在急性期过后就当进行语言训练,语言康复必须要有耐心,掌握循序渐进的原则。

3. 急性期患者宜卧床休息,同时密切观察病情,重点注意神志、瞳神、气息、脉象等情况,若体温超过 39℃,可物理降温,并警惕抽搐、呃逆、呕血及虚脱等变症的发生。保持呼吸道通畅,防止肺部、口腔、皮肤、会阴等部位感染。

4. 患者应保持情绪稳定,生活要有规律,忌烟、酒、辛辣等刺激性食物和过度肥甘厚腻食物。卧床期间,注意保持身体清洁,加强褥疮的防治护理。

5. 本病预后各异,中风病程在半年以内推拿治疗效果较好;病程在 1 年以上推拿治疗效果较差。本病治疗时间较长,故在治疗过程中应视病情的变化随时改变手法的刺激量和操作时间等。

第七节　面神经麻痹

面神经麻痹又名面神经炎,俗称面瘫,是以面部表情肌群运动功能障碍为主要特征,临床表现为口眼㖞斜的一种疾病。本病任何年龄均可发生,但以青壮年较为多见。

西医学将本病分为周围性、中枢性两种,周围性面瘫多因面神经感染性病变引起,中枢性面瘫多因脑血管疾病和脑肿瘤等原因而发生。

中医学认为本病是由于正气不足,络脉空虚,风寒之邪侵入阳明、少阳之脉,以致经气阻滞,经筋失养,脸部肌肉纵缓不收而发病。

【诊断】

1. 症状　多起病突然,于睡觉醒来时,发现一侧面部肌肉板滞、麻木,甚至瘫痪。

2. 体征　不能做蹙额、皱眉、露齿、鼓颊、吹口哨等动作,口角向健侧歪斜,露睛流泪,额纹消失,嚼食障碍,口角流涎,患侧鼻唇沟变浅或消失。病侧面部表情肌瘫痪,眼睑闭合不全,泪液分泌减少,一部分患者于发病初起伴有耳后、耳下及面部疼痛及舌前 1/3 味觉障碍和听觉过敏,面部的出汗发生障碍,在耳郭、外耳道、鼓膜等处可见到疱疹,乳突处多有疼痛。

3. 检查

(1)静止检查:①额部:检查额部皮肤皱纹是否相同、变浅或消失,眉目外侧是否对称、下垂;②眼:检查眼裂的大小,两侧是否对称,是否有流泪、干涩、酸、胀的症状;③面颊:检查鼻唇沟是否变浅、消失或加深,面部是否感觉发紧、僵硬、麻木或萎缩;④口:检查口角是否对称,人中沟是否偏斜。

(2)运动检查:①皱眉:检查皱眉肌是否能运动,两侧眉运动幅度是否一致;②闭眼:闭眼时应注意患侧的口角有无提口角运动,患侧能否闭严,以及闭合的程度;③努嘴:注意观察口角两侧至人中的距离是否相同,努嘴的形状是否对称;④鼓腮:主要检查口轮匝肌的运动功能。

4. 鉴别

(1)中枢性面瘫:为面神经核以上至大脑皮质之间的皮质延髓束组织受损引起,多见于脑血管病变、脑肿瘤和脑炎等。

(2)周围性面瘫:为面神经核或面神经受损时引起,多见于受寒、耳部或脑膜感染、神经纤维瘤引起的周围型面神经麻痹。

中枢性面瘫和周围性面瘫因面神经受损的部位不同,临床表现也不相同,最主要的鉴别点就是额纹是否变浅或消失,如果患侧面肌受损伴有同侧额纹消失,则为周围性面瘫,如果额纹正常,则为中枢性面瘫。

【治疗】

1. 目的　改善面部血液循环,缓解面部肌肉痉挛。

2. 治则　祛风通络,行气活血。

3. 处方　一指禅推法、按法、揉法、抹法、拿法、擦法作用于头面部及上肢部,以及印堂、阳白、太阳、四白、睛明、迎香、地仓、颧髎、下关、颊车、听宫、承浆、翳风、风池、合谷等穴。

4. 基本操作　以患侧颜面部为主,健侧做辅助治疗。

(1)患者取仰卧位:医者用一指禅推法自印堂穴开始,经阳白、太阳、四白、睛明、迎香、地仓、颧髎、下关至颊车,往返 5~6 遍;用双手拇指抹法自印堂穴交替向上抹至神庭穴,从印堂向左右抹至两侧太阳穴,从印堂穴向左右抹上下眼眶,自睛明穴沿两侧颧骨抹向耳前听宫穴,从迎香穴沿两侧颧骨抹向耳前听宫穴,约 6 分钟;指按揉牵正、承浆、翳风,每穴约 1 分钟;用鱼际揉面部前额及颊部 3 分钟左右;在患侧颜面部用轻快的擦法治疗,以透热为度。

(2)患者取坐位:拿风池、合谷各 1 分钟。

5. 随症加减

(1)口角流涎量多者,重按揉地仓穴 3 分钟,向上方提拿患侧面部肌肉 3 遍,用鱼际按揉患侧口角部,再点揉承浆穴。

(2)语言謇涩者,重点按揉廉泉、通里、哑门、风府各2~3分钟。

(3)口眼㖞斜者,用抹法在患侧面部轻轻推抹3~5分钟,用四指指腹轻拍患侧。

【调护】

一般急性期不宜推拿治疗,2周后再行推拿疗法。治疗时推拿手法要轻柔,且操作时间不宜太长,避免损伤皮肤。相比中枢性面瘫,推拿治疗周围性面瘫疗效较为显著,故对中枢性面瘫推拿需配合其他疗法进行综合治疗,也能达到较好效果。平时要求患者脸部局部需避风寒,外出佩戴口罩。

第八节 乳 痈

乳痈是由热毒入侵乳房而引起的急性化脓性疾病。常发生于产后哺乳妇女,尤以初产妇多见。在哺乳期发生的,名外吹乳痈;在妊娠期发生的,名内吹乳痈;在非哺乳期和非妊娠期发生的,名不乳儿乳痈。临床上以外吹乳痈最为常见。其特点是乳房局部结块,红肿热痛,伴有恶寒发热等全身症状。

足阳明之脉,自缺盆下于乳。又冲脉者,起于气冲,并足阳明之经,夹脐上行,至胸中而散。盖妇人以冲任为本,若失于将理,冲任不和,阳明经热,或为风邪所客,则气壅不散,结聚乳间,或硬或肿,疼痛有核,寒热往来,谓之乳痈。

西医学称之为急性乳腺炎,大多由金黄色葡萄球菌感染引起。乳痈的主要发病机制是乳汁淤滞,乳络不畅,败乳蓄久成脓。

【诊断】

1. 临床表现 乳房红肿疼痛,排乳不畅,以致结脓成痈、溃后出浓稠厚为主症的急性化脓性病症。同时伴有发热、恶寒、头痛等全身症状,日久化脓溃烂。

初期(气滞热壅):患侧乳汁淤积,乳房局部皮肤微红,肿胀热痛,触之有肿块,伴有发热、口渴、纳差,苔黄,脉数。

成脓期(热毒炽盛):乳房内肿块逐渐增大,皮肤灼热掀红,触痛明显,持续性、波动性疼痛加剧,伴高热、口渴、小便短赤、大便秘结,舌红、苔黄腻,脉洪数。

溃脓期(正虚邪恋):脓肿形成,触之有波动感,经切开或自行破溃出脓后寒热渐退,肿消痛减,疮口渐渐愈合;如脓肿破溃后形成瘘管,或脓流不畅、肿势和疼痛不减,病灶可能波及其他经络,形成"传囊乳痈"。伴有全身乏力、面色少华、纳差,舌淡、苔薄,脉弱无力。

2. 鉴别 乳痈须与乳发鉴别。乳发病变范围较乳痈大,局部焮红漫肿疼痛,很快皮肉腐烂,病情较重。

【治疗】

1. 治则 乳痈的治疗一般分初起、脓成和已溃等阶段,推拿治疗一般在乳痈初起尚未成脓时为好。乳痈初期推拿以行气泻热,疏通乳络为原则。

2. 处方 摩法、揉法、一指禅推法、按揉法、㨰法、拿法作用于患侧胸部及背部,以及膻中、肩井、天溪、食窦、屋翳、膺窗、乳根、中脘等穴。

3. 基本操作

(1)患者取仰卧位,医者以指揉法、指摩法于患乳周围的乳根、天溪、食窦、屋翳、膺窗等穴操作,约8分钟。再摩揉腹部,以一指禅推法于膻中、中脘、天枢、气海、关元等穴操作,时间约4分钟。

（2）继上势，患者取正坐位。医者以一指禅推法沿风池至颈根穴上下往返操作，时间约 5 分钟。

（3）继上势，医者㨰法沿着背部膀胱经上下往返操作，重点以拇指按揉肝俞、脾俞、胃俞，时间约 5 分钟。气滞热壅者，配合拇指按揉合谷、曲池穴约 1 分钟。热毒炽盛者，配合拇指按揉大椎穴 1 分钟。正虚邪恋者，配合拇指按揉足三里、三阴交穴 1 分钟，直擦督脉，以透热为度。

（4）继上势，拿肩井、拿风池操作，时间约 3 分钟。

【调护】

1. 乳痛发生后，不仅妨碍乳母健康，也影响哺乳，以致有碍婴儿健康，故应积极预防。

2. 妊娠期 5 个月后应经常用 75% 酒精棉球擦乳头。

3. 哺乳或推拿时宜避免露乳当风，注意胸部保暖，哺乳后应轻揉乳房。

4. 每日按时哺乳，养成良好习惯，注意婴儿口腔清洁，不可含乳而睡。

5. 断乳时应逐渐减少哺乳时间，再行断乳。

第九节　痛　　经

痛经，亦称"经行腹痛"，是指女性正值经期或行经前后，发生以小腹疼痛为主，或痛引腰骶，甚至昏厥，影响正常工作和生活。

痛经病位胞宫，病变在气血，表现为经期及其前后，疼痛反复发作。其中医病机多由于气机郁滞，七情内伤，气血瘀滞，瘀阻胞宫、冲任，"不通而痛"，复作本病；或因感受寒湿、湿热之邪，邪气乘虚而入与血相搏，使得冲任、胞宫气血失畅而复；或因禀赋不足，气血虚弱，不能濡养、温煦冲任、子宫，"不荣则痛"而复。

中医证候主要分为以下几种类型。

1. 气滞血瘀　经前或经期小腹胀痛拒按，经血量少，经行不畅，血色紫黯有块，块下痛暂减，乳房胀痛，胸闷不舒。舌质紫黯或有瘀点，脉弦涩。

2. 寒湿凝滞证　经前或经期小腹冷痛，按之痛甚，得热则舒，经行量少，色紫黯有块，或如黑豆汁，形寒畏冷，大便溏薄。舌淡紫，苔白润或白腻，脉沉紧。

3. 气血虚弱　经期或经后小腹隐隐作痛，喜按或小腹及阴部空坠不适，月经量少色淡，质清稀，面色无华，头晕心悸，神疲乏力。舌淡，脉细无力。

西医学认为，原发性痛经多见于未婚或未育妇女，与自主神经功能紊乱、子宫痉挛收缩有关；亦可由于子宫发育不良、子宫过度屈曲等影响经血畅行而致。继发性痛多见于生殖器官器质性病变如盆腔子宫内膜异位症、慢性盆腔炎等。本节仅述原发性痛经。

【诊断】

1. 症状

（1）经期或经行前后小腹疼痛，痛及腰骶部，呈阵发性痉挛性或胀痛下坠感，疼痛可引及全腹或腰骶部，或外阴、肛门坠痛，严重者可出现面色苍白、冷汗等晕厥现象。

（2）疼痛呈周期性反复发作，好发于青年未婚女子。

2. 体征　一般无腹肌紧张及反跳痛。盆腔生殖器一般无异常病变，偶见子宫发育不良、宫颈口狭小、宫颈管狭长或子宫过度倾曲。

3. 辅助检查　B 超、腹腔镜、宫腔镜等检查无器质性病变者属于原发性痛经。辅助检查有助于明确痛经的原因。

4. 鉴别 本病需要与继发性痛经以及引起继发性痛经的疾病相鉴别。继发性痛经在初潮后数年或多年后方出现痛经症状,大多有诸如月经过多、不孕、放置宫内节育器等宫腔操作史或盆腔炎等病史。妇科检查是最容易发现引起痛经的器质性病变的手段。B 超和腹腔镜(尤其腹腔镜)是最有价值的辅助诊断方法。

【治疗】

1. 治则 以"通调气血"为主。气滞血瘀证,宜疏肝理气,化瘀止痛。寒湿凝滞证,宜温经散寒,利湿止痛。气血虚弱证,宜益气补血,调经止痛。

2. 处方 一指禅推法、摩法、㨰法、按揉法、按法、擦法作用于腰背部及腹部,以及气海、关元、肾俞、八髎、章门、期门、肝俞等穴。

3. 基本操作

(1)患者仰卧位,医者坐于右侧,用摩法按顺时针方向在小腹部治疗;一指禅推法或指揉法在气海、关元穴施治。

(2)患者俯卧位,医者以一指禅推法、㨰法、按揉施术在腰部脊柱两侧及骶尾部,以拇指按揉法于肾俞、八髎穴操作。擦八髎穴,以透热为度。

4. 随证加减

(1)气滞血瘀者,按揉章门、期门、肝俞、膈俞,每穴约半分钟,并以拇指按揉血海、三阴交,以酸胀为度。患者取坐位,医者在患者身后用两掌从两侧腋下搓摩至天枢穴处搓摩胁肋数次。

(2)寒湿凝滞者,直擦背部督脉,横擦腰部肾俞、腰阳关、命门,以透热为度;按揉血海、三阴交、丰隆、阴陵泉、足三里,每穴约 1 分钟。

(3)气血虚弱者,患者仰卧位,摩腹时加揉中脘 2~3 分钟。按揉天枢、足三里,每穴约 1 分钟。患者俯卧位,按揉脾俞、胃俞、膈俞,每穴 1 分钟。直擦背部督脉,横擦左侧背部,以透热为度。

【调护】

1. 经前、经期忌辛辣生冷之品,注意保暖和经期卫生,防止受凉。

2. 调节情志,疏肝解郁。

3. 每次治疗应在经前 1 周开始。

4. 经期腹部不宜手法,八髎亦不用热敷,以防由此导致月经过多。

5. 治疗前应做必要的妇科检查,对于继发性痛经者积极治疗原发病。

6. 痛经患者中,有部分患者有腰 2、腰 3 或腰 4 棘突偏歪现象,且偏歪棘突旁有明显压痛,用脊柱复位手法纠正偏歪棘突,可收到较佳疗效。

第十节 慢 性 鼻 炎

慢性鼻炎是各种原因引起的鼻黏膜和黏膜下的慢性炎症病变。该病常由急性鼻炎反复发作,或因慢性鼻窦炎分泌物长期刺激鼻腔黏膜,或因干燥、寒冷、高温、烟、粉尘和化学气体的长期刺激所致。慢性鼻炎分为慢性单纯性鼻炎和慢性肥厚性鼻炎。慢性单纯性鼻炎发病时,鼻黏膜血管扩张,血管和腺体周围有淋巴细胞和浆细胞浸润,杯状细胞增多,腺体分泌增强,但其病理改变尚为可逆性。当发展为慢性肥厚性鼻炎时,静脉及淋巴回流受阻,以致血管显著扩张,渗透性增强,黏膜水肿,继而发生纤维组织增生,使黏膜肥厚或伴有鼻甲骨增生。从而导致鼻塞症状进行性加重,引起头昏、头痛,有较重的闭塞性鼻音,或伴有耳鸣、听力下降。

本病中医学属于"鼻窒"。中医病因病机主要因伤风鼻塞余邪未清,或屡感风邪久郁化热,内舍于肺与阳明经脉,肺失肃将,阳明经脉郁滞,郁热上干与邪毒互结鼻窍;肺气不足,清肃不力,邪滞鼻窍;脾气虚弱,运化失健,清阳不升,浊阴上干,邪滞鼻窍;邪毒滞鼻,日久深入脉络,血瘀鼻窍,窒塞不通。

中医证候主要分为以下几种类型。

1. 肺胃燥热证　主症间歇性或交替性鼻塞,少量黏黄涕,鼻内灼热干燥,嗅觉减退,头额胀痛,鼻黏膜黯红,嗅觉减退,头额胀痛,鼻黏膜黯红,下鼻甲肿胀,伴口微干,小便黄,大便干,纸质红,苔微黄,脉数或洪而有力。

2. 肺脾气虚证　主症交替性鼻塞,鼻塞时轻时重,鼻涕黏而少,鼻内黏膜肿胀淡红,对血管收缩剂较敏感,头胀不适,或咳嗽痰稀,面色白,食少便溏,舌质淡,苔薄白。

3. 气滞血瘀证　主症鼻塞无歇,鼻涕黄稠或黏白,嗅觉迟钝,鼻甲肿实黯红,呈桑葚样,对血管收缩剂不敏感,语言不畅,咳嗽多痰,耳鸣不聪,舌质红或有瘀点,脉弦细。

4. 痰浊内阻证　主症鼻塞时轻时重,涕多色白而黏,嗅觉迟钝,鼻黏膜稍充血,鼻甲肿大,伴胸闷多痰,舌苔白腻,脉弦滑。

【诊断】

1. 症状　鼻流浊涕而量多,涕从鼻腔上方向下而流,同时伴有头痛、鼻塞、嗅觉减退。

2. 体征　鼻黏膜充血、肿胀或肥厚,脓性分泌物积聚于鼻道内,色黄或灰白色,黏性、脓性或黏脓性,量不定,鼻内肌膜红赤或淡红肿胀,眉内及颧部有压痛。

3. 检查　鼻腔及鼻黏膜检查、鼻分泌物涂片检查等可明确诊断。

4. 鉴别　本病应与结构性鼻炎伴慢性鼻炎相鉴别。结构性鼻炎即鼻腔存在一种或几种结构异常,如鼻中隔偏曲、中鼻甲反向弯曲及下鼻甲内展等,引起鼻腔通气功能异常。临床可见鼻中隔向一侧偏曲,另一侧下鼻甲出现代偿性肥大。

【治疗】

1. 治则　益气、化湿、通窍。

2. 处方　按法、揉法、抹法、捏法、擦法、一指禅推法作用于面部及肩背部,以及鼻通、印堂、攒竹、太阳、迎香等穴。

3. 基本操作

(1)患者仰卧,医者坐其头前侧,施抹法于印堂、攒竹、迎香穴一线,反复操作3分钟;施一指禅推法于印堂、攒竹、太阳、迎香、巨髎各1分钟,以得气为度;以两手鱼际轻挤揉动患者鼻翼2分钟。

(2)患者坐位,医者立其身后,按揉风池、天柱、肩井、曲池、合谷各1分钟,以得气为度。

(3)患者俯卧,医者立其右侧,按揉脾俞、胃俞、膈俞各1分钟,以得气为度;最后施捏脊法于患者背部,操作5遍,以皮肤潮红、微有汗出为度。

4. 随证加减

(1)肺胃燥热者,按揉合谷、尺泽、鱼际穴,每穴1分钟,以酸胀为度。

(2)肺脾气虚者,施擦法于肺俞、风门、脾俞、胃俞,反复操作5分钟,以透热为度。

(3)气滞血瘀者,施指按法于太冲、行间各1分钟,以酸胀为度。

(4)痰浊内阻者,按揉足三里、三阴交、丰隆穴,每穴1分钟,以酸胀为度。

【调护】

1. 加强体育锻炼,增强体质。练习保健功擦鼻。

2. 避免粉尘、异物的长期刺激。

笔记栏

3. 切忌不能长期用滴鼻药或作用较强的血管收缩药。

学习小结

1. 学习内容

内、外、妇、五官科疾病的推拿治疗,主要理论是经络学说和脊柱病因学说;推拿诊断要点是经络辨证和脊柱病因诊断;指导原则是根据专科诊断确定治疗方案、明确推拿是主要或是辅助治疗、影像学检查确保运动关节类手法的安全性。

病症	诊断及鉴别诊断	主要手法选择	关键操作步骤	临床疗效
头痛等7个内科病症	疼痛或放射痛、眩晕、半侧肢体障碍等;临床化验和检查;影像学表现;结合脊柱病因专科诊断	㨰法、一指禅推法、按法、揉法等;结合脊柱病因选择性使用颈椎、胸椎和腰椎扳法等	按照经络理论的循经手法操作,结合脊柱病因的软组织手法和脊柱小关节扳法等操作	推拿具有主治作用的病症,其临床效果良好
乳痈外科病症	外科临床诊断(乳痈初起者),无专科诊断	摩法、揉法、按法(按压法)和拿法	先是摩法、揉法,然后是按法(按压法)和拿法	效果甚好
痛经妇科病症	妇科临床诊断(功能性痛经者),有腰椎棘突偏歪专科诊断	㨰法、一指禅推法、按法、揉法等;结合腰椎病因诊断使用腰椎扳法	先是在背部和腹部经穴手法操作,然后是腰椎扳法操作	效果良好
慢性鼻炎等五官科病症	五官科临床诊断,无专科诊断	一指禅推法、按法、揉法等	局部手法的持久和柔和操作,具有深透功力	效果良好

2. 学习方法 理论、案例和临床见习三者相结合。

—————————●(王金贵 刘俊昌 刘元华 王晓东)

复习思考题

1. 推拿治疗头痛的基本操作方法是什么?
2. 推拿治疗失眠的原则及基本操作方法是什么?
3. 推拿治疗胃脘痛的基本原则及操作步骤是什么?
4. 简述便秘的推拿处方及手法操作步骤。
5. 简述眩晕的诊断要点。
6. 简述"治痿独取阳明"对于中风后遗症的治疗理论。
7. 简述面神经麻痹的诊断要点。
8. 简述乳痈推拿治疗的基本操作。
9. 简述痛经推拿治疗的治则及处方。
10. 简述慢性鼻炎推拿治疗的治则及处方。

第八章

儿 科 疾 病

> **学习目标**
>
> 1. 了解小儿生理病理和发病特点。
> 2. 掌握儿科疾病常见病症的临床表现、辨证分型和推拿治疗。
> 3. 熟悉儿科疾病常见病症的推拿操作及注意事项。

　　小儿推拿也称小儿按摩，是我国古代劳动人民在长期与疾病作斗争的实践中不断发展、充实起来的一种颇有特色的儿科外治方法。它是以中医理论为指导，应用特定的手法或应用器械作用于小儿体表的特定穴位与部位，以调整脏腑、平衡阴阳、调和气血，从而达到防治疾病和预防疾病的目的。小儿推拿适应证较广泛，具有疗效显著、操作简便、安全可靠、无副作用、患儿乐于接受等优点。据资料统计，推拿治疗儿科病症可达 50 余种，其中疗效显著者有 20 余种。

　　小儿处于不断生长发育的过程中，不论在生理、病理、辨证和推拿治疗（包括手法、穴位、操作次数或时间）方面均有其独特之处，与成人推拿有所不同。

　　小儿具有脏腑娇嫩、形气未充和生机蓬勃、发育迅速的生理特点。小儿出生后，犹如萌土之幼芽，脏腑柔嫩，脾胃薄弱，肾气未满，血气未充，经脉未盛，筋骨未坚，神气怯弱，腠理疏松，寒温不能自调，阴阳二气均属不足。吴瑭在《温病条辨·解儿难》中依此提出了"稚阴稚阳"的观点，认为小儿"稚阳未充，稚阴未长"。小儿机体各组织器官无论从形态发育和生理功能均是不成熟和不完善的，外易为六淫所侵，内易为饮食所伤，临床发病以肺、脾二脏疾患为多。小儿从病理上具有抵抗力差、容易发病、传变迅速等特点，具体表现为易虚、易实、易寒、易热，若调治不当，容易轻病变重、重病转危。而对于突然发生的强烈刺激，小儿往往不能忍受，容易出现惊恐状态。另外，小儿还具有生长发育迅速的特点，年龄越小，体格增长越快，对蛋白质等营养物质的需求越大。《颅囟经·脉法》首先提出小儿纯阳之说，"凡孩子三岁以下，呼为纯阳，元气未散"，认为小儿从生理上表现为生长发育旺盛，生机蓬勃，活力充沛，对水谷精微需要迫切，与体内属阴的物质相比，处于相对优势，在发病过程中易伤阴津，易患热病，即所谓"阴常不足，阳常有余"，因此不宜使用温阳药物；从病理方面而言，在疾病过程中，其组织再生和修复能力也是旺盛的，且病因单纯，很少受七情影响，在患病之后，如能及时调治，则容易痊愈，较快恢复其生理功能。

　　小儿推拿辨证也是在四诊八纲的基础上进行的。在四诊中，由于乳儿不会说话，因此问诊常是间接的，较大儿童虽能言语，但也往往不能确切诉说病情，加之婴儿气血未充、经脉未盛，脉象难凭，尤其在就诊时常哭闹不安，更易影响气息脉象，给诊断造成困难。闻诊包括听小儿啼哭、声息、呼吸、咳嗽及闻小儿口气、便溺等方面，虽能反映一些小儿脏腑功能的变化情况，但也不够全面。只有望诊不受种种条件限制，反映病情比较可靠，包括望神色、望形态、审苗窍、辨斑疹、查二便、看指纹等。正如《幼科铁镜·十传》指出："皆以望面色、审苗窍为主。"因此，历代儿科医家都以望、闻为主，问、切为辅，并综合其他证候。此外，从八纲辨证来看，小儿体属纯阳，感受外邪后，每易寒随热化，故临床以阳证、热证、实证居多；且发病较快，变化较多，又常夹有其他兼症，因此临诊时需认真观察，审慎辨证，点面结合，综合分析，才能及时作出正确诊断，医治得当，促使小儿尽快恢复健康。

小儿推拿手法是术者以手或借助一定的器具，按照各种特定的手法和规范化的动作，在患儿体表的特定穴位或部位进行操作的方法。小儿推拿手法的基本要求是均匀、柔和、平稳、深透，特别强调施术时要轻快柔和，平稳着实。常用穴位除少数十四经穴、奇穴外，多数为特定穴。这些特定穴呈点状、线状或面状，多分布在头面和肘膝关节以下。这些特定穴的主治作用及其分布特点，给临床治疗带来了很多方便，如在严寒的冬天也可在患儿两手部穴位操作，免除脱衣的不便，而能收到较好的效果。

由于小儿发病特点以外感病和饮食内伤居多，因此在推拿治疗上常用的也以解表（推攒竹、推坎宫、推太阳、拿风池等）、清热（清天河水、退六腑、推脊等）、消导（推脾经、揉板门、揉中脘、揉天枢等）为多；另外，小儿病情变化迅速，一日之内即可由实热证迅速转变为虚寒证（正气暴脱），因此临诊时必须细心谨慎，全面分析，治疗得当，必要时可结合中西医疗法，进行综合治疗。

小儿推拿治疗施术时应注意以下几点：

1. 医者态度和蔼，耐心细致，指甲须修剪圆滑，长短适宜，以不触痛患儿皮肤为宜。

2. 天气寒冷时，医者先将双手搓热方可施术，以防刺激患儿而不能很好合作。

3. 室内光线明亮，温度适宜，空气流通，环境相对安静，也可配合音乐以安抚患儿。

4. 上肢操作时不分男女，多取左手，其他部位的双侧穴位，两侧均可治疗，如太阳、迎香、足三里、乳根、乳旁等，手法轻重适宜，运用熟练。

5. 小儿推拿的操作顺序，一般先上肢，次头面、胸腹、腰背、下肢；或者先推主穴，后推配穴；也可先推配穴，后推主穴（如捏脊等）。除急救外，不管采用哪种操作顺序，无论主穴、配穴，应用掐、拿、捏等强刺激手法，均应最后操作，以免刺激患儿哭闹不休，影响后面的操作和治疗效果。

6. 推拿的时间应根据患儿年龄大小、病情轻重、体质强弱及手法的特性而定，如推法、揉法次数较多，摩法时间较长，按法和揉法常配合应用，治疗 1 次约 10 分钟左右，一般不超过 20 分钟，亦可根据病情灵活掌握，通常每日推拿 1 次，高热等急性病可每日治疗 2 次，慢性病可隔日治疗 1 次。

7. 治疗时应配合推拿介质，冬春或感受风寒时用姜汁、葱白水等温热性介质，夏季或热病时用乙醇溶液、滑石粉等凉性介质，其目的一是润滑皮肤、防止擦破，二可提高治疗效果。

8. 患儿骨折、皮肤破损、出血等部位，一般不宜推拿；急性传染病需要治疗时，应注意隔离治疗。

9. 临床应用时，小儿推拿手法经常和具体穴位结合在一起组成小儿推拿处方，如补脾经（向指根方向直推）、清脾经（向指尖方向直推）、掐人中（用掐法施于人中穴）、摩中脘（用摩法施于中脘穴）等。

10. 手法后注意避风，注意饮食调理，忌食生冷。

第一节　小儿肌性斜颈

小儿肌性斜颈是指由于一侧胸锁乳突肌挛缩导致以头颈部歪向患侧、颜面部转向健侧及颈项部活动受限为特征的病症。该病多发于生后2周至1个月左右的婴儿,是新生儿、婴幼儿肌肉骨骼系统最常见的病症之一,发病率约为1%~2%。该病属中医学"筋挛""筋缩""颈筋结聚"等范畴。推拿治疗肌性斜颈具有较好的临床疗效,可作为患儿的首选保守疗法。

本病的病因尚未完全明了,但与损伤有关,如分娩时一侧胸锁乳突肌因受产道或产钳挤压受伤出血,血肿机化形成挛缩;或怀孕时胎儿头位不正,或羊水过多或过少,受到不正常的子宫壁压力,或脐带绕颈,阻碍一侧胸锁乳突肌血运供应,使该肌缺血性改变而致;有的学者认为由于胸锁乳突肌营养血管栓塞,导致肌纤维变性而形成斜颈。该病有1/5的患儿有明确的家族史,故认为其发生可能同遗传有关,常合并先天性髋臼发育不良等其他部位畸形。咽部炎症也是一个致病因素,有学者认为疼痛性淋巴结炎,特别是化脓性淋巴结炎以及病毒感染与斜颈发生有关。其他如外伤所致寰椎、枢椎体旋转半脱位,或颈2-3间半脱位引起的骨性斜颈,眼肌麻痹或由视力障碍导致的代偿姿势性斜颈,以及由颈部肌肉麻痹导致的神经性斜颈等。本节所论述的小儿斜颈一般系指一侧胸锁乳突肌痉挛造成的肌性斜颈。

小儿肌性斜颈的主要病理变化是患侧胸锁乳突肌发生纤维性挛缩,早期可见纤维细胞增生和肌纤维变性,最终全部为结缔组织所代替。胸锁乳突肌内肿块呈条索状,大体标本外观类似较软的纤维瘢痕,切面呈白色;镜下观察见其由致密的纤维组织组成,肌肉组织减少,横纹减少,严重者肌肉组织消失,出现较多的瘢痕组织,但肌肉内无出血。

【临床表现】

1. 患儿出生后或出生后2周内,颈部一侧中下段发现有条索状肿块,呈梭形(有的经过半年后,肿物可自行消退),以后患侧的胸锁乳突肌逐渐挛缩紧张,突出如条索状。

2. 患儿头部向患侧倾斜,而颜面部转向健侧,患侧颜面部较健侧小。

3. 少数患儿仅见患侧胸锁乳突肌在锁骨的附着点周围有疣样改变的硬块物。

4. 还有一部分患儿表现为一侧颈部胸锁乳突肌肌肉较另一侧细小,发育不良。患儿头部向患侧旋转和向健侧屈曲明显受限。

5. 病久患侧的颜面部发育受影响,健侧颜面部也会发生适应性的改变,使颜面部不对称,双侧眼外角至口角的距离不对称,患侧距离缩短,健侧增长,患侧眼睛位置平面降低,因双眼不在同一水平线上,易产生视力疲劳而出现视力减退。健侧颜面部圆而饱满,患侧则窄而平。此外,患儿整个面部包括鼻、耳等也可出现不对称性改变。胸椎可发生代偿性的侧凸畸形。

6. 先天性肌性斜颈患儿还可合并先天性髋关节半脱位及颈椎其他畸形。

7. 早期超声检查可以了解肿块性质、直径,晚期可了解肌肉纤维化情况。X线检查可排除枕颈部畸形和自发性寰枢椎旋转性半脱位引起的斜颈。

【治疗】

1. 目的　缓解痉挛,促进肿物消散,纠正斜颈及颜面部畸形,改善颈部活动功能。

2. 治则　舒筋通络,松解粘连是治疗本病的基本治法;肿块型治以舒筋散结,非肿块型治以舒筋通络。

3. 基本操作

(1)患儿取坐位或仰卧位,医者于患侧的胸锁乳突肌施用推揉法,可用拇指螺纹面或食、中、无名三指螺纹面揉之,5~6分钟。

(2)捏拿患侧胸锁乳突肌往返3~5分钟,用力宜轻柔。

(3)牵拉扳颈法:医者一手扶住患侧肩部,另一手扶住患儿头顶,牵拉患儿头部渐渐向健侧肩部倾斜,逐渐拉长患侧胸锁乳突肌,幅度由小渐大,在生理范围内反复进行数次。

笔记栏

（4）再于患侧胸锁乳突肌施推揉法 3~5 分钟。

（5）最后配合轻拿肩井 3~5 次结束。

肿块型重点拿揉患侧胸锁乳突肌的局部肿块；非肿块型拿揉患侧整个胸锁乳突肌，同时对胸锁乳突肌起止点进行弹拨。

【注意事项】

1. 家长注意观察婴幼儿的头颈姿势，做到早发现、早诊断、早治疗、早康复。

2. 注意培养患儿的良好习惯，尽量作与斜颈方向相反的动作，以利于矫正康复，如喂奶、睡眠的枕垫或用玩具吸引患儿的注意力等。

3. 推拿后，应避风寒；饮食清淡，适当增加优质蛋白摄入，忌寒凉食物。

4. 嘱其家长协助医生每日做患侧胸锁乳突肌的被动牵拉伸展运动。方法如下：将患儿平卧于膝上，使患儿颈部后伸，家长用左手轻轻按住患儿胸廓，右手握住头颈部，将患儿脸部尽量旋向患侧，枕部旋向健侧肩峰，操作过程中手法应轻柔，使挛缩的胸锁乳突肌得到较大的牵伸。

5. 嘱其家属以轻手法捏揉患儿患侧胸锁乳突肌，每日操作 10 分钟，施术时配用介质，用力宜轻柔。

6. 患儿家长可在孩子入睡后热敷肿块，把小块方巾在 50℃温水中浸一下，拧干敷在患侧胸锁乳突肌的肿块上，每天 2 次，每次 10 分钟左右，也可用热水袋敷，注意不要烫伤患儿。

7. 对应用肿块 B 超和 X 线检查都难以确诊的病例，可进行 CT 检查或进行三维重建，有利于本病的诊断，还可以排除骨性斜颈、寰枢椎半脱位等器质性病变。

第二节　小儿桡骨头半脱位

小儿桡骨头半脱位又称"牵拉肘"，俗称"肘错环""肘脱环""肘脱钩"，由于在幼儿肘部伸直和前臂旋前位突然牵拉手腕部所致。本病是临床中常见的小儿肘部损伤，多发生于 4 岁以下的幼儿。由于该年龄段小儿桡骨头发育尚不完全，头颈直径几乎相等，包绕桡骨头的环状韧带较为松弛，故在外力作用下容易发生半脱位。以后随着小儿年龄增长，桡骨头良好发育，环状韧带增厚增强，以后不易发生半脱位。

本病的发生多因过度牵拉幼儿前臂，尤其是当肘关节伸直位患儿手腕或前臂突然受到旋转动作的纵向牵拉，如穿、脱上衣过程中袖口牵拉患儿腕部，或在床上翻滚时，身体将上肢压在身下，或走路跌倒时腕部被成人握住，桡骨头被拉至漏斗环状韧带的远侧，造成肱桡关节的桡骨头与肱骨之间的间隙增大，导致关节内负压骤增，将很少的一部分关节囊和环状韧带吸入关节腔，嵌顿于肱桡关节间隙，桡骨头被环状韧带卡住阻碍复位而形成桡骨头半脱位。

【临床表现】

患儿上肢有被牵拉的损伤史。患儿突然哭闹，因患侧肘部疼痛，肘关节微屈，前臂旋前下垂，掌心向下，不敢旋后，患儿前臂不能抬举，不能以手取物，惧怕任何形式触动患肢，以免引起疼痛。患侧握力减退。肘关节局部无明显肿胀或畸形，桡骨头处有明显压痛，X 线检查无异常。

【治疗】

1. 目的　解除嵌顿，使疼痛消失，前臂功能活动自如。

2. 治则　理筋整复。

3. 操作

(1)手法复位：以右侧为例,术者左手拇指放在桡骨头外侧处,右手握其腕上部,稍用力牵引并慢慢地将前臂旋后,一般半脱位在旋后过程中常可复位。若不能复位,则右手先将患儿前臂旋后,伸肘稍加牵引,左手拇指加压于桡骨头处,然后屈曲肘关节,常可听到或感到轻微的入臼声。

(2)复位后处理：复位后患儿肘部疼痛立刻消失,肘部及前臂可活动自如。一般不需固定,可嘱家长在 3 日内避免牵拉患儿伤肢,以防复发。

【注意事项】

1. 为了预防本病的发生,嘱家长平时不要过度牵拽小儿的前臂,穿脱衣服时应避免手部旋前位过度牵拉,可养成穿衣时先穿患侧再穿健侧、脱衣时先脱患侧后脱健侧的习惯,以防多次复发而形成习惯性脱位。

2. 若因复位延迟,或经常发生桡骨头半脱位者,在手法复位后可用颈腕吊带悬挂于屈肘位 1 周。

3. 6 岁以后儿童,因桡骨小头发育,不易发生半脱位。若肘部损伤应注意有无肱骨髁上骨折或桡骨上端骨折。

第三节 小 儿 腹 泻

小儿腹泻是指小儿大便次数增多,粪质稀薄或如水样为特征的一种消化道疾病。尤以 6 个月至 2 岁的婴幼儿多见,年龄愈小发病率愈高。本病四季皆可发生,尤以夏、秋两季发病为多。西医学认为,婴幼儿腹泻是一组多病原、多因素引起的以腹泻为主要表现的综合征。推拿治疗本病,疗效显著。

本病的病因以感受外邪、内伤乳食、脾胃虚弱为主,病变主脏在脾,主要病机为脾虚湿盛、脾胃运化功能失调。小儿脏腑娇嫩,易为外邪所侵。寒、湿、暑、热之邪皆能引起腹泻,尤以湿邪为主。湿困脾阳,脾失健运;或内伤乳食,损伤脾胃;或脾胃虚弱,水谷不能运化,下趋大肠而致腹泻;若小儿禀赋不足,或久病久泻均可损伤脾肾之阳,命门火衰,火不暖土,水谷不化,并走大肠而洞泄不止。西医学认为,婴儿腹泻除与饮食、气候等因素有关外,尚与病毒及细菌等感染因素相关。

【临床表现】

1. 伤食泻　大便稀溏,泻下酸臭,或如败卵,夹有乳块或食物残渣,脘腹胀痛拒按,痛则欲泻,泻后痛减,或有呕吐,患儿多啼哭厌食,嗳气酸馊,手足心热,夜卧不宁,小便浑浊,舌红,苔黄厚腻,脉滑数,指纹紫滞。

2. 寒湿泻　大便清稀多沫,色淡不臭,或有腥味,肠鸣腹痛,面色淡白,口淡不渴,小便清长,苔薄白或白腻,指纹色红或青。

3. 脾虚泻　久泻不愈,或经常反复发作,大便稀溏,色淡不臭,可夹不消化食物残渣,或每于食后即泻,时轻时重,面色苍白或萎黄,食欲不振,纳呆腹胀,喜温喜按,神疲倦怠,消瘦乏力,舌淡苔白,脉虚弱,指纹色淡。

4. 湿热泻　腹痛即泻,大便水样,或如蛋花样,暴注下迫,色黄热臭,可夹黏液,伴见发热烦躁,口干欲饮,偏于湿者可见胸脘痞闷、不思纳食,或伴恶心呕吐,肢体倦怠,尿少色黄,舌红苔黄腻,脉滑数,指纹色紫。

5. 惊泻　大便质稠如胶,或稀溏,色青如苔,便前哭闹,烦躁不安,紧偎母怀,睡中惊醒,啼哭不止,面唇色青,舌边红,苔薄白,脉弦,指纹青滞。

6. 脾肾阳虚泻　久泄不止,大便清稀,完谷不化,或伴脱肛,形寒肢冷,面白无华,精神萎靡,睡时露睛,舌淡苔白,脉沉细,指纹色淡。

【检查】

1. 大便常规检查　大便镜检可有脂肪球,或有少量红细胞、白细胞、脓细胞或吞噬细胞等,还应注意有无虫卵、寄生虫、真菌孢子和菌丝。

2. 大便病原学检查　大便轮状病毒检测或直肠拭子培养致病菌(常为大肠埃希菌、空肠弯曲菌、鼠伤寒沙门菌、白念珠菌)及药敏试验,对确定腹泻病原有重要意义。

【治疗】

1. 目的　使腹泻等症状、体征消失,达到临床治愈。

2. 治则　调脾止泻。

3. 基本操作　推脾经、推大肠、摩腹、揉龟尾、推七节骨。

4. 辨证加减

(1)伤食泻

治法:消食导滞,和中助运。

处方:揉板门、清胃经、补脾经、清大肠、掐揉四横纹、顺运内八卦、揉中脘、顺时针摩腹、揉天枢、推下七节骨、揉龟尾、较重手法捏脊。

(2)寒湿泻

治法:温中散寒,化湿止泻。

处方:补脾经、推三关、补大肠、揉外劳宫、逆时针摩腹、揉脐、推上七节骨、揉龟尾、按揉足三里。

肠鸣腹痛者,加揉一窝风、拿肚角;体虚者,加捏脊;惊惕不安者,加掐揉五指节、清肝经、开天门等。

(3)脾虚泻

治法:健脾益气,温阳止泻。

处方:补脾经、补大肠、推三关、逆时针摩腹、揉脐、推上七节骨、揉龟尾、捏脊。

(4)湿热泻

治法:清热利湿,调中止泻。

处方:清脾经、清胃经、清大肠、清小肠、揉板门,清天河水、顺时针摩腹、揉天枢、推下七节骨。

(5)惊泻

治法:健脾助运,平肝止泻。

处方:补脾经、清肝经、清心经、掐揉五指节、顺运内八卦、分手阴阳、逆时针摩腹、揉龟尾、推上七节骨、摩囟门、掐揉小天心、猿猴摘果,按揉肝俞。

(6)脾肾阳虚泻

治法:补脾温肾,温阳止泻。

处方:补脾经、补肾经、推三关、补大肠、揉外劳宫、按揉百会、逆时针摩腹、揉脐、推上七节骨、捏脊。

【注意事项】

1. 本病宜早期进行推拿治疗,注意密切观察大小便次数、颜色、性味、气味的变化,以及有无腹痛、腹胀等症状病情变化,防止发生泄泻变证。若治疗不及时,迁延日久或失治误治,可影响小儿的营养、生长和发育,导致营养不良、多种维生素缺乏和多种感染。重者还可出现精神萎靡,眼眶、囟门凹陷,面色苍白,小便极少或无尿,呕吐频繁,饮食难进等脱水症状,甚至危及生命,严重者应提倡中西医结合治疗,及时补液。

2. 保持患儿皮肤清洁干燥,勤换尿布或尿不湿。每次大便后,宜用温水清洗臀部,并扑上爽身粉或涂护臀膏、香油等,防止发生红臀。换下来的尿布要开水煮沸,暴晒消毒,尿不湿要用塑料袋包好尽快处理。母亲喂奶前后要清洗乳头及双手。

3. 适当控制饮食,减轻胃肠负担。轻者要减少喂养次数和喂养量,母乳喂养者,要缩短哺乳时间,减少哺乳次数。吐泻严重及伤食泄泻患儿可暂时禁食 6~8 小时,以后随着病情好转,逐渐增加饮食量。

第四节　疳　　证

疳证,是由于先后天失调,喂养不当或多种疾病影响,导致脾胃损伤,气液耗伤,肌肤、筋骨、经脉、脏腑失于濡养而形成的一种慢性营养障碍性病症,临床以形体显著消瘦,面黄发枯,精神萎靡或烦躁,饮食异常等为特征。

西医学认为,本病泛指因消耗性疾病或消化不良引起的小儿营养障碍性疾病,以及由此引起的并发症,包含蛋白质 - 能量营养不良、维生素营养障碍、微量元素缺乏等疾病。本病发病无明显季节性,多发生于 5 岁以下小儿。疳证是古代儿科的四大难证之一,现在,随着社会经济的发展,生活和医学水平的提高,本病发病率下降,且重症减少,临床以轻症居多。本病轻症若能及时治疗,预后良好;重症及有严重并发症者,若失于调治,则预后较差。推拿治疗疳证由来已久,疗效显著。

疳证的发病原因较多,有饮食不节,喂养不当;他病久病,损伤脾胃;先天不足,后天失调等。其中以饮食不节,喂养不当引起者最为多见。病变部位主要在脾胃,常可涉于心、肝、肺、肾四脏。脾胃受损,化源不足,气液亏耗,脏腑、经脉、筋骨、肌肤失于濡养为其主要病机。因脾胃受损程度不同,病程长短有别,临床证候轻重悬殊。本病初起,仅表现脾胃失和,纳化失健的证候,病情轻浅者,称为疳气;病情进展,脾胃虚损,运化不及,积滞内停,壅塞气机,阻滞络脉,而呈现虚中夹实证候者,谓之疳积;疳证后期,脾胃虚衰,津液消亡,气血耗伤,形体干枯羸瘦者,则为干疳。干疳及疳积重症阶段,常可影响他脏而出现各种兼证。若脾病及肝,肝失所养,肝阴不足,不能上承于目,而见视物不清,夜盲目翳者,称为"眼疳";脾病及心,心火上炎,而见口舌生疮者,称为"口疳";脾阳虚弱,气不化水,水湿泛滥,则为"疳肿胀"。

西医学认为,小儿消化功能尚未健全,胃酸及消化酶活力较低,如喂养不当,饮食失调或其他疾病迁延不愈,影响胃肠的消化吸收功能,日久不愈引发营养障碍即为本病。

【临床表现】

1. 疳气　形体稍瘦,面色少华,毛发稀疏,食欲不振,精神欠佳,烦躁易怒,大便干稀不调,舌质略淡,苔薄微腻,脉细有力,指纹淡。

2. 疳积　形体明显消瘦,腹部胀大,面色萎黄,发结如穗,精神烦躁,睡卧露睛,动作异常,纳呆厌食,或善食易饥,或嗜食异物,舌淡苔腻,脉沉细而滑,指纹紫滞。

3. 干疳　形体极度消瘦,肢瘦如柴,头大项细,貌似老人,面白无华,毛发干枯,腹凹如舟,精神萎靡,懒言少动,啼哭无力,表情呆滞,夜寐不安,杳不思食,大便稀溏或便秘,舌质淡嫩,苔少,脉沉细弱,指纹色淡隐伏。

4. 兼证

(1)眼疳:两目干涩,畏光羞明,眼角赤烂,甚则黑睛混浊,白翳遮睛,或有夜盲,舌质红,

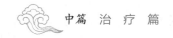

苔薄白,脉细。

(2)口疳:口舌生疮,甚或满口糜烂,秽臭难闻,面赤心烦,夜卧不宁,小便短黄,或吐舌、弄舌,舌质红,苔薄黄,脉细数。

(3)疳肿胀:足踝浮肿,甚或颜面及全身浮肿,按之凹陷,面色无华,神疲乏力,四肢欠温,小便短少,舌淡嫩,苔薄白,脉沉迟无力。

【检查】

1. 大便常规检查　大便镜检可见蛔虫卵。

2. 血液检查　可有血红蛋白及红细胞减少;血清淀粉酶、脂肪酶、胆碱酯酶、转氨酶、碱性磷酸酶、胰酶等活力不同程度地降低;血清锌或发锌测定降低;出现肢体水肿,为疳肿胀者,血清总蛋白量大多在 45g/L 以下,血清白蛋白在 20g/L 以下。

【治疗】

1. 目的　增强体质,改善症状,达到治愈。

2. 治则　补益脾胃,消积导滞。

3. 基本操作　补脾经、清胃经、掐揉四横纹、揉板门、推三关、摩腹、揉中脘、揉天枢、按揉足三里、按揉脾俞、按揉胃俞、捏脊。

4. 辨证加减

(1)疳气

治法:调脾助运,理气和中。

处方:补脾经、清胃经、掐揉四横纹、揉板门、推三关、逆时针摩腹、揉中脘、揉天枢、按揉足三里、按揉脾俞、按揉胃俞、推上和推下七节骨、揉龟尾、捏脊。

(2)疳积

治法:消积导滞,补益脾胃。

处方:补脾经、清胃经、掐揉四横纹、揉板门、掐揉小横纹、推三关、顺时针摩腹、揉腹、分腹阴阳、揉中脘、揉天枢、按揉足三里、按揉脾俞、按揉胃俞、捏脊。

(3)干疳

治法:健脾益肾,补益气血。

处方:补脾经、推三关、揉外劳宫、掐揉四横纹、顺时针摩腹、揉中脘、按揉足三里、按揉脾俞、按揉胃俞、补肾经、揉二人上马、拿百虫、推箕门、摩涌泉、捏脊。

(4)兼证

1)眼疳

治法:养血柔肝,滋阴明目。

处方:基本方加推攒竹、推坎宫、揉太阳、补肾经、清肝经、清天河水、揉小天心、分推手阴阳、揉山根、揉睛明、点鱼腰、点四白。

2)口疳

治法:清心泻火,滋阴生津。

处方:基本方加清天河水、揉二马、清心经、掐总筋、揉内劳宫、清小肠、推天柱骨。

3)疳肿胀

治法:健脾温阳,利水消肿。

处方:基本方加揉脾俞、肾俞、补肾经、揉肾顶、揉外劳宫、运土入水、运水入土、推下七节骨、清小肠、推箕门、按揉阴陵泉。

【注意事项】

1. 本病宜早期推拿,应早防早治,若治疗不及时,迁延日久常累及其他脏腑而缠绵难愈。治疗疳证非一日之功,需长期坚持。

2. 提倡母乳喂养,乳食宜定时定量,适时断乳,按时按序添加辅食。加强患儿饮食调护,及时纠正饮食偏嗜,饮食物要富含营养,易于消化。

3. 合理安排小儿生活起居,保证充足的睡眠,经常户外活动,呼吸新鲜空气,多晒太阳,增强体质。

4. 发现体重不增或减轻,食欲减退时,要尽快查明原因,及时加以治疗。

第五节 遗 尿

遗尿又称遗溺、尿床,是指3周岁以上的小儿在睡眠中不能自主控制排尿,将小便尿在床上,醒后方觉的一种病症。3岁以内的婴幼儿,由于脑髓未充,智力未健,排尿的控制与表达能力不足,或正常的排尿习惯尚未养成,而产生尿床者不属病理现象。若3岁以后夜间仍不能自主控制排尿就是遗尿。年长小儿因贪玩少睡、过度疲劳、睡前多饮等偶然尿床者也不作病论。

中医学认为,遗尿的病因有虚实两大因素导致,以虚为主。正如《诸病源候论》云:"遗尿者,此由膀胱虚寒,不能约水故也。"由于先天禀赋不足,素体虚弱,或久病之后失于调养,致使肺脾肾亏虚;或因情志过极,湿热下注,均可致膀胱开合失司,约束无力而致遗尿。

本病病程较长,或反复发作,重症病例白天睡眠也会发生遗尿。遗尿必须早期治疗,如病程迁延日久,患儿多有自卑感,可影响其身心发育。

【临床表现】

1. 肾气不足 睡中经常遗尿,尿清而长,醒后神疲乏力,面白肢冷,腰膝酸软,智力较差,舌质淡,苔薄白,脉沉细无力。

2. 脾肺气虚 睡中遗尿,少气懒言,神倦乏力,面色少华,常自汗出,食欲不振,大便溏薄,舌淡,苔薄,脉细无力。

3. 肝经湿热 睡中遗尿,尿黄量少,尿味臊臭,性情急躁易怒,或夜间梦语磨牙,面赤唇红,口渴欲饮,舌红,苔黄或黄腻,脉弦数。

【检查】

1. 尿常规及尿培养无异常发现。

2. 部分患儿腰骶部 X 线片显示隐性脊柱裂。

【治疗】

1. 目的 使遗尿症状消失,达到治愈。

2. 治则 温补脾肾,固涩下元。

3. 基本操作 补脾经、补肺经、补肾经、推三关、揉外劳、清肝经、清脾经。

4. 辨证加减

(1)肾气不足

治法:温肾固涩。

处方:补肾经、推三关、揉外劳、按揉百会、揉丹田、按揉肾俞、擦腰骶部、按揉三阴交。

(2)脾肺气虚

治法:益气固涩。

处方:补脾经、补肺经、揉外劳宫、按揉百会、揉中极、按揉足三里、按揉膀胱俞。

(3)肝经湿热

治法:清肝泄热。

处方：泻肝经、泻心经、补脾经、揉二马、揉三阴交、揉涌泉。

【注意事项】

1. 告知家长儿童夜间入睡后，家长应定时叫其起床排尿。

2. 患儿居处宜温暖，保持空气清新，慎避外邪。

3. 安排合理的生活制度，不使其过度疲劳。

4. 患儿饮食应以营养丰富，易于吸收，补精益气之品为主，避免生冷辛辣、肥甘厚味之物。

5. 临睡前 2 小时最好不要饮水，少吃或不吃流质食品。

6. 关心体贴患儿，做好患儿及家属的解释工作，及时了解患儿的情绪变化，分析遗尿的病因，告知患儿家属不可嘲笑或训斥患儿，以免加重病情，鼓励患儿消除自卑，怕羞心理，树立战胜疾病的信心。

第六节　小 儿 发 热

发热是小儿最常见的一种临床症状，是由多种原因引起人体体温异常升高。临床上一般可分为外感发热、食积发热、阴虚内热、气虚发热 4 种。由于小儿具有"阳常有余，阴常不足"的生理病理特点，很多急、慢性病症均具有发热的症状，故朱丹溪说"凡小儿有病皆热"。外感发热，一般是指感冒而言，但某些急性传染病初起也可见到，对于体弱患儿，由于得病后容易出现兼症，应予注意。

该病的病因主要是由于小儿体质虚弱，抗邪能力不足，加之家长护理不周，小儿冷热不知调节，易被风寒或风热之邪侵袭体表，卫外之阳被郁而致发热；或由于外感误治或乳食内伤而致食积发热；或小儿先天不足，后天营养失调，久病伤阴，阴液亏损而致阴虚内热；或患儿素体脾胃虚弱，久病气虚，阳浮于外而致气虚发热。

正常小儿的肛温波动于 36.9~37.5 ℃，舌下体温较肛温低 0.3~0.5 ℃，腋下温度为 36~37.0 ℃之间。不同个体的正常体温略有差异，故稍有升高并非全部都有病理意义，但当体温超过其基础体温 1.0 ℃以上时，可以认为发热。西医学的上呼吸道感染，急性扁桃体炎、流行性感冒、肺炎和消化不良等所引起的发热均属于本病范畴。

【临床表现】

1. 外感发热　发热恶寒，无汗，鼻塞流清涕，喷嚏，咳嗽痰清，头痛身疼，手足不温，苔薄白，指纹鲜红者，为风寒表证；发热，微汗出，鼻流浊涕，面红目赤，咳嗽或咽喉肿痛，口干微渴，舌红，苔薄黄，指纹红紫者，脉浮数，为风热表证。

2. 肺胃实热（食积发热）　脘腹灼热而四肢冷，脘腹胀满，膨隆，叩之如鼓，不思饮食，口臭，烦躁不安，夜卧不宁，恶心呕吐，或泻下臭秽如败卵，舌苔腻，脉濡或滑，指纹紫滞。

3. 阴虚内热　高热，面赤唇红，汗出，口鼻干燥，气息喘急，渴而引饮，气促，不思饮食，便秘尿赤，烦躁不安，舌红，苔黄燥，指纹深紫，脉数而实。

4. 气虚发热　劳累后发热，低热，语声低微，懒言乏力，动则自汗，食欲不振，形体消瘦或食后即泻，舌质淡，苔薄白，脉虚弱或沉细无力，指纹色淡。

【检查】

血常规可见白细胞总数及中性粒细胞增高，或血中培养出致病菌。

【治疗】

1. 目的　降低体温，恢复正常温度。

笔记栏

2. 治则　清退热邪。

3. 基本操作　开天门、推坎宫、揉太阳、清肺经、清天河水。

4. 辨证加减

（1）外感发热

治法：解表清热。

处方：开天门、推坎宫、运太阳、清天河水、清肺经。风寒者加推三关、揉二扇门、拿风池、推天柱骨；风热者多清天河水，加推脊、揉大椎、曲池、外关、合谷。

若兼咳嗽、痰鸣气急者，加推揉膻中、揉肺俞、运内八卦、揉丰隆；兼脘腹胀满，不思乳食，嗳酸呕吐者，加揉板门、分腹阴阳、摩中脘、推天柱骨；兼惊惕不安、睡卧不宁者，加清肝经、捣揉小天心、掐揉五指节。

（2）食积发热

治法：清泻里热，消食导滞。

处方：清肺经、清胃经、清大肠、揉天枢、清天河水、退六腑、揉板门、运内八卦。

若大便干燥难以排出者，加推下七节骨、顺时针摩腹、揉膊阳池、搓摩胁肋等。

（3）阴虚内热

治法：滋阴清热。

处方：补脾经、补肺经、揉上马、清天河水、推涌泉、揉足三里、运内劳宫。

若盗汗自汗，加揉肾顶、补肾经、补脾经、捏脊；烦躁不眠者，加清肝经、开天门、揉百会、掐揉五指节、猿猴摘果法。

（4）气虚发热

治法：健脾益气，佐以清热。

处方：补脾经、补肺经、运内八卦、摩腹、分手阴阳、揉脾俞、揉肺俞、清天河水、捏脊。

若腹胀、纳呆者，加运板门、分推腹阴阳、摩中脘；若大便稀薄，夹有不消化食物残渣者，加逆时针摩腹、推上七节骨、补大肠、板门推向横纹；若恶心呕吐，加推天柱骨、推中脘、横纹推向板门、揉右端正。

【注意事项】

1. 病后注意营养，以免气血津液亏损，发热在38℃以下建议物理降温；发热不退者，可一日推拿2~3次。发热在38℃以上时，可适度地使用退烧药，以减轻小孩的不舒服及减轻父母亲的焦虑，并防止小孩痉挛发生。如果出现39℃以上的高温，则紧急送医。

2. 外感发热患儿居处宜保持空气清新，阴虚内热者居处宜偏凉，避免喧闹。

3. 发热期间，饮食清淡，吃易消化食物，不宜吃辛辣肥甘之厚味。外感风寒者宜进食姜、枣等温热发汗之品；外感风热者宜进食绿豆汤之类清热解暑之品；食积发热者宜应服用如山楂、梨等消食退热之品，并适当减少食物的摄入；阴虚内热者宜进食如百合、枸杞子之类的滋阴清热之品。

4. 关心体贴患儿，做好患儿及家属的解释工作，解除其思想顾虑；及时了解患儿的情绪变化，温情沟通，多与患儿保持眼神和表情的交流。

第七节　夜　啼

夜啼，是婴儿时期常见的一种睡眠障碍，指小儿经常在夜间烦躁不安，啼哭不眠，甚至通宵达旦。白天如常，入夜则啼哭，或每夜定时啼哭者称"夜啼"。有的阵阵啼哭，哭后仍能入睡,患此症后,持续时间少则数日,多则经月。多数预后良好。本病相当于西医学的婴幼儿睡眠障碍或者婴儿肠绞痛。

小儿常以啼哭表达要求或痛苦,饥饿、惊恐、尿布潮湿、衣被过冷或过热等均可引起啼哭。此时,诉求得以满足后,啼哭可很快停止,不属病态。

本病以脾寒、心热、惊骇、食积等为发病原因。

小儿胎禀素弱,脾常不足,至夜阴盛。脾为阴中之至阴,若护理略有失意,寒邪内侵,脾寒乃生。夜属阴,阴盛脾寒愈盛,寒邪凝滞,气机不通,故入夜腹痛而啼。

乳母平日恣食辛辣肥甘,或焦燥炙煿动火之品,或服性热之药,火伏热郁,积热于内,上扰神明。至夜则阴盛而阳衰,阳衰则无力与邪热相搏,正不胜邪,则邪热乘心,而致夜间烦躁啼哭。

小儿神气不足,心气怯弱,如有目触异物,耳闻异声,使心神不宁,神志不安,常在梦中哭而作惊,故在夜间惊啼不寐。

婴儿乳食不节,内伤脾胃,"胃不和则卧不安",因脾胃运化失司,乳食积滞,入夜而啼。

【临床表现】

1. 脾脏虚寒　哭声低弱,时哭时止;睡喜伏卧,曲腰而啼,四肢欠温,吮乳无力,食少便溏,面色青白,唇舌淡白,舌苔薄白,脉沉细,指纹淡红。

2. 心经积热　睡喜仰卧,啼哭时哭声较响,见灯火则啼哭愈甚,烦躁不安,小便短赤,或大便秘结,面赤唇红,舌尖红,苔薄黄,脉数有力,指纹多紫。

3. 惊恐伤神　睡中突然啼哭,如受惊恐,时作惊惕,紧偎母怀,面色乍青乍白,脉、舌多无异常变化,或夜间脉来弦数。

4. 乳食积滞　夜间阵发啼哭,脘腹胀满,呕吐乳块,大便酸臭,舌苔厚,指纹紫滞。

【检查】

多数相关检查正常,少数患儿维生素 D 含量缺乏,血钙偏低。

【治疗】

1. 目的　改善夜间啼哭症状,达到痊愈。

2. 治则　平衡阴阳,宁心安神。

3. 基本操作　清肝经、清肺经、揉五指节、掐五指节、清天河水。

4. 辨证加减

(1)脾脏虚寒

治法:温中、健脾、安神。

处方:补脾经、推三关、揉外劳宫、摩腹、揉中脘、捏脊。

(2)心经积热

治法:清心、导赤、安神。

处方:清心经、清小肠、清天河水、掐总筋、掐捣小天心。

(3)惊恐伤神

治法:镇惊、安神。

处方:推攒竹、推坎宫、揉太阳、清肝经、清心经、捣揉小天心、掐揉五指节。

(4)乳食积滞

治法:消食、导滞、安神。

处方:运板门、顺运内八卦、清补脾经(先清后补)、清大肠、摩腹、揉中脘、揉天枢。

【注意事项】

1. 注意保持周围环境安静祥和,检查衣服被褥有无异物刺伤皮肤。

2. 养成良好的睡眠习惯,不可将婴儿抱在怀中睡眠,不通宵开启灯具。

3. 婴儿无故啼哭不止,要注意寻找原因,如饥饿、过饱、闷热、寒冷、虫咬、尿布浸渍、衣被刺激等,除去引起啼哭的原因。

4. 平素寒温宜调护,防受寒受凉,饮食不宜过量。

5. 脾寒夜啼者睡眠时要保暖腹部;心热夜啼者睡眠时勿过暖;惊吓夜啼者睡眠时要安静。

6. 患儿饮食以营养丰富,易于吸收为宜。

7. 对家属做好解释工作,解除其思想顾虑,及时了解患儿的情绪变化,面带微笑,表扬顾虑患儿。多与患儿保持眼神和表情的交流。

第八节 小 儿 咳 嗽

咳嗽是小儿肺系疾病的主要证候之一,有声无痰为咳,有痰无声为嗽,因难以截然分开,故以咳嗽命名。

西医学的上呼吸道感染、急慢性气管炎、支气管炎等可参考本病。

中医学认为,咳嗽的病因有外感、内伤两大类。外感咳嗽为人体卫外功能不强,六淫外邪侵袭肺系;内伤咳嗽为脏腑功能失调,内邪干肺,两者均可引起肺失宣肃,肺气上逆,发为咳嗽。

【临床表现】

1. 风寒咳嗽　咳嗽声重,气急,咽痒,痰稀薄色白,常伴鼻塞,流清涕,恶寒,无汗,头身疼痛,苔薄白,脉浮紧,指纹浮红。

2. 风热咳嗽　咳嗽频剧,气粗,咽痛,痰黄黏稠,常伴鼻流浊涕,头痛,恶风,口渴,舌质红,苔薄黄,脉浮数或浮滑,指纹鲜红或紫红。

3. 痰湿咳嗽　咳嗽反复发作,咳声重浊,痰多而黏腻,色白,纳呆,体倦,苔白腻,脉濡,指纹滞。

4. 痰热咳嗽　咳嗽气息粗促,痰多质稠,色黄,咯吐不爽,面赤,口干欲饮,尿少色黄,舌红,苔黄腻,脉滑数,指纹绛。

5. 阴虚咳嗽　咳嗽日久,咳声短促,干咳无痰,口干咽燥,潮热,盗汗,舌红少苔,脉细数,指纹深红。

6. 气虚咳嗽　咳声无力,少气懒言,畏寒,自汗,舌质淡,苔薄,脉细,指纹淡。

【治疗】

1. 目的　调畅气机,达到化痰止咳的效果。

2. 治则　外感咳嗽应祛邪利肺;内伤咳嗽应祛邪止咳,扶正补虚。

3. 基础处方　清肺经 150 次,补脾经 150 次,开璇玑、揉膻中、揉乳根、揉乳旁、揉中脘、按揉足三里各 50 次,捏脊 5~10 遍,按弦走搓摩 10~20 遍。

4. 操作

(1)风寒咳嗽

治法:疏风散寒,宣肺止咳。

处方:基础处方加揉外劳宫、列缺各 100 次,开天门、推坎宫、揉太阳、揉耳后高骨、揉迎香、拿风池各 50 次。

(2)风热咳嗽

治法:疏风清热,宣肺止咳。

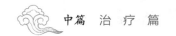

处方：基础处方加清天河水、推天柱骨各 150 次，拿肩井 30 次。

（3）痰湿咳嗽

治法：健脾燥湿，止咳化痰。

处方：基础处方加揉板门、揉掌小横纹、揉丰隆各 100 次，推小横纹 150 次。

（4）痰热咳嗽

治法：清热化痰，肃肺止咳。

处方：基础处方加清天河水、退六腑、推天柱骨各 150 次，按揉脾俞、掐小横纹、揉掌小横纹、清大肠各 100 次。

（5）阴虚咳嗽

治法：滋阴润肺，止咳化痰。

处方：基础处方加补肾经、揉二人上马各 150 次。

（6）气虚咳嗽

治法：健脾养肺，化痰止咳。

处方：基础处方加推上三关 150 次，补肺经、补胃经、补脾经各 100 次。

【注意事项】

1. 平时应加强锻炼，增强抗病能力。

2. 关注天气变化，注意保暖，防止外邪侵袭。

3. 患病期间忌食油腻及过辛辣食物。

第九节　小儿脑性瘫痪

小儿脑性瘫痪是指自受孕开始至婴儿期非进行性脑损伤和发育缺陷所导致的综合征，主要表现为运动障碍及姿势异常，常伴有智力低下、惊厥、行为异常、感知觉障碍及其他异常。

西医学认为，本病与以下因素有关：①出生前因素：母亲孕期大量吸烟、酗酒、理化因素、妊娠期感染、先兆流产、外伤、糖尿病、胎儿期的缺血缺氧、母亲智力低下、母体营养障碍、妊娠高血压综合征等；②围生期因素：产伤、窒息缺氧、急产、早产、过期产、脐带绕颈、巨大儿、臀位分娩、双胎或多胎、低体重儿、颅内出血等；③出生后因素：新生儿期惊厥、新生儿呼吸窘迫综合征、吸入性肺炎、脑炎、脑膜炎、脑外伤、败血症、一氧化碳中毒等都被认为是脑瘫的危险因素。

本病属于中医的"五迟""五软""五硬""痿症"等范畴。病因可分为先天不足和后天失调两大类。先天父精不足，母血亏虚，导致胎儿禀赋不足，精血亏损，不能充养脑髓；或孕妇调摄失宜，起居、饮食、精神、药治不慎等致病因素，遗患胎儿，损伤胎元之气；或堕胎不成而成胎者，脏气虚弱，脑髓未满，而致筋骨肌肉失养。后天因素，如乳食不足，喂养不当，致脾胃虚弱、精髓不充，生长发育障碍；或因脏气虚弱，护理不当，脑髓失养，导致神志与运动障碍。

【临床表现】

1. 运动发育落后或异常　主要表现为粗大运动和精细运动两方面。正常小儿运动发育的特点和顺序是：头尾方向、由近向远、由整体运动向分离运动、由反射向随意运动、由粗大运动向精细运动，连续不断地发育。脑瘫患儿运动发育不能按照正常规律达到同一年龄段儿童运动发育的水平。

2. 肌张力异常　①痉挛型脑瘫肌张力增高，表现为"折刀式"；②不随意运动型脑瘫早期肌张力多不增高或表现低下,随着年龄增加呈现出静止时无明显增高,有意识活动时则增高的表现;③强直型脑瘫表现为"铅管状"或"齿轮状"肌张力增高;④共济失调型脑瘫肌张力多不高或可能下降。

3. 姿势异常 脑瘫患儿的异常姿势与肌张力异常、原始反射延迟消失有关。主要表现为:①俯卧位时臀高头低,不能抬头或抬头困难,双上肢不能支撑躯干,肩部着床,或双上肢内收、内旋、屈曲,两手握拳,下肢伸直,也可表现为一侧异常或两侧非对称;②仰卧位时可能出现非对称性紧张性颈反射姿势,也可能头后仰,下肢伸直,角弓反张;③肌张力低下时可能呈青蛙状;④直立悬空位时,双下肢内旋、伸直、尖足、两腿交叉呈剪刀状;⑤直立位时,下肢不能支持体重,躯干前屈头后仰,臀后倾,双下肢屈曲呈X形或膝反张,足尖着地。

4. 反射异常 主要表现为原始反射延缓消失,立直反射减弱或延缓出现,各类平衡反应延缓出现。

根据病史、患儿的临床症状、体征,结合脑电图、神经诱发电位、脑超声及头颅CT、MRI等相关检查,可进行明确诊断。

【治疗】

1. 目的 改善肌力,调整肌张力,促进肢体功能恢复。

2. 治则 补益气血,舒经解痉。

3. 基础处方

(1)头颈部:患儿取仰卧位。摩百会100次,揉印堂、开天门、推坎宫各10次,指揉四神聪、上星、神庭、印堂、太阳、攒竹、鱼腰、四白、颧髎、地仓、廉泉各20次,中指勾揉风池、风府穴各30次,术者一手托起患儿头部,拿捏项部约1~2分钟。

(2)腰背部:患儿取俯卧位。运用掌揉法沿督脉及脊柱两侧往返操作5~10遍,点按脾俞、胃俞、肝俞、肾俞穴各50次,捏脊法由尾椎捏至大椎5~10遍。

(3)上肢部:患儿呈抱坐位或仰卧位。补脾经、补肾经、清心经、清肝经各50次,按揉肩井、肩髃、肩髎、臂臑、曲池、手三里、内关、外关、合谷、外劳宫各30次。

(4)下肢部:患儿取仰卧位。采用拿捏法,充分刺激股四头肌及股内收肌群,并可配合摇法,进行髋关节外展外旋运动,以扩大股角,持续操作2分钟;患儿取俯卧位。拿捏股二头肌、半腱肌、半膜肌、小腿三头肌群,可配合点按环跳、委中、承山等穴,以恢复腘窝角,持续操作2分钟,搓抖下肢1~2遍。

4. 操作

(1)肝肾阴虚型:以五迟为主,发育迟缓,立迟、行迟、发迟,筋脉拘急,屈伸不利,急躁易怒,四肢抽搐,舌质红,少苔,脉弦或弦细为特征。治宜滋补肝肾。基础处方加推上三关30遍,补肾经300次,补脾经200次,运土入水100次,掐肾顶10次,揉肾俞、肝俞、足三里、太溪各100次。

(2)心脾两虚型:以五软为主,手不能举,足不能立,咀嚼无力,智力低下,涎多,面色萎黄,少气懒言,厌食、大便不调,舌质淡,苔腻,脉细弱为特征。治宜调补脾胃,养心安神。基础处方加补脾经300次,补胃经200次,揉板门200次,运内劳宫30次,运内八卦100次,揉小天心100次,摩腹50次,按弦走搓摩10次,按揉脾俞、胃俞、足三里各100次。

【注意事项】

1. 目前脑瘫无特效疗法,应积极做好本病的预防工作。

2. 脑瘫患儿应采取早发现、早干预、早治疗的原则,可以最大程度地减轻患儿的功能障碍。

3. 脑瘫患儿的心理治疗和教育,对于促进全身心的发育也是非常必要和重要的。

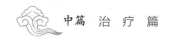

第十节 厌 食

厌食是指小儿较长时间食欲减退或消失的一种儿科常见病症。本病多发于1~6岁小儿,若长期不愈,营养缺乏,体重减轻,抗病能力低下,将影响患儿生长发育,故应及时治疗。

西医学认为,全身性疾病、缺锌及内分泌失调等均可导致厌食,同时小儿情绪变化也是引起厌食的重要因素。西医学小儿消化不良、慢性胃炎、肠炎等可参考本病治疗。

本病归属于中医学的"纳呆""恶食"等范畴。中医学认为,小儿可因先天禀赋不足,或后天饮食不节,喂养不当,或病后失调,均可伤及脾胃,导致脾运胃纳失健,逐成厌食。

【临床表现】

1. 脾胃不和　食欲不振,甚者厌食或拒食,形体偏瘦,面色无华,可伴有嗳气,口臭,脘腹胀满,大便不调,但精神尚可,舌质淡红,苔白或白腻,指纹淡红,脉滑。

2. 脾胃气虚　不思饮食,形体消瘦,面色萎黄,肌肉松软,精神倦怠,大便多不成形,或夹不消化食物,舌质淡,苔薄白,指纹色淡,脉无力。

3. 胃阴不足　厌食,口燥咽干,食少多饮,皮肤干燥,便干溲赤,手足心热,舌质红,苔净或花剥,指纹浮红,脉细数。

4. 肝气犯胃　厌食,性躁易怒或闷闷不乐,好动多啼,腹胀,腹痛,苔薄,指纹滞,脉弦细。

【治疗】

1. 目的　增进饮食,增强体质。

2. 治则　健脾和胃,消食导滞。

3. 基础处方　补脾经50次,揉板门100次,捏脊5~10遍,摩腹200次,揉足三里50次。

4. 操作

(1)脾胃不和

治法:健脾化积。

处方:基础处方加按揉脾俞、胃俞各100次,揉天枢150次,揉中脘200次,掐揉四横纹100次。

(2)脾胃气虚

治法:补脾益气。

处方:基础处方加推上三关150次,推上七节骨100次,揉外劳宫、关元、脾俞、胃俞各200次。

(3)胃阴不足

治法:益胃滋阴。

处方:基础处方加清天河水150次,推下七节骨100次,揉内劳宫、二人上马各200次。

(4)肝气犯胃

治法:疏肝和胃。

处方:基础处方加分推腹阴阳50次,按弦走搓摩5~10遍,清肝经100次,揉肝俞、胃俞各200次。

【注意事项】

1. 养成良好的生活规律,纠正不良的饮食习惯。应按时进餐,食物易荤素搭配,不挑食,不偏食。

2. 营造良好的进食环境,增加小儿食欲。

3. 可适当配合消食丸或山楂制品食用。

4. 积极寻找厌食原因,采取针对性措施。

第十一节 小儿便秘

便秘是指大便秘结不通,排便时间延长,或欲大便而艰涩不畅的一种病症。

本病多由于饮食不节,过食辛热厚味,以致肠胃积热,气滞不行,或于热病后耗伤津液,导致肠道燥热,津液失于输布而不能下润,于是大便秘结,难于排出;或先天不足,身体虚弱;或病后体虚,气血亏损,气虚则大肠传送无力,血虚则津少不能滋润大肠,以致大便排出困难。

【诊断】

1. 病史

(1)发病常与感受外邪、饮食情志、久病失调、坐卧少动、身体羸弱等因素有关。

(2)起病缓慢,多表现为慢性病变过程。

2. 临床表现

(1)实秘:矢气臭秽,伴面赤身热,口臭唇燥,小便短赤,胸胁痞满,腹部胀满,疼痛拒按,舌红少津,苔黄燥,指纹紫滞。

(2)虚秘:大便用力则额面汗出,面色㿠白,形体消瘦,肢倦懒言,语声低微,自汗或盗汗,舌质淡,苔薄,指纹色淡。

3. 辅助检查

大便常规、直肠指检、肠镜、钡剂灌肠有助于诊断。

【治疗】

1. 目的　增强肠蠕动,恢复正常排便功能。

2. 治则　调脾胃,通大便。

3. 处方　清大肠、按揉膊阳池、按揉足三里各 100~300 次。

4. 基本操作

(1)患儿仰卧位,医生坐于患儿右侧,先握住前臂,掌心侧向上,指推清大肠 100~300 次。

(2)再将掌心向下,用拇指按揉膊阳池 100~300 次。

(3)然后再按揉足三里 100~300 次。

5. 辨证论治

(1)实秘

治法:清热通便,顺气行滞。

处方:在主穴基础上,增加退六腑、运内八卦(顺时针)、摩腹(顺时针)各 200 次,推下七节骨 100 次,搓摩胁肋、揉天枢各 20 次。

(2)虚秘

治法:滋阴润燥,益气养血。

处方:在主穴基础上,推补脾经、推三关各 300 次,揉上马、揉肾俞、捏脊各 20 次。

【调护】

1. 合理搭配饮食,不宜偏食,不要多吃鱼肉虾蛋及辛辣之食物。

2. 让患儿适当多饮水,平素适当多吃蔬菜、水果等润肠通便之品。

3. 让患儿养成定时排便的习惯,改掉如厕看书等不良习惯。

4. 让患儿适当运动,促进胃肠蠕动。

病 案 分 析

侯某,男,4岁。2010年11月20日初诊。其母代诉。

主诉(代):大便干结2年。

病史:大便干结2年。平素2~3日一行,粪质干燥较硬,排出不畅,经常使用开塞露治疗。现症:便秘,纳食差,喜饮水,多汗,易感冒。

查体:形体消瘦,面色㿠白,腹软,无压痛,乙状结肠处有索状硬结。舌淡,苔薄白,脉细弱。

诊断:虚秘(气虚便秘)。

分析:糟粕内停,脾气不运,故纳差;气虚使大肠传导无力,则大便干结,排出不畅;气血生化不足,无法濡养肢体及上荣于面,则形体消瘦,面色㿠白;气血虚弱,不能固摄津液,则多汗,喜饮水;卫气不足,则易感冒。

治法:滋阴润燥,益气养血。

处方:揉上马、补脾经、推三关、清大肠、按揉膊阳池、揉肾俞、捏脊、按揉足三里。

按拟定方法推拿治疗1周后,食欲渐增,大便每日1~2次。继续治疗1周后,食欲正常,大便正常,余症皆消。1周后电话随访,无反复,痊愈。

第十二节 小儿近视

近视是以视近清楚而视远模糊为特征的眼病。有先天性者,系父母有高度近视遗传而来,此类较少;有后天性者,系青少年时期,过用目力,学习阅读环境光线昏暗,偏食而体质较差等原因逐渐形成。

临床有假性(调节性)近视与真性(轴性)近视之分。所谓假性者,指过用目力使睫状肌调节疲劳,不能调节晶状体的屈光能力所致,休息后可以解除或减轻;真性者,指眼轴发育过长,超过了屈光间质所能调节的范围而形成者,必须借助近视眼镜才能矫正。初发者,往往两者兼有。本病中医称"能近怯远症",高度近视称"近觑"。

本病多因肝肾两虚,精血不能上荣于目,目失濡养;或心阳虚,阳虚阴盛,心阳虚则目中神不足,阴有余所致。

【诊断】

1. 病史

(1)发病常与近视家族史、久处昏暗环境、眼部病史、用眼习惯不当、身体羸弱等因素有关。

(2)起病缓慢,多表现为慢性病变过程。

2. 临床表现

(1)肝肾两虚证:目中神光不能及远,而成能近怯远,常眯目视物,或将目标移近目前,或有生长发育迟缓,毛发稀疏等。

(2)心阳不足证:近视怯远,目中无神,形寒,视远模糊,易视疲劳,或视久眼酸痛,头痛,或心悸,睡眠不佳等症。

3. 辅助检查 视力检查、验光检查、眼底检查、视功能检查等有助于诊断。

【治疗】

1. 目的 改善症状,提高视力。

2. 治则 疏通脉络,养血明目。

3. 处方 开天门、揉睛明、揉攒竹、揉太阳、揉四白、拿揉风池、推天柱骨、按揉肾俞各30次。

4. 基本操作

(1)患儿仰卧位,医者坐于头前,先以双手拇指开天门,分推前额各30次,再依次按揉攒竹、丝竹空、太阳、睛明、四白等穴各30次。

(2)再一手托起其头部,另一手揉捏颈项部,双手交替进行,配合拿揉风池、弹拨天柱骨各30次。

(3)患者俯卧位,医者站于一侧,先分推风门30次,再按揉肾俞30次。

5. 辨证论治

(1)肝肾两虚证

治法:滋补肝肾,疏通脉络。

处方:在主穴基础上,增加揉丝竹空30次,按揉脾俞、胃俞、肝俞各30次,拿合谷、横擦涌泉各30次。

(2)心阳不足证

治法:调和气血,疏通经络。

处方:在主穴基础上,增加揉阿是穴、揉翳风,按揉心俞、命门各30次。

近视眼按近视的程度与并发症的情况不同,有单纯的轻度近视,除视近清晰、视远模糊外,无其他症状。

合并散光的患者,往往易引起视疲劳、眼有不适感,视久或出现眼酸痛、头痛等症状,休息后可缓解。中度近视患者容易发生玻璃体混浊,自觉眼前有星点飘动。高度近视患者,更容易发生疲劳,甚至会发生单眼隐性或显性外斜,外斜最终可导致失用性弱视。

【调护】

1. 推拿治疗的近视眼,一般指轻度或中度的假性近视,多用于17岁以内的中小学生。

2. 推拿治疗本病近期效果明显,治疗期间要注意眼睛卫生,不宜在光线暗淡时或仰卧位看书等。

3. 培养正确的读书、写字姿势,写字不要过小、过密,不要写斜字。

4. 认真做好眼保健操(揉四白穴、轮刮眼眶等)。

病 案 分 析

王某,女,9岁。2007年7月20日初诊。

主诉:视力下降2年。

病史:近2年来,患儿视力下降,上学看黑板时视物不清,看书本时尚可。曾到某西医院眼科检查,诊断为近视,余未见异常。现症:视物不清,能近怯远,眼睛容易疲劳,偶有两目干涩。

查体:身材适中,偏瘦,毛发细软。视力:左0.6,右0.8。舌体偏瘦,舌质黯红,苔

笔记栏

薄,脉沉。

诊断:小儿近视(肝肾两虚证)。

分析:患者病史较长,造成气血亏虚,肝血不足,不能濡养机体,而身体偏瘦;因"肝肾同源",肝血不足,则肾精不足,血虚不能荣发,而毛发细软,精血不能荣目,则视力下降。气血不足,则脉沉。

治法:滋补肝肾,疏通脉络。

取穴:按揉睛明、攒竹、丝竹空、太阳、四白,拿揉风池,弹拨天柱骨,分推风门,按揉脾俞、胃俞、肝俞、肾俞,按揉合谷,推擦涌泉。

按拟定方法推拿治疗 3 次后,视力:左 0.7,右 0.8。继续治疗 1 周后,视力:左 1.0,右 1.0。后因举家旅游终止治疗。开学后,家长反馈患儿视力又回到了从前。未愈。

学习小结

1. 学习内容

小儿推拿是以中医理论为指导,运用手法与穴位作用于小儿的特定部位,以调整脏腑、经络气血,从而达到防治疾病目的的一种外治疗法。小儿生理特点是脏腑娇嫩,形气未充,生机蓬勃,发育迅速;病理特点为抵抗力差,发病容易,传变较快,治疗及时易趋康复。小儿发病以外感病和饮食内伤居多,推拿治疗常以解表、清热、消导为多;小儿手法结合特定穴操作,特别强调"轻快柔和,平稳着实"

病症	诊断	主要手法选择	关键操作步骤	临床疗效
肌性斜颈	一侧胸锁乳突肌挛缩,结节状物;B 超	摩法、揉法、按法、捏法、拿法、推法及被动牵拉伸展等手法	局部软组织松解手法;胸锁乳突肌被动牵拉	良好
小儿桡骨头半脱位	前臂突然牵拉后肘部压痛、手臂高举受限	局部禁止按揉;仅做屈肘旋臂手法整复	患侧屈肘、旋内和伸肘或加肘部拔伸	即刻见效
小儿脑性瘫痪	非进行性脑损伤,中枢性运动障碍及姿势异常	根据分型,按部位和循经络进行按揉捏拿手法操作	头颈和脊柱部位操作;患侧上下肢部位操作	见效缓慢
小儿腹泻等 8 个内科病症	儿科临床诊断	小儿手法与特定穴结合进行操作	实证多泻法,不补或少补;虚证多补法,不泻或少泻	效果良好
小儿近视	眼科临床诊断	推法、按法、揉法等	循经穴操作	效果良好

2. 学习方法 理论、案例和临床见习三者相结合。

(王 琳 严晓慧 赵彬元 陈 军 朱炜楷)

复习思考题

1. 小儿肌性斜颈治疗不及时后期临床表现是什么?

2. 如何对小儿桡骨头半脱位进行复位操作?

3. 如何运用小儿推拿治疗脾虚泻?

4. 如何运用小儿推拿治疗疝气？

5. 什么是遗尿？临床辨证分为哪几型？

6. 简述小儿外感发热的推拿治疗。

7. 脾脏虚寒型夜啼临床表现有哪些？

8. 简述小儿咳嗽的辨证分型。

9. 简述心脾两虚型小儿脑性瘫痪的主要临床表现。

10. 简述脾胃不和型小儿厌食的主要临床表现。

11. 实秘的主证、治法、推拿处方是什么？

12. 肝肾两虚证的主证、治法、推拿处方是什么？

下篇

拓 展 篇

第九章

脊柱运动生理和推拿临床意义

学习目标

了解脊柱运动生理特点及其推拿临床意义。

脊柱的功能是支持躯干和保护脊髓。脊柱由骨关节和肌肉韧带等维系其坚固性和弹性,是人体保持正常稳定活动的主轴。由于需要适应人体复杂的各种形式的运动要求,脊柱形成了颈曲凸向前、胸曲凸向后、腰曲凸向前、骶曲凸向后的 4 个生理性弯曲,侧面观类似"S"形结构;脊柱的这些弯曲增大了脊柱的弹性,对维持人体重心稳定和减轻震荡具有重要意义。脊柱的运动在相邻两椎骨之间是有限的,但整个脊柱的活动范围较大,可做屈、伸、侧屈、旋转和环转运动。因脊柱各部的解剖结构不同,主要是关节突关节(小关节)的方向和形状、椎间盘的厚度、韧带的位置及厚薄等,其运动性质和范围也不同。另外,脊柱的运动范围还与年龄相关,随着年龄的增长,其运动范围逐渐减少,参与代偿的关节增多。颈椎、胸椎和腰椎具有不同的运动生理特点,也具有相应的临床意义,对推拿手法的临床应用具有核心指导价值。

第一节　颈胸椎运动生理和推拿临床意义

一、上颈椎运动生理和推拿临床意义

寰枕关节和寰枢关节(枕寰枢复合关节)的联合活动能使头做屈伸、侧屈和旋转运动,并且对相邻的解剖结构产生一定的影响。

（一）枕寰枢复合关节的屈伸运动

1. 寰枕关节的屈伸运动　当头颈开始前屈时(即点头运动),枕骨髁逐渐在寰椎侧块上向后上方进行旋转,同时枕骨后下缘与寰椎后弓的距离越来越远;随着寰枕后膜越来越高的牵拉张力,带动寰枢后弓向上移动,使寰枢关节也逐渐前屈。

寰枕关节的后伸运动则正好相反,枕骨髁逐渐在寰椎侧块上向前上方进行旋转,同时枕骨前下缘与寰椎前弓的距离越来越远;并随着寰枕前膜和前纵韧带越来越高的牵拉张力,带动寰枢后弓向上移动,使寰枢关节也逐渐后伸。

2. 寰枢关节的屈伸运动　寰枢关节屈伸运动时,受到寰椎横韧带对齿突的约束作用影响。当寰枢关节前屈时,寰椎前弓沿着齿突前弧向下滑动,同时寰椎横韧带则沿着齿突的后弧向上滑动,后伸时则反向移动。作为寰齿关节这一运动方式的空间共轭运动结果,寰椎侧块下关节面在枢椎上关节突关节面上的运动类似于股骨髁在胫骨平台上的运动形式,既有

滚动,又有滑动。

3. 临床意义 颈椎的后伸,引起寰枕后间隙的减小。由于寰枕后膜在结构上的特殊性,寰枕关节后伸可造成寰枕后膜对椎动脉产生切割挤压,引起椎动脉枕段压迫。若患者寰椎后弓上面存在椎动脉沟环时,这一椎动脉机械性压迫更为严重,是颈椎后伸时姿势性眩晕发作的重要机制之一。

颈椎前屈时,寰椎相对枢椎齿突前移,对寰椎十字韧带产生强烈的推挤牵拉。若手法中用力不当或幅度过大,可能使寰椎十字韧带撕裂,齿突失去约束稳定因素而相对寰椎后移,造成脊髓及延髓压迫,导致突然死亡或高位截瘫。

(二) 枕寰枢复合关节的侧屈运动

1. 侧屈运动 侧屈运动只发生于寰枕关节。由于寰枢关节特定的外"八"字形骨性解剖结构,当头颈进行侧屈运动时,寰枢关节并不出现明显的侧屈移动。寰枕关节侧屈的运动幅度仅为3°,其限制因素是对侧的寰枕关节侧副韧带及齿突尖韧带和翼状韧带。这些韧带迅速增高的张力使枕骨髁在远离齿突时即停止了向内滑动,以免对高位脊髓产生挤压,随后同侧寰枕侧副韧带和对侧齿突翼状韧带的紧张,牵拉同侧枕骨髁向前滑动 2~3mm,出现向对侧侧屈的共轭运动。

2. 临床意义 枕寰枢复合关节侧屈运动的临床意义较轻微,一般以引起寰椎侧向错位交锁,出现头痛、眩晕等慢性症状为主。

(三) 枕寰枢复合关节的旋转运动

1. 旋转运动 枕寰枢复合关节的旋转运动主要发生在寰枢关节,单一寰枢关节可产生47° 旋转幅度,几乎占整个颈椎旋转幅度的一半。当头颈开始向左侧旋转时,齿突作为轴心保持不动,而由寰椎前弓和横韧带组成的骨纤维性外环则环绕齿突做逆时针方向转动,同时寰椎左侧侧块后移而右侧侧块前移,使左侧关节囊松弛而右侧关节囊紧张。由于枢椎上关节突的关节面在前后向上隆凸,因而寰枢后关节的旋转移动并非在平面上进行的,而是在一个前后低而中心高的曲面上进行的,当寰椎从其中立位旋转到极限位时,寰椎侧块下关节面将向后下降 2~3mm。从这一过程分析可以看出,寰枢椎之间的旋转运动轨迹呈一螺旋形。

2. 临床意义 寰枢关节旋转时,影响最大的是椎动脉。旋转侧的寰椎侧块相对枢椎横突向后运动,对侧的寰椎侧块相对枢椎横突向前运动,造成对侧椎动脉上段的机械压迫。因椎动脉从枢椎横突孔到进入枕骨大孔的狭小区间内存在连续的多个弯曲,椎动脉上段受牵拉后必然造成管腔的塌陷。故颈椎旋转一旦超过45° 后,其对侧椎动脉血流逐渐减少,直至完全阻断。幸运的是,椎基底动脉具有完善的侧支循环代偿能力,在两侧椎动脉管径正常的情况下,一侧血流阻断并不会造成急性脑缺血。而在椎动脉本身或动脉周围已经存在病变的情况下,如动脉粥样硬化、血管瘤,第5、第6 颈椎钩椎关节骨质增生对椎动脉形成压迫等,对侧椎动脉不能完全补偿,才会引起急性脑缺血的发作。

二、下颈椎运动生理和临床意义

(一) 下颈椎前屈运动和临床意义

1. 前屈运动 颈椎椎体的上下面均呈弧形,其后关节面又自前上方向后下方倾斜,故颈椎活动节段进行屈伸运动时,其上椎骨在下椎骨上面成前后滑移。颈椎前屈运动的限制因素是后纵韧带、后关节囊、棘间韧带、黄韧带及项韧带因拉伸而出现的张力增高。

2. 临床意义 颈椎前屈时,活动节段上一椎的下关节突在下一椎上关节突上向前上方滑移,后关节间隙有增大的趋势,有利于减少关节面活动的摩擦阻力。前屈对神经根的影响要从两方面来看:其一,前屈时椎间孔上下径扩大,有利于神经根减压;其二,前屈时脊髓及神经根向头端移动,过度前屈又能使已受压迫的神经根张力增高。

前屈运动使髓核在椎间盘内向后滚动,盘内压增高,前屈过度易诱发颈椎间盘突出;前屈也可使黄韧带拉长变薄,有利于膜性椎管管径的增加。但对已存在颈椎向前滑脱的患者进行大幅度的前屈操作,有使颈椎滑脱增大的可能;对已存在颈椎间盘突出或椎体后缘巨大骨赘的患者进行前屈操作,则有造成或加重脊髓损伤的可能。

（二）下颈椎后伸运动和临床意义

1. 后伸运动 颈椎活动节段后伸的限制因素是前纵韧带迅速提高的张力和下一椎骨上关节突与上一椎骨横突的骨质碰撞。颈椎的后伸运动使活动节段上椎骨的下关节突向后下方滑移,后关节间隙更加狭窄,增加了关节面相互运动的摩擦阻力。后伸运动使椎间孔的上下径减小,同时因后关节囊及黄韧带皱缩的关系,椎间孔前后径也相应减小。后伸运动对髓核的影响与前屈运动相反,但椎间盘压力也呈增高的趋势。由于后纵韧带及黄韧带的皱缩,膜性椎管的前后径则趋向减小。

2. 临床意义 颈椎后伸时,其生理前凸加大,穿行于横突骨通道中的椎动脉行程也相应延伸,可能对椎动脉产生强烈的牵拉而致塌陷;或虽不致直接造成椎动脉的机械压迫,但对椎动脉外周交感神经丛的强烈刺激可导致椎动脉分支的平滑肌痉挛而同样引起椎基底动脉供血不足。对已存在颈椎向后滑脱的患者进行大幅度的后伸操作,有使颈椎滑脱增大的可能;对已存在颈椎间盘突出或椎体后缘巨大骨赘的患者进行后伸操作,同样有造成或加重脊髓损伤的可能。

（三）下颈椎旋转运动和临床意义

1. 旋转运动 颈椎旋转运动主要发生在寰枢关节,其次是中颈段,越往低位,活动节段的旋转幅度越小。旋转运动的主要限制因素是诸韧带及关节囊的弹性张力,骨性障碍在旋转运动限制中的作用不明显。

2. 临床意义 活动节段的旋转可使棘突凸向对侧,并使旋转侧的横突向后凸起,而对侧的横突向颈前方凸起。以上棘突和横突的变化既可作为临床体检的依据,也可作为手法整复时着力位置的选择。旋转运动时,活动节段上椎骨的下关节突向后、向内移动,因而旋转侧椎间孔孔径扩大;但由于对侧下关节突向前、向外移动,故对侧的椎间孔孔径相应减小。颈椎旋转性手法常用以调整椎间孔孔径,减少或消除神经根的压迫或刺激,即是此机制。

颈椎旋转时,影响最大的是椎动脉。旋转侧的寰椎侧块相对枢椎横突向后运动,对侧的寰椎侧块相对枢椎横突向前运动,由于寰枢椎之间的旋转幅度可达到45°左右,引起旋转侧椎动脉上段松弛及下段受牵拉,而对侧椎动脉上段受牵拉及下段出现松弛。除椎动脉外,颈内动脉也会受到颈椎旋转运动的影响。

除寰椎、枢椎骨质对椎动脉、颈内动脉的直接压迫外,还有3个病理环节可能在颈椎旋转造成急性脑缺血发作中起着作用。一是椎动脉和颈内动脉的外周有丰富的交感神经丛分布,旋转运动引起的血管壁牵拉及受压,必然刺激交感神经纤维,导致动脉分支平滑肌的痉挛,同样可造成脑组织缺血;二是血管阻力的增大,又引起血流缓慢,容易在脑血管内部引发血栓形成,导致缺血性中风的发生;三是颈椎的急剧旋转及寰椎、枢椎骨质对颈内动脉的挤压作用还可造成动脉内附壁血栓的脱落,经血流栓塞于脑内血管,造成急性脑缺血。

（四）下颈椎侧屈运动和临床意义

1. 侧屈运动 除寰枢关节外,颈椎其他活动节段的侧屈运动与旋转运动紧密地连带在一起,没有单纯的侧屈运动,也不存在单纯的旋转运动。侧屈运动可使对侧钩椎关节面相互分离,扩大对侧椎间孔,并使椎骨向对侧旋转(指棘突的旋转方向),而对同侧钩椎关节面、椎间孔的作用正好相反。

2. 临床意义 侧屈运动同时使对侧颈神经根、椎动脉处于紧张、受牵拉的状态,过度侧屈容易对此神经血管产生伤害。

三、胸椎运动生理和临床意义

由于受到胸廓的限制,胸椎的运动幅度要远远小于颈椎和腰椎。上位胸椎运动模式与颈椎类似,下位胸椎的活动模式类似腰椎。从上而下,屈伸和侧屈的角度增大,旋转的角度减小。同样,由于胸廓的限制,胸椎关节突关节的运动对脊髓的影响不大,但会影响到肋椎关节和肋横突关节,并对呼吸运动产生影响。

（一）屈伸运动和临床意义

当胸椎活动节段前屈时,上位胸椎骨的下关节突在下位椎骨上关节突关节面上向上滑移,前屈的限制因素是棘间韧带、后纵韧带及后关节囊的弹性张力;胸椎活动节段后伸时,上位胸椎的下关节突向下滑移,其限制因素是棘突的骨性碰撞和前纵韧带的弹性张力。

（二）侧屈运动和临床意义

胸椎活动节段进行侧屈运动时,上位胸椎的同侧下关节突向下滑移而对侧下关节突上移,同侧关节突间的骨性碰撞和对侧横突间韧带的张力是侧屈运动的限制因素。

（三）旋转运动和临床意义

胸椎两侧后关节面呈向心性同心弧排列,弧面的圆心位于椎体中心,旋转运动即是胸椎两侧后关节面之间的相对滑移。胸椎旋转运动不仅受到短韧带张力的限制,还受到相应肋骨及肋弓弹性的影响,中老年以后,肋骨有机成分减少,弹性降低,则胸椎活动节段旋转运动的范围也要明显减少。

第二节　腰椎运动生理和推拿临床意义

一、腰椎屈伸、侧屈、旋转运动和临床意义

（一）腰椎前屈运动和临床意义

1. 前屈运动 腰椎屈伸运动幅度最大的是腰 4~5 节段,随着节段上升,其屈伸幅度依次降低。腰椎前屈时,腹壁肌群首先收缩;随后由于人体重力的作用,脊柱进一步向前弯曲,同时脊柱伸肌群也发生收缩,以控制、对抗前屈运动;当脊柱完全屈曲时,竖脊肌松弛,由韧带的被动张力使躯干重力矩得以平衡。骨盆前倾可进一步增加脊柱前屈幅度,腘绳肌的紧张可限制骨盆的前倾,故也可影响脊柱的前屈运动。腰椎前屈的限制因素是黄韧带、棘间韧带、棘上韧带、后纵韧带和髂腰韧带的弹性张力。

2. 临床意义 当腰椎前屈时,椎间盘的一部分受到牵拉,而另一部分受到挤压,关节突关节产生相对滑动,关节囊被拉紧,关节突承受牵拉载荷。当腰椎处于最大前屈位时,关节突所承受的拉伸载荷占总载荷量的39%,此时上下关节突相对滑动的尺度为5~7mm。

腰椎前屈时,椎间盘的前缘变窄而膨出,椎间盘后缘则增宽而向内凹陷,纤维环后部的张力和压力均显著增加。由于人体腰部前屈运动的频度远远超过后伸运动的频度,纤维环后部纤维在这种生理应力的反复作用下容易出现断裂,是腰椎间盘突出症发生的病理基础。

脊柱前屈时,脊髓因处于屈曲运动轴的后面,故随之被拉伸而上升,硬脊膜、齿状韧带、神经根等附属结构也随之被拉紧。在生理状态下,由于这些附属结构具有较大的活动度和松弛性,故脊柱屈曲并不会引起硬脊膜、齿状韧带、神经根张力的提高而引起神经刺激。但

在病理情况下,如神经根受压、硬脊膜粘连时,限制了其活动度,脊髓的上升将引起这些附属结构张力的急剧增高,从而导致疼痛刺激。

腰部前屈运动对关节突的作用是以向前移动为主,过度屈曲将导致两关节突的抵触,不利于扩大神经根管和改善关节突之间的关系。

腰椎前屈时还可使纤维环后部及后纵韧带紧张。在椎间盘结构尚未严重破坏、椎间盘内压不高的情况下,卧位腰椎前屈手法操作可使纤维环后部纤维和后纵韧带适度紧张,有助于挤压髓核组织向前移动,对解除神经根压迫是有利的。但对于椎间盘结构已经完全破坏及(或)椎间盘处于高压的情况下,前屈手法操作不慎可增加突出物对神经根的压迫。同样,黄韧带因处于屈伸运动轴的后方,前屈时被拉伸而变薄,椎管可以相对扩大,故对椎管狭窄症的症状缓解有利。

腰椎前屈时可减小腰骶角,同时失稳节段的椎骨在被动紧张的后部韧带的牵拉下,可发生向后移动,这种后移对于腰椎假性滑脱患者来说,有助于减少或消除对马尾神经的压迫。

(二)腰椎后伸运动和临床意义

1. 后伸运动　当脊柱由前屈位后伸时,首先是腘绳肌的收缩,使骨盆产生后倾,为脊柱后伸肌群提供所需的杠杆臂;随后竖脊肌收缩,腰脊柱逐渐后伸;当脊柱超过垂直位后,腹壁肌群开始收缩,以控制、对抗后伸运动。腰椎后伸的限制因素是前纵韧带的张力和关节突之间、棘突之间的骨性碰撞。髂腰肌紧张能限制骨盆后倾,从而影响腰椎的后伸运动。

正常状态下,当腰椎承受剪切载荷时,关节突关节大约承受其中的 1/3,而其余的 2/3 剪切载荷由椎间盘所承受。由于椎间盘结构的黏弹性特点,受载后发生蠕变和松弛,再加上附着于椎弓后方肌肉的收缩,使上下关节突靠拢,从而逐渐加大了小关节突的抗剪切负荷。

2. 临床意义　腰椎后伸时,椎间隙的前缘增宽而向内凹陷,其后缘则变窄而向外膨出,髓核被迫向前方滑动,纤维环前部的压力和张力增高,而纤维环后部的压力及张力均呈降低的趋势。在纤维环外层及后纵韧带完整的情况下,腰椎后伸手法对髓核和纤维环的这种生物力学效应有助于后突的髓核组织回纳。但在椎间盘结构已有严重退变或纤维环外层、后纵韧带已经完全破裂的情况下,腰椎后伸运动可能造成纤维环破裂口的闭合,突出的椎间盘组织嵌顿于破裂口,不仅不能回纳,反而更向后突出。

腰椎后伸时,脊髓在椎管内下降,硬脊膜、齿状韧带、神经根等附属结构均处于松弛的状态。

使腰椎后伸及腰椎后伸位的手法操作,对关节突的影响不仅在于上下或前后方向的位移,还存在着侧方的位移,因而反复轻度后伸腰椎,能松动关节突之间的粘连,通过改善局部循环,缓解许多疾病的临床症状。但盲目地对腰椎进行较大幅度的后伸位手法操作,则必然造成关节突之间的碰撞,有引起关节突骨折的可能。

腰椎后伸,引起后部韧带如后纵韧带、黄韧带的松弛,在这些组织已经发生退变、增厚的情况下,可出现韧带的蜷曲,导致膜性椎管管径的减小。后伸运动还造成腰骶角增大,加重腰椎失稳和向前滑脱。

(三)腰椎侧屈运动和临床意义

1. 侧屈运动　腰椎侧屈运动幅度最大的是腰 3~4 节段,最小的是腰 5~骶 1 节段。同侧的腰方肌、腰大肌和竖脊肌参与侧屈运动,其限制因素是对侧横突间韧带和关节突关节囊的张力,对侧腰方肌和腰大肌则控制和对抗侧屈运动。

2. 临床意义　侧屈运动可引起同侧神经根松弛而对侧神经根紧张。

（四）腰椎旋转运动和临床意义

1. 旋转运动　腰椎旋转幅度最大的是腰 5~ 骶 1 节段,同侧的横突棘肌、腹内斜肌和对侧的腹外斜肌、腰大肌都参与腰椎的旋转运动。其中腹内斜肌由于附着于胸廓的下缘和髂嵴,扭矩较大,是主要的旋转肌。旋转运动的限制因素是纤维环与旋转运动同向胶原纤维的张力及关节突骨质间的碰撞。

2. 临床意义　根据关节面的几何分析,其旋转轴心应位于关节突的后面,棘突的基底部。由于腰椎关节突旋转中心并不位于椎间盘,故当上位腰椎在下位腰椎上绕棘突基底部的轴心旋转时,椎骨将被迫向侧方滑移。椎间盘在腰椎旋转时所承受的负荷并非扭转力,而是剪切力。

旋转运动影响最大的后部结构是关节突。实验时模拟脊柱旋转复位手法,发现关节突的活动度相当大,上位腰椎的下关节突出现向上→前→下→后的全方位移动,使活动关节出现复位倾向。在某节段失稳的情况下,脊柱旋转活动时关节突关节内的压力大大增加,比相邻节段关节突关节内压力增大 8 倍左右,并呈现先低后高的双相变化。这种关节内压力前半程较低,后半程升高的变化提示手法操作时,作用在棘突上的拇指推压力应该比以前所认为的时机要早一点,以配合因位移变化而产生的复位倾向。实验还发现,当脊柱向左侧旋转时,左侧关节突关节间隙增大,向右侧旋转则反之。此外,不同的体位对关节突的活动度也有影响,腰椎前屈侧弯旋转手法（坐姿旋转）对腰椎关节突的活动幅度最大,直立旋转法次之。旋转扳法还可调整侧隐窝、神经根管及关节突之间的关系,有利于神经根管内容物与关节突粘连的松解,甚至可调整局部循环及改变其他病理变化。

对腰椎间盘突出症患者应用旋转手法前后的 CT 片进行量化分析,发现手法对突出物顶点的位移及曲率均有明显变化,即病变椎间盘的形态发生了改变,故可以认为腰椎旋转性手法主要通过改变椎间盘组织与神经根之间的位置关系来消除病理刺激和压迫。实验发现,对腰椎进行旋转手法操作时,椎间盘的内压是上升而不是降低的;而且,手法过程中髓内压力是逐渐增大的,髓内压与旋转角度成正比关系;在手法获得成功时,髓内压达到最大值,手法后也未能使髓内压呈现负压改变。但也有实验证明当脊柱向左侧旋转时,椎间盘的左后外侧压力增高而右后外侧压力降低,向右旋转则反之。

二、腰部旋转时腰椎间盘的受力情况和临床意义

正常情况下腰椎间盘的应力分布以纤维环后侧及后外侧为最高,且后侧和后外侧纤维环厚度仅及前方和两侧部分的 1/2,承载能力也相对比较弱。这一应力集中部分恰好与临床上腰椎间盘破裂、髓核突出的好发部位相吻合,提示椎间盘突出症的发生与其局部动力的异常增加有关。

脊柱屈曲旋转时,腰椎间盘同时受到张力、压力、剪力和扭转力作用,而关节突关节承受其中 45% 的压力。实验证明,这一体位最易导致椎间盘损伤。上位腰椎的下关节突被下位腰椎上关节突所环抱,使得关节突关节只能完成约 1° 的轴向旋转,对椎间盘能起到一定的保护作用。

综上所述,颈椎和腰椎的生理运动幅度较大,在临床上颈椎和腰椎的损伤也较多见。以脊柱运动的最小功能单位观察,脊柱前部的椎间盘与后部的关节突关节两者构成了统一的复合关节。当这一复合关节的前部或后部的任何一个部分出现异常,必然波及另一部分,导致复合关节的失稳。因此,可以认为临床常见的脊柱关节突关节紊乱是椎间盘退变的先兆或是征象之一。

学习小结

1. 学习内容

部位	屈伸	侧屈	旋转	推拿临床意义
寰枢关节	前屈时前弓沿齿突下滑;后伸时前弓沿齿突上滑	不明显的侧屈移动	同侧侧块后移,对侧侧块前移;牵拉或挤压椎动脉	上颈椎的颈椎旋转扳法操作时对寰枢关节和椎动脉供血影响最大
下位颈椎	前屈时小关节间隙增大;后伸时小关节间隙减小	对侧的钩椎关节分离而同侧的挤压	节段越低位,旋转幅度越小;旋转侧的椎间孔孔径增大,而对侧椎间孔孔径减小	下颈椎前屈或后伸位手法操作时,均可影响椎间盘脱出和椎体滑脱;后伸和旋转时均对椎动脉供血有影响
胸椎	前屈和后伸使小关节突上下移动	与屈伸时相类似	两侧小关节面有相对位移	胸椎做对抗复位或旋转定位扳法,与胸椎屈伸或旋转有关,增加小关节面位移
腰椎	椎间盘后缘压力前屈时增大易突出,后伸时减小易回纳;小关节位移和椎管容量前屈时增大,后伸时较小	同侧神经根松弛而对侧神经根紧张	椎间盘内压力增大、小关节内压力增大和关节突位移增大,其中前屈侧弯旋转时最大,最易导致损伤,而直立旋转次之	腰椎各类旋转扳法,可调整侧隐窝、神经根管及关节突之间的关系,有利于神经根管内容物和小关节粘连的松解;旋转扳法操作安全性侧卧位最高,后伸位次之,前屈侧弯旋转则较低

2. 学习方法 与局部解剖理论知识、生物力学知识结合,推拿临床脊柱调整手法的操作。

（张 欣）

复习思考题

1. 颈椎后伸时姿势性眩晕发作的重要机制是什么?
2. 腰椎后伸时有助于后突的髓核组织回纳的生物力学效应原理是什么?

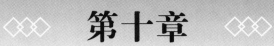

第十章

生物力学及其在推拿学中的运用

第一节　基本力学理论

　　生物力学是应用力学原理和方法对生物体中的力学问题定量研究的生物物理学分支，研究的重点是与生理学、医学有关的力学问题。推拿手法在本质上属于以力为特征的物理治疗手段，属于一种机械刺激。在具体的手法操作时，推拿手法有效动作肌群发力后，产生了特定结构形式的手法运动，这种运动又促使患者病理生理发生变化，从而达到治疗的目的。因此，生物力学在推拿中发挥了重要的作用，学习掌握生物力学有助于对推拿作用机制的认识，改进并设计有效的推拿手法，达到提高推拿疗效的目的。

一、基本力学概念

（一）刚体力学

　　刚体是指在运动中和受力作用后，形状和大小不变，而且内部各点的相对位置不变的物体，否则是非刚体。刚体和非刚体是相对的。

　　1. 点的运动　人体在运动时，身体的重心，各环节重心，各关节转动中心等可视为点的运动。

　　（1）笛卡尔坐标系：三维笛卡尔坐标系是由空间互相垂直的 3 条直线交汇于一点而构成的，这 3 条直线称为坐标轴，分别用 x 轴、y 轴、z 轴表示，3 条直线的交点则称为原点。如此，物体的空间位置就可以用坐标系中的坐标数量表示。

　　（2）时间：表示物体运动和事物发展进程中的先后顺序及瞬间的概念。抖法、擦法、拍法等推拿手法的一个周期进程，瞬时的生理学反应等都与"短"时间相关；人体生理的适应和衰变等都与"长"时间相关。因此，时间的快慢和长短都是相对的。

　　（3）标量：只用大小数量表示，与方向无关的量，如体温、时间、质量等。

　　（4）矢量：不仅与时间相关，而且和方向有关的量。如手法作用力、速度等。

　　（5）位移：描述点位置变化的量为位移。位移是矢量，一段时间的位移由末时刻的位置矢量减去起始位置矢量决定。

　　（6）路程：动点以一定轨迹运动所走过的距离，是标量。路程和位移不同，如擦法操作一周后手回到原位置,手上任一点的位移是零,而路程是该点经历的总距离。

(7)速度和速率:单位时间物体运动的位移称为速度,是矢量。单位时间物体运动路程为速率,是标量。

(8)加速度:单位时间物体速度的变化,是矢量。推拿时手运动由慢速转为快速,反映手的运动有了加速度。在对推拿进行分析时,还经常用到平均速度和平均加速度这两个概念,它们是一段时间内速度和加速度的平均值。

2. 刚体的运动

(1)力:在推拿生物力学中,力指的是物体间相互客观机械作用,使物体运动状态或形状发生变化。力是矢量。力对物体的效应决定于三要素:力的大小、方向、作用点。

(2)力系:指作用在物体上的一组力。如一个力系作用在刚体上,使它处于平衡状态(静止或维系原运动状态),这个力系称为平衡力系,它对刚体作用等于零。因此,对于平衡力系,如果除去某个力以外,其他所有力都知道,就可以求出这个力来。力系之和称为合力,是矢量。平衡力系的合力是零。力是矢量,因此合力系不是力大小的简单相加,而是矢量相加。

(3)自由体和自由度:能进行任意运动的物体称为自由体。确定一个运动物体位置所需独立坐标的数目称为自由度。一个自由体能上下、左右、前后直线运动,同时可绕矢状轴、额状轴和垂直轴旋转,共有 6 个自由度。

(4)约束和约束反力:运动受到某种限制的物体称为非自由体。如一个刚体一点被固定,只能绕 3 个轴旋转,它就是非自由体,自由度为 3。对非自由体运动起限制作用的其他物体称为约束,若这种约束以力的形式出现,则称为约束反力,又称为被动力。

(5)应力:单位面积上的力称为应力,是矢量。将力除以所作用面的面积就得到应力。应力和面的方向相关,过同一点可以有不同的面,不同面上应力分布是不同的。

(6)正应力、剪切应力:对于已确定了方向的面,应力沿该面垂直方向的分量称之为该面上的正应力(或主应力、法应力、垂直应力),切向上的分量称为切应力(或剪应力、剪向应力)。

(7)刚体运动分类:刚体运动分为平移、定轴转动、平面运动、定点运动。①平移(或平动):刚体上任意一条直线和初始位置平行的运动。平移的物体上每个点运动相同,因此只需取一点(通常取重心)来研究。②定轴转动:刚体绕某一固定轴的转动。③平面运动:刚体内的任意点始终与一个固定平面距离不变。④定点运动:绕刚体内一个固定点转动的运动。

(8)力矩:设有一个作用在物体上的力,在该物体上选定一点,该点到力作用线的垂直距离和力大小的乘积称为力对这一点的力矩。力矩是矢量。

(9)力偶:物体转动如是由大小相同、方向相反、作用线平行的两个力引起的,这一对力构成的力系称为力偶。两力间垂直距离称为力偶臂,力偶臂和力大小的乘积称为力偶矩。力偶矩是矢量。

(10)动量:物体的质量和它运动速度的乘积。动量是矢量。

(11)冲量:作用在物体上的力和作用时间的乘积,反映力的时间积累。冲量是矢量。在用掌背、掌根、掌侧小鱼际、指尖及桑枝棒进行击法时,要求击打力适度,避免暴力,同时快慢适中,一触及受术部位后迅速弹起,不要停顿或拖拉。这说明进行击法时要因人因病实施适度的冲量。

(12)功:力和沿力方向上的位移分量的乘积。功是标量。力学上的功称为机械功。

(13)能:从力学上说,一个物体如能做功,它就具有能,称为机械能。能是标量。机械能分成两种：①动能：这是由于物体本身运动所具有的；②势能：由相互位置所决定的能。如被卷紧的弹簧，被拉长的肌肉，都在恢复原形过程中做功，它们就具有势能。除了力学上的机械能，人体还具有热能、化学能、电能等。

（二）非刚体及变形体力学

指本身能变形的物体，如肌肉、筋腱、各种软组织、关节软骨，以及多个刚体以非刚性方式连接的整体，如脊柱、关节。

1. 外力和内力　外部作用在人体上的力是外力，内部产生的力是内力。推拿作用力对人体而言是外力，体内各环节因此产生的力就是内力。但是内力和外力是相对的，要视研究的对象而言。如牵拉骨骼的肌肉张力，如研究的对象是整个人体，它就是内力；如研究的对象是骨，它就是外力。

2. 作用在人体的外力和内力　作用在人体的外力有推拿作用力、重力、支撑人体的各种作用力、外界对人体的各种摩擦力，等等。

作用在人体的内力主要来自体内组织的阻力，即实施手法操作时，骨、肌肉、关节囊、韧带、腱膜等组织抑制和阻碍运动及变形的力。这些阻力大多数是被动的，但也有主动的阻力，如肌肉被拉长时本体感受冲动而主动紧张产生的阻力。

3. 骨的受力、变形和分析　通常骨可以看成是刚体，但作用力超过一定范围时骨要变形。

（1）骨受拉伸（压缩）力作用：骨两端受大小相等而方向相反的力，力的作用线沿骨轴。如力方向向外，骨将发生拉伸；如力方向向骨内，骨将发生压缩。骨横截面上应力是均匀分布的，拉伸时应力为正，压缩时为负。骨拉伸时，如拉力较小则处于弹性变形阶段，伸长变形能恢复；如拉力较大则变形不能恢复；如拉力超过极限，骨将断裂。因此患者在进行颈椎牵引治疗时，需特别注意对牵引力的控制。

（2）骨受剪切力作用：使骨截面发生剪切变形相对滑动的力为剪切力或剪力。剪切变形的特征是形状歪斜，直线歪斜的角度称为剪切应变。骨受的剪切力较小时处于弹性变形阶段，剪切变形能恢复。如剪切力超过极限，骨将发生剪切破坏。临床上经常可看到患者受剪切力而发生骨折的例子，如股骨颈剪切骨折。

（3）骨两端受大小相同、方向相反的力偶作用，力偶矩方向和骨轴垂直，骨将发生弯曲。骨如发生向下弯曲，骨的横截面上部受压，应力是负的正应力；下部受拉，是正的正应力。骨如发生向上弯曲，骨的横截面上部受拉，应力是正的正应力；下部受压，是负的正应力。

（4）骨两端受大小相同、方向相反的力偶作用，力偶矩方向沿骨轴，骨将发生扭转。骨的横截面上分布剪切应力，大小和离轴心的距离成正比，方向和扭转方向一致。

（5）骨受复合载荷作用，骨将发生复杂的变形。在对脊柱进行各种扳法推拿时，脊柱受的力是上述力的复合组合，产生的变形和应力分布是很复杂的，尤其在颈椎部位更复杂，稍有不慎极易引起伤害。

（三）推拿学常用的若干与运动、力有关的基本概念

推拿学和其他生理学中常用到若干概念，它们在原生物力学范畴上有所延拓，和原来意义有相通的地方，但也有一些区别，在查阅文献和对推拿进行生物力学分析时要注意。

1. 载荷　物体所受的外力，或产生作用力的物质结构，或使该物体发生或可能发生变化的外部因素都称为该物体的载荷。包含的概念较宽，可分为外力载荷（如重力等）、生理载荷（如以脊柱为例，脊柱的生理载荷有肌肉、韧带、血压等）、功能载荷（动态性的外力产生的载荷，如振动、压力、冲力等）、心理载荷（如精神压力等）。

2. 移位　指物体空间位置或形态发生了变化。移位和位移不是同一概念。在推拿学

中移位分成3种基本类型：①动力型：物体运动造成了离原空间位置有一定距离，这类移位被认为是动力型移位；②静力型：物体的空间姿态发生了偏歪；③张力型：物体既没有离开原位置，也没有偏歪，而是发生了变形。

二、基本力学原理和定律

(一) 杠杆原理

杠杆原理是推拿手法主要遵循的生物力学原理之一，尤其广泛应用于扳法等手法之中，如脊柱短杠杆微调手法。

1. 杠杆　在力作用下能绕固定点或固定轴转动的刚体称之为杠杆。固定的点（轴）是支点，动力作用点是动点，阻力合力的作用点是阻力点。支点与力作用线垂直距离是力臂，力和力臂乘积是力矩。一个杠杆上有动力臂、动力矩、阻力臂和阻力矩。

2. 杠杆原理　动力矩和阻力矩相等时，杠杆对支点保持平衡状态（静止或者匀速转动），这也称为杠杆平衡原理。由于力矩是力和力臂的乘积，可以通过延长动力臂、缩短阻力臂或调整动力方向（同样可以延长动力臂）来达到省力目的。

3. 杠杆原理在骨的应用　人体骨在一定的条件下可以认为是刚体。关节是支点，肌肉的拉力是动力，肌肉附着点是动点，拮抗肌的收力和韧带筋膜的牵拉力是阻力，它们的合力点是阻力点。

(1)骨杠杆原理：肌肉拉力形成的肌力矩与拮抗肌等阻力形成的阻力矩相等时，骨杠杆相对关节支点保持平衡。

(2)对推拿手法的应用：①利用骨杠杆的原理对推拿手法进行生物力学分析，如扳法、微调手法等；②推拿医生可以通过增长力臂和调整施力方向达到省力目的，有利于推拿医生减轻疲劳、提高工作效率；③改进传统手法，设计更有效的手法，如"脊柱短杠杆微调手法"就是在传统手法基础上发展的有效手法。

(3)应用于手法生物力学分析时应注意：杠杆原理和骨杠杆原理只对可以视为刚体的骨等组织结构适用。对于非刚体（肌肉、韧带等软组织）、多刚体复合组织（如整个脊柱）等，在应用杠杆原理时要注意。

(二) 牛顿运动定律

由艾萨克·牛顿（I. Newton）在1687年于《自然哲学的数学原理》一书中总结提出，阐述了经典力学中基本的运动规律，被公认为宏观自然规律，是现代力学理论的基础，在各领域应用广泛。

1. 牛顿第一定律　任何一个物体将保持它的静止状态或做均匀速度的直线运动，除非有施加于它的力迫使它改变运动状态。说明了力的含义。

2. 牛顿第二定律　物体动量的改变与施加的力成正比，并发生于该力的作用线方向上。指出了力的作用效果。

3. 牛顿第三定律　对于任何一个作用必有一个大小相等、方向相反且沿同一作用线的反作用。揭示了力的本质。

(三) 能量守恒定律

1. 机械能守恒定律　如所有动力和阻力不做功，则物体的动能和势能可以互相传递、转换，但总和不变。

2. 能量守恒定律　人体的能除机械能，还有热能、电能、光能、化学能等。能量既不能消灭也不能创生，只能从一种形式转化为另一种形式，保持总和不变。

推拿治疗时，推拿医师的手法作用力，有的力直接纠正了患者异常的解剖学结构

（如正骨手法），有的在患者体表做功转化为各种能而引起病理生理变化，从而达到治疗目的。

第二节　推拿手法的生物力学

一、推拿手法生物力学范畴

推拿以不同手法组合施力于患者体表各部位，通过力的渗透和传递产生病理生理变化，以治疗疾病和提高人体健康水平。手法作用力是治疗效果的始动因素，而正确的手法动作则是作用力的前提和保证。因此，手法研究是推拿研究的基础。

推拿手法的作用和应答过程有三步：术者力的发动，受术者对力的接受，受术者受力后局部及全身的生物反应、病理变化。手法的生物力学研究是应答的第一步，研究结果对应答后两步至关重要。手法生物力学研究有两部分：一是手法运动学，研究术者肩、臂、肘、腕和手等在操作过程中随时间变化的复杂动作和姿态变化；另一部分是手法动力学，研究术者所施力的变化以及术者自身肩、臂、肘、腕、手内在力的变化。这两部分是相辅相成、紧密相关的，并非孤立存在。

（一）手法运动学

手法运动学是手法生物力学重要部分，是术者正确施力于受术者从而达到治疗效果的前提。以一指禅推法操作为例，以前臂主动运动带动腕部前后摆动，进而带动拇指被动屈伸，虎口被动开合。这种开合屈伸动作是由于腕部空间位置不断改变而拇指仍吸附于一点所引起的被动动作，拇指运动肌群本身并不收缩。正确的一指禅推法操作以手臂发力，力量大，能持久操作不易疲劳，不会引起关节肌肉的运动型劳损。

手法运动学研究主要的手段是光学技术：

1. 摄像　完整记录手法操作的全过程。

2. 标志点记录分析　步骤依次为：①选择术者肩、肘、臂、腕关节和手上适当的运动参考点，贴上标志，用光学仪器（如摄像机）从不同角度同步拍摄手法操作的运动状态；②将标志点上光学信息转换成数值信号，输入计算机进行数据处理和分析，得到这些标志点运动轨迹、速度、加速度、转动角和角速度等，从而刻画出术者手、臂和各关节的运动学状态。

（二）手法动力学

手法动力学主要包括术者所施的力和术者自身相关部位肌肉、关节的力学研究：

1. 术者所施力的研究　主要应用各种测力传感器和测力装置，步骤依次为：①应用测力装置等设备测出术者的作用力；②将信号转换成数值信号输入计算机进行数据处理和分析，得到作用力和力矩阵等随时间的变化。

2. 术者自身相关部位肌肉、关节的力学研究　术者自身相关部位无创伤生物力学研究十分困难，目前主要方法：①应用生物电子技术，如机电信号测定和分析；②数学力学建模，数值模拟术者肩、臂、肘、腕关节和手等内在作用力的变化及规律。

对于手法动力学的认识，在生物力学介入以前，依据中医传统理论和初步的力学概念，按模糊的手法作用力度来估计手法可能达到的层次，将手法分为5类：①手法用力很轻，仅达到患者体表或皮毛，能产生放松、柔软、舒适感的，定为轻度手法；②手法用力较轻，可达皮下、血脉组织、有行气活血的作用，能产生酸麻胀感者，定为较轻手法；③手法用力适中，可达肌肉组织,可解痉镇痛、清除肌肉组织代谢产物,并能产生可忍受的酸胀沉重感者,定为中度手法;④手法用力较大,可达深层组织、筋骨或脏腑组织,能刺激神经、解除粘连、促进内脏活动,并有明显酸麻胀痛感、电击感的,定为重度手法;⑤手法用力很大,或使用突然的爆发力,促使骨关节位置发生改变,能产生理筋整复、纠正错位功效的,定为特重手法。这种分类从初步的力学角度来认识手法,较之取类比象的传统认识已有所进步。这些都可以看作是把手法动力学知识用于推拿临床的初步尝试。

有学者在研究摆动类手法中的㨰法时做了计算机三维分析。其方法是选择上肢肩关节、肘关节、腕关节适当的运动参考点,贴上标志,用摄像机从不同的角度拍摄㨰法操作中各关节的运动状态,然后输入计算机进行分析。研究结果表明,手法操作时上肢关节的运动学特征与㨰法合力轨迹的变化存在着密切的关系:当操作者的第 5 掌指关节及小鱼际吸附于治疗部位,前臂主动摆动,带动手臂手背来回滚动时,产生"心型"合力轨迹;当操作者以基本相同的运动方式操作,但腕关节摆动幅度较大,以致在前臂前摆时第 5 掌指关节略提起,则产生"葫芦型"的合力轨迹;若操作者在滚动过程中小鱼际完全吸附于治疗部位,或来回摆动时力量不足,则出现"8 字型"的合力轨迹;而以掌指关节滚动时,出现"棒槌型"的合力轨迹。141 例㨰法合力作用点轨迹按几何特征分为"心型"占 30.9%,"葫芦型"占14.5%,"8 字型"占 23.0%,"棒槌型"占 24.3%。这一分析和将手法力度定性分为 5 类相比,有极大的进步。

二、推拿手法生物力学研究设备和装置

(一) 运动学测试装置

运动学研究术者手法操作时肩、臂、肘、腕关节、手等姿态变化的过程,测试装置的最基本技术是光学技术,目前主要是摄像装置。随着光学技术的不断发展,摄像装置的摄像速度和分辨率有了很大的提高。目前各种三维运动分析系统已应用于临床和研究部门,它的基本原理仍基于光学摄像技术。由于多个摄像机从不同角度拍摄人体运动,通过计算机分析可以显示出人的三维立体状态及变化,更准确地刻画出人体的运动。三维运动分析系统在记录、分析人体步态变化,运动员肢体各部位运动状态等方面发挥了重要作用。三维运动分析系统可以应用于记录分析某些推拿手法,但是由于标志点装置较大,影响了手法操作,所以应用于推拿手法分析还有相当的局限性,有待进一步改进。

手法运动学也可以从生物电子技术角度进行研究。目前应用最多的是肌电图学。由于肌电设备只能记录一些大肌群的肌电信号,它的应用是有局限性的。

(二) 动力学测试装置

手法"力"是推拿治疗的前提,没有力的发动,也就谈不上力的接受和由此引起的生物效应。动力学研究力及其变化,因此任何一类手法动力学测试装置的核心是手法力的测定。

1. 手法力测定的核心技术装置——力传感器　力传感器是将手法力转换成电信号的关键元件,任何手法测定仪都必须依赖力传感器。常用的有应变电阻传感器、半导体电阻应变传感器等。为了能在真实状态下测定手法操作时的力,出现了指套式力传感器、手套式力传感器,以及可贴于皮肤上的压电薄膜力传感器等。这些传感器还存在各种缺陷和局限性,有待进一步改进,但有很好的应用前景。

力传感器将手法力转换成电信号后,要进行以下步骤:①信号转换、放大;②测试信号显示和记录;③计算机数据采集、转换和处理。最后完成对力的分析。

2. 推拿手法测定仪　测定手法动力学变化的特定仪器称为推拿手法测定仪。20 世纪80 年代初期,山东中医学院与山东工学院合作,上海中医学院推拿系与同济大学合作,相继

研制成功了推拿手法测定仪。后山东中医学院又应用手法测定仪对当时在世的推拿界前辈的代表性手法进行了测定和曲线分析。推拿手法测定仪的研制成功为推拿手法动力学研究及手法操作评价提供了一种客观性的现代实验工具，在推拿手法教学中发挥了重要作用。

推拿手法测定仪以研究各种手法动力学为目的，对手法动力学特征分别做了客观形象的描记测试，从而准确地揭示了手法运动在时空特征上的规律。用这一仪器对上海、山东等地不少推拿名家的手法进行了测试、描记记录，对一指禅推法、㨰法、内功点穴等推拿流派手法作了初步的较为客观的分析。通过记录分析，不仅可以提示被测手法特定形式的动力学参数，而且可以帮助我们了解产生这种动力形式的手法动作结构，使手法动力学研究从定性向定量化迈进了一大步。例如，对于一指禅推拿流派的几大名家分别用测试仪记录，由于实际操作时摆动幅度大小、频率快慢、拇指着力部位、操作时拇指角度、劲力深浅、个人习惯等不同，在记录图上明显可分出各种不同风格的手法动力曲线。如朱春霆式一指禅推法动态曲线图的特点是周期短、频率快，手法垂直波幅值较低，回摆波与前摆波振幅接近，呈双峰型；王纪松式一指禅推法动态曲线图特点是周期较长、频率适中，垂直曲线舒展流畅，起伏势缓，上升角在 60°~70°，峰顶稍圆，呈 40° 左右夹角，纵横向曲线在基线上呈蠕动波形；钱福卿式缠法曲线特点是周期短、频率快，垂直曲线上升角大，上升支陡峭，主峰锐，在下支下 1/3 处有明显回摆波升起，纵向曲线示前冲力与回摆后冲力均稍弱于 2/3kg；丁季峰㨰法曲线特点显示手法周期较一指禅推法为长，频率适中，垂直波振幅高，上升支陡峭，上升角大，波峰尖锐，下降支的回摆波振幅可高达主波（前摆波）的 1/3~1/2，波峰亦锐。另外，根据大量振法的典型动力形式曲线图，可将振法分为"平直型"和"起伏型"两种振法动态力波型曲线，对正确使用振法及对其作用机制的认识提供了客观指标。该记录仪保留了王纪松、朱春霆、王百川、钱福卿、丁季峰等不少推拿名家的手法操作曲线图谱，为推拿界保存了一份珍贵的财产，更为我们深入研究推拿前辈对手法内涵的不同认识提供了较为直接的客观依据。

目前，推拿手法测定仪主要应用于推拿专业的手法教学工作，通过观察和分析操作者和标准手法曲线之间的差别，来达到改正关节运动和肌肉收舒方式、掌握手法正确操作方式和不断提高手法操作技能的目的。

3. 推拿手法测定分析仪　推拿手法测定仪的问世，为推拿手法操作提供了一种客观的检测和评价工具，有力地促进了推拿手法动力学研究和手法教学现代化的进程。但推拿手法测定仪本身只能输出供瞬时观察的电信号，该电信号便立即消失，且不利于保存。为了进一步研究推拿手法动力学，1987 年开始将计算机技术应用于推拿手法测定仪的数据处理，在 APPLE-Ⅱ型微机上实现了实时数据处理，对常用的两种手法———一指禅推法和㨰法的动力学数据进行了研究。推拿手法测定仪数据处理软件首先根据不同手法的曲线特征自动地测试数据并进行周期识别，把一连续存放的手法动力信号划分成各周期，然后应用统计原理对手法各周期的不同数值进行分析。研究证实，推拿手法信号是一种周期性随机振动信号，操作技能的高低可以用峰值变异系数、时间变异系数、冲量变异系数等统计数据精确而客观地反映出来，操作技能较高的专家和教师的手法信号较为稳定，而操作技能较低的学生及实习医师的手法信号随机变化占有较大比例。手法动力曲线与其操作方式之间存在着密切的联系，手法操作失误有其特征的曲线变化，手法动力曲线的变化规律可以用数学方程加以描述，并将研究成果应用于计算机辅助教学中。

复旦大学与上海中医药大学合作对推拿手法测定仪的结构作了进一步改进，研制成中医推拿手法测力分析仪，将测力分析仪的输出信号输入电脑，并对㨰法合力作用点的几何轨迹进行了研究，分析了产生合力几何轨迹不同形态的原因，提出了定量指标。

近年来,应用更新数据采集和分析技术的推拿手法测定分析仪不断研制成功,有力地促进了推拿手法的研究。

三、推拿手法生物力学研究分析方法

手法生物力学的研究无论是运动学还是动力学,基本上是应用相应的技术手段和仪器设备获取手法操作时的信号,然后研究分析。

(一) 图像分析

如对某些专家录像的手法剖析,找出其特点,这类分析比较直观,多数是唯象、描述性的。

(二) 数值信号分析

通过 A/D 转换等手段将光学信号、电信号、机械信号等转换成数值信号进行分析。

1. 时域分析　数值信号常表现为时间序列或随时间发展的曲线,通常用时间序列分析方法或在曲线上寻找特征点(线)的方法等进行分析。有学者在对㨰法进行运动学分析时,在手上关键点贴了 4 个标记点后录像,数据处理后得到标记点的随时间三维运动轨迹曲线(图 10-1),能反映㨰法的运动学特征。也有学者用手法测力仪得到㨰法作用力垂直分量曲线后,应用评价周期信号各周期间相似度的方法对曲线进行相似度分析,给出了描述推拿手法均匀性的定量指标,从而验证所测手法是否具备均匀性的特点。

2. 频域分析(Fourier 频域分析)　推拿手法很多呈现出周期变化的特点,如振法、㨰法等,它们的特征 - 时间曲线是周期曲线。周期曲线可以分解成不同频率的谐振曲线,所以对手法曲线进行频域分析可以找到它们在频域上的特点。

3. 小波分析　近年来,小波分析受到了广大研究者的关注,在信号处理领域得到了广泛的应用。推拿作用力信号是一种非平稳信号,相对于 Fourier 频域分析,小波分析更适合用来分析这种非平稳信号。吕杰等 2010 年应用小波分析对㨰法作用力各频率段的信号进行能量分析,提出相应特征量,并给出这些特征量的参考值及总体评价系数,定量分析了㨰法的动力学特点。

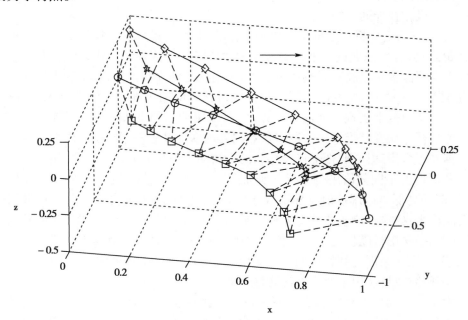

(a) 外推

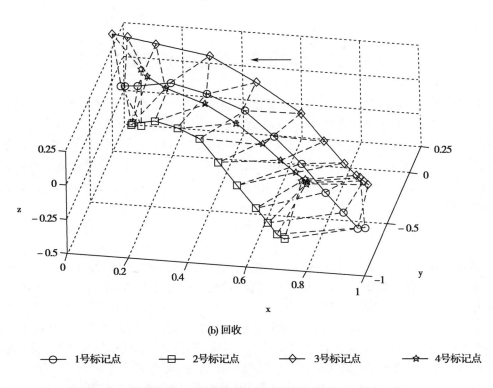

(b) 回收

○ 1号标记点　　□ 2号标记点　　◇ 3号标记点　　☆ 4号标记点

图 10-1　严隽陶㨰法特征标记点三维运动轨迹(一个动作周期)

4. 非线性分析　生理信号从本质上说是非线性的,利用非线性分析方法对推拿信号进行分析是必然的趋势。已经有研究尝试用复杂度这一非线性指标来分析刻画作用力。

(三) 生物力学建模分析

建模分析有两类:动物模型和计算机生物力学模型。对于推拿手法的研究,动物模型很难实现,主要通过计算机生物力学模型进行。许世雄和房敏等于 2010 年建立一指禅推法计算机生物力学模型(图 10-2),计算了指关节、腕关节、肘关节对骨骼的作用力,并在此基础上分析了手法作用于患者体表力的主要来源以及旋转驱动力与骨骼转速、质量之间的关系。2011 年他们建立圆柱 - 杠杆生物力学模型,描述了㨰法推㖞拿的部分运动学特性,计算了关键关节点的受力情况,对㨰法施力时手关节内受力规律作了初步探索。

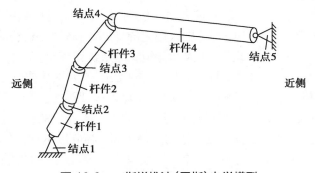

图 10-2　一指禅推法(屈指)力学模型

计算机生物力学模型分析在无创分析体内运动学和动力学中发挥了十分重要的作用,是今后推拿研究的主要方向之一。

第三节　推拿作用的生物力学机制

探索推拿治病的机制，是推拿学研究的目的和根本。通过对推拿治病机制本质的认识，掌握影响推拿疗效的内外因素，对临床难题作出理性分析，作出相应的临床处置，指导推拿手法在临床上的运用，提高推拿治疗效果，减少手法的不良作用，减少手法操作者的体力消耗。推拿作用的机制十分复杂，涉及生物力学、生物热学、生物电学、生物化学等各领域；生物力学是其中最基础的领域，对推拿作用的生物力学机制的认识和诠释有助于对推拿作用其他机制的理解。

一、手法作用层次

传统中医理论认为，人体组成由外而内依次为皮部、络脉、经络、经筋、肉和骨，这与现代解剖学的认识相似，即皮肤、皮下组织、肌肉和骨组织构建了人体的基本框架，神经和血管穿行其中。人的一切生命活动和生理功能，是以这些框架组织完整及功能正常为基础的。

手法操作要求持久、有力、均匀、柔和，从而达到"深透"。所谓"有力"，是指手法必须具有一定的力量，这种力量应根据患者的病症、体质、部位等相应情况来决定。具有良好"深透"性的手法，不仅可达到很好的疗效，而且操作时，患者会感到非常舒适。手法作用于组织，其深透程度如何，医生可根据手法选择、用力大小、用力方向来控制；组织接受手法作用力，如何产生相适应的生物效应以达到良好疗效，却是手法"深透"到不同层次组织的生物特性所决定的。因此，推拿手法直接作用所涉及的组织层次，以及该层次所能接收到多少手法作用力能，是推拿疗效产生的关键。

中医诊疗疾病，强调整体观念，讲究辨证论治，推拿治疗疾病亦是如此。疾病的产生，纵然有诸多原因和途径，但主要病因和发病途径往往是治疗的关键，可能成为推拿治疗时手法作用的关键部位和层次。疾病的多样性导致了人体组织"手法最佳作用层次、次要作用层次、辅助作用层次，不适宜作用层次"的多样性，如果对疾病的推拿治疗过程中，任意和无序的不分组织层次予以手法力能的释放，不但会大量消耗医生的体力和时间，而且不能集中手法力能而产生最佳作用，还可能引发各种干扰反应，最终达不到好的疗效，甚至发生推拿意外。因此，组织有不同层次之分，手法亦应根据作用力所能达到的层次，或者说"深透"程度而有所区别。今天，随着现代检查技术的不断进步，我们对人体的认识更加具体和深入；随着运用现代生物力学等学科的理论和方法研究推拿治疗机制，使得我们对推拿手法的认识，亦从操作形式逐步深入并立体化。无论是以传统中医理论的皮部、络脉、经络、经筋、肉和骨分度认识，还是以现代解剖学的皮肤、皮下组织、肌肉和骨组织分层认识来审视人体，都不应忽视其不同层次组织所具有的固有的生物力学特性和其接受手法的最大承受能力，或者说最佳承受量。在手法具体操作时，传统手法及其临床实践中的变化很多，所能达到的层次有可能比较模糊，随着研究水平的不断提高，这一认识将会变得清晰明了。更主要的是，建立这种观念，有助于推拿医生在临床上更加合理地选择手法、分配体力、掌握时间，以达到最佳功效。

推拿以不同手法组合作用与相应穴位、部位和关节，通过手法的直接力、经络系统介导的生物学作用，来治疗疾病或提高人体的健康水平。由于科技水平、认识方法和手段等主客观诸多因素的限制，推拿手法的作用机制目前仍存在诸多疑惑。手法力作用于机体机械感受器，引起感受器发放动作电位，向中枢传入感觉性冲动信号，从而发挥对人体调整功能的激活作用。手法力作用于关节骨骼，导致骨关节结构性空间位置的改变，从而消除对滑膜、关节囊、周围韧带、神经、血管的压迫或牵拉刺激,消除病理状态。推拿治疗同一疾病,不同医生实施时,可能存在着不同的效果,其主要原因之一就在于各个医生手法作用的差异。从20世纪60年代起,推拿学界就开始探索推拿作用的生物力学机制。

二、推拿作用的生物力学机制

(一) 基本原理

推拿属中医外治法范畴,通过手法作用于人体体表特定部位,达到调节机体的生理、病理状况,产生疗效。推拿作用达到疗效的基本原理有这样几方面:①"手法"产生的外力直接改变患者的病理状态,起到治疗作用。②推拿医生根据患者的病情,运用多种手法技巧作用于体表而做功,所做的功有的是直接起到了治疗作用,有的是转换成各种能渗透体内,从而达到治疗效果。如推拿擦法,作用在表面组织上的剪切方向分力乘以手的位移就是术者手做的功。在擦法作用下,推拿医生所做的功转化为热,渗透皮下起到一定治疗作用。③手法作用的能,转化为"生物信息",传入某一系统或器官,调整其功能并使其病理状态得到改善。

1. **直接纠正解剖位置的异常** 通过推拿作用力直接治疗患者解剖位置异常所导致的疾病,如对关节错位、肌腱滑脱等进行纠正。如用扳法治疗椎骨错缝及骶髂关节错位,用复合手法使脱臼的肩关节复位,都是作用力直接作用达到治疗效果的。

2. **手法做功,通过功能原理改变失调系统的内能** 某些生理病变的系统出现病变时,它的内能将失调而异常。通过手法做功适当调整失调系统的内能,就可以达到治疗目的。例如擦法推拿治疗肌肉痉挛,一方面手法作用力直接作用在痉挛的肌肉上,使得肌肉的组织结构发生了变化,系统内能得到了调整,从而肌肉痉挛得以松解,最后解除。这是手法生物力学的直接作用。另一方面手法做功调整了系统的内能,使其病理状况得到改善。这又可以从两个方面认识:①擦法时推拿医生手在患者体表特定部位滚动,手的作用力向皮下渗透,结果使得血管形成运动状态的压迫和狭窄,所产生的动能加快了血液的流通,促进了血液循环;②由此产生的血液压力的变化改变了毛细血管跨壁压差,加速了血浆经血管壁的渗透,从而减小了血管内血液红细胞等血液有形成分的压积,其结果使血黏度降低。这就是擦法在松解肌肉痉挛时活血化瘀的生物力学机制。

3. **手法信息的传递及病理信息的调整** 作用在人体体表特定部位的力、功及产生的能,是一种生物信息。而人体各系统和脏器本身具有特定的生物信息,在病变时这些信息发生了改变,机体的平衡受到破坏,形成了局部乃至全身的病变。当推拿作用产生的生物信息传递到这些病变的组织器官,将调整已经发生变化的信息,使之恢复到正常生理状态。仍以擦法推拿为例阐述这一原理。近代科学技术已证明细胞具有对力信号的敏感性,在擦法作用下,血流信号发生了变化,包括作用在血管内壁面上的血液流动正应力和剪切应力。血管内皮细胞对变化了的力信息产生应答,产生了一系列的生化反应来调整处理病理状态下的信息,从而使病变的脏器组织得到调整。

(二) 以系统论为指导开展推拿作用机制的生物力学研究

人是巨开放复杂系统。人和生存的自然界外环境构成了和谐的统一。人体内部不同层次、不同尺度水平的各个子系统构成了动态平衡的整体,人的生命就是各系统不断调节,互相制约,反馈控制而健康发展的。系统整体的观点和辨证论治是中医学的精粹。人体各系统的平衡失调,就将产生各种病理变化。中医推拿通过手法(包括器械)力的作用对相应系统进行干预,形成反馈,从而使人体的病理生理状态得到改善,达到治疗的目的。这个过程是人体系统调控的过程,因此要从系统理论出发对推拿机制开展生物力学研究。

人体是各子系统动态平衡的统一体。在病理生理条件下,推拿手法产生的作用力刺激是外界对系统的干预。因此,推拿生物力学研究应包括外界力的实施和人体系统对力的接受从而产生响应两个方面。

1. 以系统论为指导开展外界作用力实施的生物力学研究

(1)各种手法的生物力学研究:手法生物力学研究包括手法运动学的研究和手法动力学研究。这两个方面都十分重要,应结合起来研究。

(2)手法规范化和适用性的生物力学研究:手法规范化的研究是十分重要的,它和临床疗效以及作用机制直接有关。规范化的标准应该是疗效,规范化的研究应有定量的结果,因此必须将临床研究和生物力学研究紧密相结合;同时,手法运动学和手法动力学研究要有机统一起来。手法适用性的生物力学研究是另一个重要方面。不同的人不仅病理生理状态不同,心理、响应也不同。有些手法是普遍适用的,有些手法必须要注意到患者的病理生理和心理。个性化的研究应予以充分考虑。

(3)手法量 - 效关系的生物力学研究:手法量 - 效关系的阐述和研究,是手法临床应用规律的重要课题,对推拿临床有普遍的指导意义。临床医生应该尽量掌握手法物理量与治疗效果之间的关系,从而考虑如何选择和运用手法。由于以往对推拿手法量 - 效关系缺乏认真的分析和研究,导致了手法临床应用上的偏差,以为推拿手法力的大小、手法刺激的强弱、手法操作时间的长短与治疗效果之间是一种简单的线性关系。因而每当推拿治疗效果欠佳的时候,会自觉或不自觉地以加大手法力度、加大手法刺激强度、增加关节运动幅度或延长手法治疗时间来寻求疗效的提高。然而,在多数情况下,这种简单的思维方式,并不能带来临床疗效上的提高。建立推拿手法量 - 效关系理论,已成为当前推拿基础研究的迫切任务。但由于推拿治疗作用的非特异性和多样性以及作用对象的个体差异,从实验研究的角度进行手法量 - 效关系研究仍有许多技术和理论问题亟待解决。

2. 体内各子系统在不同生理水平上对作用力响应的生物力学研究系统 生理学研究的层次是 DNA-RNA- 蛋白质 - 细胞 - 组织器官 - 生理系统 - 人整体 - 外环境。

推拿作用力施于人体表,引起人体内不同生理上的响应。生物力学系统研究内容应包含:

(1)作用于体表不同手法作用力的"深透"和"传递":目前已有较多关于肌肉、软组织、骨骼、血液循环等在体观察的定性报道,以及体外模拟研究的定量报道,在一定程度上分析了推拿力的"深透"和"传递"。但由于以下原因,目前的研究有待深入,某些结果有待进一步证实。

1)传感器还不能在体准确测出肌肉、软组织、血液循环等作用力的大小及方向。

2)反映肌肉、软组织、骨骼、血管等内在力学特性的"力 - 形变关系",即生物力学本构关系尚不清楚,使得定量分析,包括利用现有计算机软件的分析必须在一定的假设条件下进行,影响了结果准确性。

3)一些离体研究存在是否在真实力学条件下进行的问题。

(2)细胞及微观层次上对作用力响应的生物力学研究:近年来的研究已深入到手法作用力在细胞、蛋白质甚至 DNA 水平上的响应,取得了一系列成果,加深了对推拿作用机制的认识。进一步的研究要考虑离体模拟实验时(如细胞实验),应建立真实的或尽可能接近真实的力学环境;在体实验则应注意同步性。

(3)微观和宏观相结合,在系统水平上的生物力学多尺度的整合研究:方法一,在各个层次各个生理水平研究基础上,建立系统网络(Network)进行综合研究;方法二,确定要研究的系统作为黑箱或灰箱,手法刺激作为输入,利用系统控制方法研究其输出响应以及内在机制。

(三) 基于生物力学开展推拿作用机制的多学科综合研究

生物力学是推拿作用的最基础机制,但是推拿作用不仅具有生物力学原理,还有生物电学、生物热学、生物磁学和生物化学等原理。在推拿力渗透传递后引起生理反应的过程中，这些原理同时起作用。如振法，对体表特定部位以一定频率施加作用力，现代红外技术证实患者的体表和皮下组织有热量的散布并传递。推拿作用有的是力学作用直接使病理生理转变，有的则是通过宏观或微观水平上的其他机制产生作用，因此应基于生物力学开展推拿作用机制的多学科综合系统研究。随着细胞分子学及相关技术的发展，出现了以推拿为目标的细胞生物力学实验，反映了对推拿作用生物力学机制的探索已开始进入细胞水平。然而，如何实现细胞所处的力学外环境、如何揭示推拿作用力渗透传递到达细胞时的状态，这是推拿细胞力学研究时要首先解决的，只有在真实或基本真实力学环境中来研究细胞对力的应答，才能得到有说服力的正确结果，这一研究方向无疑是今后推拿微观研究的热点。

目前对推拿手法的生物力学研究还局限于一指禅推法、㨰法、按法、扳法等少数手法，需纳入更多手法进一步研究。随着生物力学等现代学科和科学思维方法的发展及新型电子传感材料、仪器设备、测试手段的不断更新，尤其如三维运动解析系统等新兴的运动分析手段的问世，提供了精确地定量化研究方法，实现了运动学分析与动力学分析的统一。这些先进研究方法和设备应用于推拿手法，分析其运动学、形态学、动力学相关特征，促进其量化，可有效地为推拿手法的标准化提供科学的依据。

学习小结

1. 学习内容

生物力学	生物力学在推拿学科的应用
刚体力学、非刚体及变形体力学	推拿临床4类载荷：重力等外力载荷；脊柱的生理载荷有肌肉、韧带、血压等；振动、压力、冲力等功能载荷；精神压力等心理载荷。 推拿临床3类移位：离原空间位置有一定距离的动力型移位；空间姿态发生了偏歪的静力型移位；既没离开原位置，也没偏歪，而是发生了变形的张力型移位
杠杆原理	推拿临床杠杆原理应用：利用骨杠杆的原理对推拿手法进行生物力学分析，如扳法、微调手法等；通过增长力臂和调整施力方向而提高推拿者工作效率；改进传统手法，如"小杠杆微调手法"
牛顿定律、能量守恒定律	推拿手法作用力有的直接纠正了患者异常的解剖学结构（如正骨），有的在患者体表做功转化为各种能并引起生理变化而达到治疗目的
生物力学机制	推拿以手法力的渗透和传递治疗疾病，其应答过程有三步：①术者力的发动；②受术者对力的接受；③受术者受力后局部及全身的生物反应、病理变化。手法的生物力学研究包括手法运动学（主要以光学技术研究肩、臂、肘、腕、手复杂的操作动作）和手法动力学（手法力很轻、较轻、适中、较大、很大5种变化以及肩、臂、肘、腕、手内在力的变化）。 推拿手法测定分析仪的原理和应用，包括图像和信息数据分析。 手法力具有最佳、次要、辅助、不适宜作用层次的多样性，初步的推拿作用生物力学机制：直接纠正解剖学位置的异常、手法做功、手法信息传递及病理信息调整。 推拿作用的生物力学机制十分复杂，建议以系统论为指导开展推拿作用机制的生物力学研究，基于生物力学开展推拿作用机制的多学科综合研究

2. 学习方法　只要多阅读有关文献，注意与临床实践密切结合，就能掌握好推拿生物力学内容。

（牛　坤）

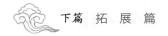

笔记栏

复习思考题

1. 试述施脊柱短杠杆微调手法和腰椎斜扳法时,操作者双手的生物力学情况。

2. 推拿手法生物力学的宏观研究还可以应用到哪些技术手段,还可与哪些学科交叉? 其微观研究还可以应用到哪些技术手段,还可与哪些学科交叉?

3. 新兴的智能技术(如 AR/AI 等)是否有可能应用到推拿手法生物力学的研究? 可以从哪些方面作为切入点?

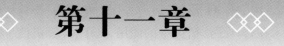

第十一章

推拿学研究进展

笔记栏

PPT 课件

学习目标

1. 了解目前推拿学科在基础研究方面的进展情况。
2. 了解目前推拿学科在临床研究方面的进展情况。

推拿手法的基础研究和应用研究是推拿学科发展、成熟的重要标志。自 20 世纪 60 年代起至今,已有数千篇的推拿学术论文反映了推拿学科的进展情况。

第一节　推拿学基础研究进展

推拿在实验研究领域的发展,在时间上明显地分为 3 个阶段。第一个阶段是 20 世纪 50~70 年代开展了推拿的生理作用及治疗机制的初步研究。第二个阶段是从 20 世纪 80 年代到 20 世纪末,推拿学科在与各基础学科相互交叉、相互渗透的情况下,得到比较快的发展,是拓展阶段。具体表现为研究的范围不断扩大,已经从人体实验扩展到动物实验,从临床疗效观察发展到手法、功法的作用机制研究。第三个阶段是从 21 世纪初至今,是推拿科研深化阶段,推拿的研究在原有基础上层次逐渐深入,研究成果从量变到质变,从研究发现到假说的形成,直到指导临床理论的出现。从单纯的临床指标观察,深入到对神经递质和免疫功能的研究,甚至基因水平的分子生物学领域的研究。推拿实验研究水平大幅度提高,实验设计方案也更加合理。

（一）推拿手法生物力学研究

1. 推拿手法固体力学研究　归纳目前推拿手法生物力学的研究主要围绕在软组织松解手法和脊柱矫正手法两大类。测试设备包括 FZ-Ⅰ型、ZF-Ⅱ型、TN-2 型中医推拿手法测力分析仪,PVDF 传感器、Ergocheck 检测系统压力传感器、生物力学材料实验机(MTS)、指压力测量仪和软组织张力测试仪、计算机三维运动分析系统等。

软组织松解手法是临床常用手法的重要组成部分,它以机械力的形式作用于人体体表的特定部位,对各个组织进行局部力学加载,引起各组织形态学变化、应力变化、位移变化和局部生化内环境变化而起到治疗作用,对抑制骨骼肌损害,纠正脊柱动力平衡失调效果明显。软组织松解手法研究中以㨰法研究最为深入,已有许多文献。进入 21 世纪后,随着技术手段的不断更新,手法的测试种类和仪器设备也逐渐增多,比以前有了较大改进。

脊柱矫正手法生物力学研究主要集中在颈、腰椎手法,即以拔伸手法和旋转扳法为主。实验常用方法分为在体实验、离体实验、物理模型和计算机数学模型四大类。实验常用测试手段有光弹法、三维有限元模型、MTS、应变片压力传感器、位移传感器等。已有生物力学模型和计算机信息技术在脊柱手法研究中的应用,其中,计算机信息技术在手法研究中应用包括三维有限元分析、三维动画仿真、计算机软件编程等方式。最常用的是三维有限元模型:利用计算机建立一系列能够表述实验标本的几何学和物理学特性的数学模型;在实验中,通过计算机输入指令,由既定数学模型计算得出相应参数改变来模拟标本自身的生物力学改变。

2. 手法运动学研究　手法运动学研究是指针对手法动作的外形特征进行研究,即手法动作的时间特征、空间特征和时空特征所表现出来的动作特点,是在不考虑质量和作用力的情况下研究动作的空间形态和动作随时间变化的规律。其主要研究手段是录像解析系统,包括美国的 PEAK 系统、Ariel 运动图像分析系统、KODAK 系统、日本 NAC 系统、德国 SIMI 系统、意大利 Elite 系统和中国爱捷解析系统。图像采集常用多机同步法,如定点三维正交法和直接线性变换法(DLT),并且已有成熟商业软件计算精度高。与手法动力学研究相比,手法的运动学研究相对较少。

3. 手法生物流体力学研究　手法生物流体力学研究是利用生物流体力学的基本原理观察推拿手法对血管中血液运动情况。

(二) 推拿手法生物学效应研究

当手法力作用于受术者肌肉上,相关的肌肉感受器会受到刺激,由感觉神经纤维传到脊神经进入脊髓后角,经过感觉运动中枢反馈,从运动神经传出信息,调节作用部位的肌肉和周围血管等一系列生理过程。如果手法力量过重反而会应激性引起受术者自身保护,达不到手法深透的效果。所以,手法最终目的是要以较小的力产生最大的手法生物学效应。

1. 推拿改善心脏血流的生物学效应　推拿不仅改善冠心病患者的临床症状,而且改善其左心功能。

2. 推拿镇痛的生物学效应　发现轻手法的镇痛作用是通过提高 β- 内啡肽的途径,而重手法水平的镇痛作用是通过应激反应的途径。

3. 静力推拿功法调身、调息、调心训练的生物学效应　认为其内在机制是通过躯体和精神意识的共存交互作用,上调了中枢 β- 内啡肽基因表达水平,β- 内啡肽的较高水平状态增强了机体体能和情绪调控能力,从而良性反馈作用于躯体和精神意识,形成三者良性循环反馈途径。

目前手法生物效应主要从热效应、免疫系统功能和神经生物学三方面开展研究。

(三) 手法规范化研究

规范化、标准化是科学研究的基础,也是一门学科成熟度的标志。推拿手法规范化研究是中医药规范化的重要组成部分之一,也是近年中医药行业科研专项发展的阶段性目标。如"持久、有力、均匀、柔和,从而达到深透"这一手法基本要求的规范化研究,需要相对准确的衡量标准与科学表达。推拿手法规范化研究有利于推拿学术整理、研究、提升和交流,有利于增加手法安全性和提高临床效果。

目前生物力学的方法已引入到推拿手法研究中,推拿手法Ⅰ型和Ⅱ型测试仪相继研制成功。应用计算机技术测量、记录并分析手法作用力的数字与模拟信号,使手法定量化实验研究向前推进。现在推拿手法研究的种类也逐渐增加,已涉及 5 大类 11 种手法,为手法操作参数规范化研究提供一定的参考依据。当前手法规范化研究不仅包括手法生物力学研究,还涵盖手法表述规范化研究、手法分类规范化研究等其他诸多方面。因此,如何建立起一个既符合中医推拿手法特色,又相对完善的推拿手法技术规范体系,是我们面临的重要课题之一。

（四）推拿动物模型研究

1. 脊柱相关疾病动物模型 动物模型是现代医学基础研究的首选方法。由于医学伦理学的限制，人体在体脊柱模型研究受到严格的限制，目前有关脊柱的基础生物力学数据多通过离体模型研究为主获得。但离体模型很难全面反映活体脊柱生物力学变化特性，尤其是中医推拿疗法常改善的"椎骨错缝"这种广泛存在于临床上、却难以得到影像学证实的征象，因此相关动物模型研究得到了研究人员的广泛关注。诱导推拿治疗脊柱相关疾病的动物模型方法主要如下：

（1）手法诱导造模方法：早期推拿治疗脊柱疾病相关造模研究多用手法诱导来干预。研究人员用手法诱导家兔脊柱损伤后，发现造模后脊髓细胞尼氏小体含量从第 2 天到第 10 天进行性减少。神经元的尼氏染色将变淡或消失意味着神经元受到了损害，出现轴突断裂、尼氏小体逐渐分解以至消散的现象，说明手法造成了脊柱损伤。研究人员继续用大鼠做了相同的研究，将造模方法中的一次性操作改进为重复手法操作造成脊柱强制后伸和旋转直至可触及椎旁肌肉痉挛后，发现手法造成创伤的动物尼氏小体含量在 8 天和 15 天均显著减少。类似研究也发现造模后的动物出现了消化道肌电活动的强烈抑制。后续研究人员将大鼠放置在一个立体定位架上，在腰 6 棘突上施加背腹方向压力造成椎体腹侧"椎骨错缝"。通过在大腿末端刺激胫神经来监测神经传导的变化，并且用一个双极针电极在同侧足部记录肌电灵敏度。在试验性"椎骨错缝"后肌电 H 波被延迟，比正常潜伏期长 15%。在人类类似的神经通路临床研究中，H 波潜伏期的相对增加被认为是由慢性压迫造成神经根损伤的明确证据。作者同时注意到在本试验中大鼠腰 6 试验性"椎骨错缝"后观察到大量钝圆不连续的 H 波，而钝圆不连续的动作电位是轴索变性的征象，说明造模造成了神经损伤。

（2）外科手术诱导造模方法：研究人员通过外科手术方法造成了大鼠可逆转的推拿治疗脊柱疾病相关动物模型。在大鼠相邻棘突间植入小插件，然后用橡皮筋将这些小插件连接起来，从而造成椎体错位，而经过一段时间在相应皮肤区域做一小切口把橡皮筋切断，可以将棘突间的连接的插件松解。他们观察到在橡皮筋连接插件的大鼠有脊柱侧凸，但是他们并没有在该模型上检测其他指标。另外，一些研究人员通过将胸 10 和胸 11 椎体的棘突用不锈钢螺丝连起来，紧接着用一个不锈钢弹簧连接这些椎体，诱导推拿治疗脊柱疾病相关动物模型。

国内，魏征等在研究脊柱相关疾病——冠心病病因时，采用手法推移造成家兔颈胸椎错位，并用克氏针及钢丝固定。通过实验动物术后心电图检测、心肌及相关部位神经根形态学检查，结果发现受试对象出现心电图缺血表现，心肌和错位椎体邻近的神经根出现缺血性损伤。家犬椎体错位后的血流动力学在造模前后有显著差异；同时其临床研究发现，脊柱整复手法可以治疗因椎体错位造成的冠心病、心绞痛等脊柱相关疾病。

（3）关节外支架固定造模方法：上海中医药大学附属岳阳中西医结合医院程英武研究团队通过制作外部连接固定系统，并采用该系统成功诱导了大鼠腰 4~6 "椎骨错缝"模型，发现随着外部连接固定时间的延长，模型大鼠造模节段椎体间刚度逐渐增加，造模节段屈伸活动范围逐渐减小，造模节段关节突关节和椎间盘出现退变，造模节段相应脊髓背角尼氏小体数量逐渐减少，并发生凋亡现象。同时，研究发现外部连接固定系统诱导的大鼠"椎骨错缝"模型产生相应变化的时间节点可能是造模后 4 周。

2. 膝骨关节炎动物模型 膝骨关节炎是常见病和多发病，是导致中老年人慢性肌肉骨骼疼痛和活动障碍的最主要原因。随着人口老龄化程度的加重，本病发病率日趋升高，严重危害着中老年人的健康。骨关节炎的病理过程是应力较高部位的关节软骨接触面广泛纤维化,伴有软骨下骨的骨质象牙化和硬化,关节边缘常常出现骨赘形成和骨改建活动,关节滑膜囊的纤维化以及滑膜非特异性炎症。虽然人类骨关节炎的自然病变过程不可能在动物模型身上精确再现出来,但可以显示人类骨关节炎的许多病理学特征,为治疗奠定一定的基础。膝骨关节炎动物模型制作方法主要有以下几种:

(1)关节内注射化合物诱发骨关节炎:多种化合物以关节腔内注射方式注入动物关节以后,可以出现类似于骨关节炎的病理改变。国外有学者向小鼠、大鼠、家兔关节腔内注射蛋白水解酶,如木瓜蛋白酶诱导关节软骨表层不规则并呈纤维化,软骨细胞减少。分子量为 2000 和 70000 的聚乙烯亚胺注入关节腔后,通过电镜发现关节软骨退变,超微结构改变,2 个月后发现膝关节畸形,大分子聚乙烯胺诱导组更严重。关节腔内注射碘乙酸钠(monosodium iodoacetate,MIA,细胞糖酵解抑制剂)也可诱导出膝骨关节炎的软骨改变,大鼠在注射后早期(1~7 天)出现软骨细胞退变、坏死、胫骨及股骨关节面变薄。注射后 28 天出现关节面破坏,56 天发现大面积的骨重建,部分关节出现软骨下囊及软骨下骨硬化。其他还有通过向家兔和小鼠关节腔内注射特异性细胞因子,如白细胞介素 -1(IL-1)和转移生长因子 -β,成功建立关节软骨退变模型。

(2)膝关节制动造模方法:只有保证关节的正常活动和负重才能维持关节软骨的构成成分、结构和功能。固定肢体使关节制动可以诱发固定关节软骨萎缩,致使软骨变薄、水肿、蛋白聚糖含量下降、结构改变及合成数量的下降,同时还有胶原合成及含量的增加。该模型适合对软骨退变过程的研究。常用的有新西兰大白兔管型石膏固定造模。用管型石膏伸直位制动法制作模型,固定范围自腹股沟以下 1.5cm 至踝关节下 3cm(趾端),膝关节伸直位,踝关节背屈 30°~60°,固定于伸直位,分别制动 4 周或 8 周。制动法 4 周以上均可造成不同程度的软骨损伤,软骨细胞和基质减少,关节面溃疡甚至软骨剥脱缺失;制动 8 周实验动物出现软骨损伤深达软骨中层甚至深达软骨深层,关节面溃疡形成并伴不同程度的炎症细胞浸润。制动 8 周关节液中 IL-1 水平较制动 4 周的升高更明显。软骨的这种改变很可能是软骨细胞缺乏营养造成的,因为制动肢体缺乏运动和负重,如果允许制动的肢体小范围活动,那么软骨退变的范围将明显减小。

(3)自发性骨关节炎模型:在自发形成骨关节炎模型中,早期的一般病理形态特征和人的骨关节炎相比,则出现更为严重的滑膜炎和关节囊的纤维化。许多品系的小鼠都可以出现自发性骨关节炎,近年最常用的是斑点杂交鼠、STR/ORT 和 C57B1 品系小鼠。自发性骨关节炎的发病率与品系和性别有关,老龄小鼠可高达 90%。该模型中骨关节炎病程的典型特征包括关节间隙变窄,骨赘形成,局部软骨损伤,染色显示的蛋白聚糖减少。另外,还有转基因小鼠,国外学者 Metsaranta 利用显微注射法构建缺失外显子 7 的一段 Ⅱ 型胶原基因,获得转基因 Del1 小鼠,发现突变后 Ⅱ 型胶原合成分泌减少,影响软骨发育;还有学者观察 Col9a1$^{-/-}$ 小鼠膝关节变化。发现与野生型小鼠相比,Col9a1 敲除 3 个月后即出现类似于膝骨关节炎的形态学改变,6 个月时出现蛋白多糖降解,与野生型相比,基质金属蛋白酶 -13(MMP-13)和盘状结构域受体 -2(DDR-2)明显增多,Ⅱ 型胶原降解显著增加,其膝关节退变表现随时间的增加而加重。

(4)关节内手术:通过手术破坏膝关节结构,使其生物力学环境失去平衡,诱发软骨退变也是诱导膝骨关节炎的一种方式。常用的动物有大鼠、新西兰大白兔。通过切除膝关节前后交叉韧带、内侧半月板及内侧副韧带,造成膝关节不稳定,引起关节软骨退变。Satsuma 将大鼠前交叉韧带切除后 2 周、4 周、6 周,发现关节软骨下骨细胞中的蛋白激酶 C 同工酶的分布发生不同程度的改变。Hulth 法则是较早出现,且常用的手术制备骨关节炎模型的方法。采用 Hulth 制作大鼠膝骨关节炎动物模型,手术显微镜下,依次切断膝关节的内侧副韧带,切除内侧半月板,切断前后交叉韧带,饲养 8 周后取标本。国内有学者将新西兰大白兔双后肢膝内侧髌韧带造成缺损,术后允许其自由活动,手术 7 天后每天强迫活动 1 小时。6 周、8 周后出现关节软骨细胞变化、基质分解破坏、滑膜增生等炎症及退行性改变,Mankin 评分及血清 MMP-13、肿瘤坏死因子 -α(TNF-α)水平增高。8 周组明显高于 6 周组。Moskowitz 采用切除内侧半月板前部的方法诱导出家兔关节退变性改变。2~3 周后就出现软骨中蛋白聚糖快速丢失,软骨纤维化,以及内侧胫骨平台内侧隆起处出现糜烂及骨赘形成。

第二节　推拿学临床研究进展

在推拿临床研究方面,20 世纪 50 年代后期,推拿的临床应用范围为骨伤、内、妇、外、儿等科病症,如 1959 年上海中医学院附属推拿学校根据民间推拿临床经验整理编著的《中医推拿学》,所列出的治疗病症即达 70 余种。50 年代末至 60 年代初,临床上开始逐步应用推拿治疗食管癌、胆道蛔虫病、小儿蛔虫性肠梗阻、小儿腹泻、流行性感冒、白喉、疟疾、乳腺炎、电光性眼炎、睑腺炎等病症。70 年代初,根据推拿止痛的作用,开展了推拿麻醉,应用于甲状腺摘除、疝修补、剖宫产、胃大部切除等 10 余种手术。70 年代中期到 80 年代,推拿治疗内、儿科疾病有了飞速的进展,如推拿治疗冠心病心绞痛、高血压、婴幼儿轮状病毒性腹泻、糖尿病等病症,其疗效及作用机制都可通过现代医学手段加以证实并进行阐述。从 80 年代至 90 年代,推拿治疗范围继续拓展,颈椎间盘突出症、颈性眩晕、巨大型腰椎间盘突出症、腰椎滑脱、糖尿病、早泄等疑难病的治疗取得了较为满意的疗效。从发表的文献来看,推拿学科治疗病种达 200 余种,其中以运动系统、神经系统、消化系统疾病为主。尤其是腰椎间盘突出症、颈椎病、肩关节周围炎、小儿腹泻已经成为推拿治疗首选的四大疾病。

进入 21 世纪以后,随着人们工作环境的变化,人口老龄化等问题的出现,推拿医务工作者为了适应新世纪疾病谱的变化,推拿临床科研工作者开展了许多新的临床诊疗方案研究,也获得了一系列如国家重点基础研究 "973 计划"、国家自然科学基金等重大科研项目支持。例如,为了应对长期久坐办公室白领们的亚健康状态,开展了推拿防治慢性疲劳综合征研究;针对青年女性患者开展的推拿治疗功能性痛经研究;为迎接人口老龄化的挑战,发挥推拿治未病特色,开展推拿功法易筋经防治老年骨骼肌减少症,并在居民社区进行推广,深受广大患者的欢迎,对提高老年患者上下肢肌肉耐力水平,增强平衡稳定能力,改善患者的心理抑郁状态有较好的效果;随着膝骨关节炎患者的增多,开展了推拿结合易筋经功法锻炼治疗膝骨关节炎的临床研究,拓展了推拿治疗的疾病谱。在有所突破的同时,也巩固了原来的推拿优势病种,在中医推拿治疗脊柱病的特色疗法中,有了新的理论认识,提出了 "筋骨失衡,以筋为先,筋骨并重" 的临床指导思想来治疗颈椎病和腰椎间盘突出症等脊柱相关疾病。

多年来,我国推拿事业取得了长足的发展,在许多重大疾病的防治方面,积累了丰富的经验,做了很多的工作,研制了许多有较好临床疗效的推拿特色方法,有的取得了突破性进展。但由于多种原因,推拿临床研究既往对科学的方法学重视程度不够,基本上缺乏大量的系统性评述研究,很少有直接的证据证实推拿的疗效,以致推拿对不少疾病有着确切临床疗效却未能得到充分的科学的证实。正是因为在研究方法学上的不够严谨,影响了推拿国际

笔记栏

化的进程。以常见有效的推拿治疗腰椎间盘突出症为例进行临床研究设计评价。推拿对该病的治疗和研究有近50年历史,系统评价既往已发表的推拿临床文章,发现主要存在以下问题:①临床研究多是以单中心为主,缺乏临床多中心、大样本的随机对照试验(randomized controlled trial,RCT)。在治疗性研究中,随机对照试验被公认为是评价治疗措施效果最科学、最严格的"标准研究方案",避免了偏倚,结论真实、可靠,验证强度高,是否采用RCT设计已成为判断临床研究质量高低的一个重要标准。试验过程中是否遵循赫尔辛基宣言进行伦理委员会监督和临床试验的注册不得而知;并且真正随机(有描述具体随机方法)和盲法使用较少。绝大多数只是书面随机,即提到了采用"随机分组",但没有介绍具体方法,缺乏可信度。盲法是消除观察性或测量性偏倚所必须借助的原则,在推拿临床研究中虽然很难做到,但实行严格的临床治疗、疗效评估和统计分析三分离的原则将有助于消除偏倚。②试验中剔除标准、脱落标准、中止和撤除标准,以及失访后的措施不明确,疗效评判标准未采用金标准,部分临床研究想当然地杜撰出自己的"优、良、可、差"疗效标准,更有甚者根本就没有疗效评价标准意识。推拿治疗的安全性评价、预后的随访、长期效应,以及成本-效益分析、成本-效果分析等卫生经济学评价做得较少。习惯于在临床研究结果报告中罗列每一种症状、病理表现的推拿治疗前后出现比率,或者只报告客观检查结果,这些都妨碍了临床试验的准确性。③未对试验组间观察对象基线情况进行描述,试验样本量、组间样本数分配比例不合理,研究结果的数据未经规范的统计学处理,致使组间可比性和数据准确性差,影响临床试验质量。④缺乏制定相关的质控标准,推拿术语使用不规范,同样的治疗手法名称不一样,未对推拿手法的选择、手法力、方向、时间、治疗次数等进行具体描述和规范,致使临床试验的可重复性差。⑤治疗结果阳性率偏高,有效率多在90%以上甚至100%,试验缺乏真实性。⑥数据的管理和统计分析有待提高,例如数据是否由第三方保存管理,并及时、完整、准确录入数据,保证数据质量。许多研究数据的统计学分析方法存在错误,所采用的统计软件多是未经注册。

基于以上存在的问题,引入循证医学到推拿临床试验研究中极为必要。循证医学极其重视最佳证据的来源及其评价。2000年,循证医学的主要创始人、国际著名临床流行病学家David Sackett在其主编《循证医学:如何实践和教学(第2版)》一书中对循证医学做了明确的定义:"慎重、准确和明智地应用目前可获取的最佳研究证据,同时结合临床医师个人的专业技能和长期临床经验,考虑患者的价值观和意愿,完美地将三者结合在一起,制订出具体的治疗方案。"循证医学的核心思想是在医疗决策中将临床证据、个人经验与患者的实际状况和意愿三者相结合。近些年,上海中医药大学、天津中医药大学等高校推拿研究团队,逐渐开展推拿疗法相关的循证医学研究表明,推拿手法可能对颈、肩部疼痛具有一定的疗效,且推拿手法治疗肩痛方面展现一定的长期疗效;推拿手法可能对腰椎间盘突出症是有效的,推拿结合针灸或中药对腰痛是有效的;推拿手法治疗纤维肌痛、膝骨关节炎、失眠等疾病是有效的;推拿手法对小儿腹泻是有效的。

临床证据主要来自大样本的随机对照临床试验(RCT)和系统性评价(systematic review)或荟萃分析(meta-analysis)。只有严格遵照循证医学要求,才能保证推拿临床研究证据的有效性,加强与国际Cochrane协作网及中国Cochrane中心的合作,尽快在推拿领域引进循证医学、系统性评述的方法,进行推拿研究,具有十分重要的意义。在推拿事业日益繁荣的今天,要实现与国际接轨,推拿疗效的可靠性必须有高质量的证据作为支撑。推拿循证化建设关系到中医推拿国际化的进程,是中医推拿得到国际认可的必要因素。

学习小结

1. 学习内容

	主要内容	主要仪器、方法
基础研究	推拿手法生物力学研究,包括手法固体力学、手法运动学、手法生物流体力学研究;推拿手法生物学效应研究,包括血液循环、镇痛、热效应、免疫系统功能、神经生物学等方面的研究;手法规范化研究;推拿相关动物模型研究,包括脊柱相关疾病动物模型、膝骨关节炎动物模型	手法测力分析仪、压力传感器、生物力学材料实验机(MTS)、指压力测量仪和软组织张力测试仪、计算机三维运动分析系统等;在体实验、离体实验、物理模型和计算机数学模型等实验方法
临床研究	常见临床病症,主要是腰椎间盘突出症、颈椎病、肩周炎、小儿腹泻等	临床常用检查仪器,临床疗效观察,临床诊疗方案,多中心临床诊疗评价

2. 学习方法 与推拿手法、生物力学和临床治疗相结合。

（严 振）

复习思考题

1. 简述推拿手法的基础研究进展。
2. 推拿临床多中心研究主要存在哪些问题?

附篇

◆◇◆ **第十二章** ◆◇◆

保 健 推 拿

> **学习目标**
>
> 1. 了解保健推拿,对推拿手法的宽泛应用、增强防病治病作用有所认识。
> 2. 了解他人保健推拿、自我保健推拿和小儿保健推拿具体方法。

第一节　保健推拿概述

保健推拿又称为保健按摩,是指针对健康人或处于亚健康状态的人而施行的一种推拿方法,具有强身健体、预防疾病和辅助治疗作用。根据不同实施主体可分为他人保健推拿和自我保健推拿两种;根据不同实施目的又可分为一般保健推拿、美容保健推拿及体育保健推拿等;根据不同理论体系还可分为中国传统保健推拿、欧美保健推拿及日本保健推拿等。本节主要介绍在传统中医学理论指导下的中国保健推拿,包括他人保健推拿和自我保健推拿。

目前现代医学体系由保健医学、预防医学、临床医学和康复医学构成,保健医学已成为现代医学不可缺少的组成部分。保健医学的对象是人的亚健康状态。1948 年,世界卫生组织(WHO)对健康的定义是"健康不仅为疾病或羸弱之消除,而系体格、精神与社会之完全健康状态"。亚健康状态,是指一个人没有达到疾病的诊断标准,但又达不到健康所应具备的要求。处于亚健康状态时,如果不及时采取必要的措施,就会发生疾病。保健医学的目的和任务,就是运用医学科学的理论知识,研究亚健康状态的发生原因、表现、发展和转归,并采取各种有效的手段,预防疾病的发生,恢复和促进健康。保健医学手段的介入时间,既在亚健康状态,又始于健康受到干扰的时候。中医学历来重视"治未病",强调预防为主、防重于治。《素问·四气调神大论》曰:"圣人不治已病治未病,不治已乱治未乱。"《灵枢·逆顺》曰:"上工治未病,不治已病。"中医学在长期医学实践积累过程中,对"治未病"逐步形成了多种多样、疗效肯定的干预手段,其中保健推拿就是保健医学理论在推拿学上的具体运用,强调以养生、防病为主要目的,不是治疗于已病之后,而是防病于未患之时。

保健推拿是中医推拿疗法的重要组成部分,同样有着悠久的历史,几千年前就受到中国医学家及养生学家的高度重视。如《素问·调经论》中就指出:"按摩勿释,著针勿斥,移气于不足,神气乃得复。"说明在秦汉时期保健推拿已成为保健和养生的重要手段。晋代葛洪所著《抱朴子·遐览》中曾提到有《按摩导引经》10 卷,惜已佚。但在梁代陶弘景所撰《养性延命录》中,曾转引《导引经》部分内容曰:"……平旦以两掌相摩令热,熨眼三过,次又以指搔目四眦,令人目明……又法,摩手令热,以摩面,从上至下,去邪气,令人面上有光彩。又法,摩手令热,揩摩身体,从上而下,名曰干浴,令人胜风寒、时气热、头痛,百病皆除。"《导引经》

的上述内容曾为许多书籍所推崇、引用。隋代的《诸病源候论》每卷之末,都附有导引按摩之法。当时,自我按摩作为按摩的一个内容十分盛行,它的广泛开展,说明按摩疗法重视预防,正所谓"正气存内,邪不可干"。隋唐时期,将中药制成的膏剂涂抹于人体体表,再行推拿手法的"膏摩"非常盛行,如《备急千金要方》中指出"小儿虽无病,早起常以膏摩囟上及手足心,甚辟寒风",这是最早有关小儿保健推拿的记载。这个时期已有按摩专科,并有按摩博士、按摩师、按摩工等职务名称,可见当时按摩已颇盛行。尤其是著名医学家孙思邈十分推崇按摩导引,他在《备急千金要方·养性》中提及:"按摩日三遍,一月后百病并除,行及奔马,此是养身之法。"孙思邈此论,既是对唐代以前养生学的继承,又是他自己经验的总结,对后世的影响很大。至宋代则有陈直在《养老奉亲书》中提出的老年人经常擦涌泉穴,可使晚年步履轻便,精神饱满。明代李时珍在《本草纲目》中肯定了膏摩的作用,文中记载"用马膏之甘平柔缓,以摩其急,以润其痹,以通其血脉"。清代徐大椿《兰台轨范》则记述了当时膏摩的盛况:"有人专用此(丹溪摩腰膏)治形体之病,凡虚人老人,颇有效验,其术甚行。"其中将膏摩用于老人虚人,体现了膏摩具有抗衰老和强身健体的保健作用。

保健推拿分为他人保健推拿和自我保健推拿。自我保健推拿(按摩)和功法锻炼的结合,古称为导引,是我国古代的重要养生方法之一。养生,又称摄生、道生、养性、卫生、保生、寿世等。养生一词最早见于《庄子·内篇》。所谓生,就是生命、生存、生长之意;所谓养,即保养、调养、补养之意。总之,养生就是保养生命的意思。保健作为医学专用术语,伴随现代医学传入中国。养生与保健,就个体保健角度而言,两词的含义基本一致。早在春秋战国时期,导引作为养生的重要手段见于《庄子·刻意》:"吹呴呼吸,吐故纳新,熊经鸟伸,为寿而已矣,此道引之士,养形之人,彭祖寿考者之所好也。"至后汉三国名医华佗模仿虎、鹿、熊、猿、鸟5种动物的动作创编"五禽戏",使中医导引养生术发展到一个崭新的阶段,为后世保健推拿(导引)养生术的出现,开辟了广阔的前景,并逐渐将自我保健推拿与肢体功法锻炼一起归入"导引"范畴。如隋代巢元方《诸病源候论》中的"宣导法",唐朝孙思邈《备急千金要方》中的"老子按摩法""婆罗门按摩法",以及梁代陶弘景《养性延命录·导引按摩篇》等均为自我保健推拿与功法锻炼相结合的养生法。以推拿和导引为代表的中医养生术在古代中国人民的养生保健活动中起着重要的作用,至今仍然是广大人群进行养生保健首选的主要手段之一。当前,保健推拿(按摩)的概念,已涵盖了以保健、养生为目的的手法操作与功法锻炼的保健方法。随着社会经济的稳定快速发展,人民生活水平逐渐提高,人们的健康意识逐渐加强,保健推拿以其方便有效、无毒副作用日益为人们所青睐和接受。保健推拿作为一种具有维护体内气血阴阳平衡的自然疗法在人体保健方面越来越受到人们的重视,为人类的卫生保健事业发挥了极其重要的作用。

第二节 他人保健推拿

他人保健推拿又称保健推拿、保健按摩等,如无特殊说明,多指全身保健推拿。除此之外,还有美容保健推拿、小儿保健推拿、体育保健推拿、手足反射区保健推拿。手足反射区保健推拿强调手足反射区在促进人体健康中的重要作用。美容保健推拿、小儿保健推拿、体育保健推拿都是保健推拿在不同领域的具体应用,与手足反射区保健推拿同属于保健推拿。保健推拿一般由专业推拿医生或职业按摩师操作,多为套路化操作,有一定的时间要求,但其本身没有特定的手法,一般的治疗性推拿手法都可用于保健推拿,如按法、指压法、揉法、推法、拿法、搓法、擦法、抖法、弹拨法、叩击法、拔伸法等手法较为常用。保健推拿一般并不特别强调准确的人体经络穴位,但大多保健推拿流派很重视背部膀胱经穴、督脉经穴、腹部的关元和气海、下肢足三里、足部涌泉等穴位的手法操作。根据各地区或流派的不同,全身保健推拿的操作程序虽然不尽相同,但大多仍遵循先俯卧后仰卧,先腰背部、头面部、上肢部,后下肢部的顺序。由于保健推拿以保健、休闲和放松为首要目标,不同于治疗性手法以治疗疾病为主要目的,更强调舒适性、节律性、协调性和连贯性,操作的力度也比治疗性手法要轻。

（一）俯卧位

选择适宜姿势,胸前、踝关节下各垫一薄枕头。

1. 掌按肩髋,对角牵拉　掌根着力,一掌按于肩胛骨上,另一掌按于对侧髂骨后方,同时用力按压,并作对角方向的分推牵拉,两侧交替,操作2~3遍。

2. 拿揉颈肩,弹拨颈项韧带　单手拿揉颈项部,双手拿揉颈肩部斜方肌、肩胛提肌等肌群2~3遍,然后弹拨两侧颈肌及项韧带2~3遍。

3. 点揉风池、风府穴　双手拇指或单手拇、示两指按点揉风池穴2~3遍,单手拇指按点揉风府穴2~3遍。

4. 指揉环枕筋膜　双手拇指指腹按揉环枕筋膜2~3遍。

5. 指推颈项部　从上向下分别按揉风府至大椎、两侧风池穴至大椎水平三线,行拇指推法操作2~3遍。

6. 合掌拿揉颈项　双手十指交叉,合掌置于受术者项部,以掌根做相对环形揉法,揉动数次,掌根相对用力夹住项部皮肤及肌肉向上提,再向下牵拉,操作2~3遍。

7. 掌揉肩背　在肩背部施掌揉法,用力要轻,主要沿膀胱经第一侧线进行,操作2~3遍。

8. 分推背部　以拇指桡侧缘连至鱼际桡侧着力,两手分别从脊柱向两侧腋中线分推;从第1胸椎平面以下,每一椎分推1次,至第12胸椎平面止,操作2~3遍。

9. 掌推肩胛内缘　一手稍上提起受术者的一侧上臂,使其肩胛部位显露,另一手以小鱼际着力,循肩胛内缘贴住皮肤滑推,操作2~3遍。

10. 按肩胛内缘　从肩胛内上角至下角将肩胛内缘分四等份,在交界五点处用拇指先用力点按后揉,然后向内侧弹拨肩胛内缘,操作2~3遍。

11. 按压弹拨肩井、秉风、天宗穴　点按揉肩背部两侧肩井穴、秉风穴、天宗穴,然后弹拨天宗穴,每穴操作1分钟。

12. 叩击背部　双手微握拳,循督脉、膀胱经第一侧线,用掌面叩击背部,持续半分钟。

13. 拿上肢　术者一手持受术者一侧腕部,将其稍抬离床面,一手从肩至手臂拿揉2~3遍。

14. 弹拨腋后及上肢　双手拇指弹拨肩胛骨外侧肌群及肱二头肌内侧2~3遍,然后弹拨三角肌、肱三头肌2~3遍。

15. 点按心包经　双手拇指从腋部开始沿上肢内侧正中线交替按压,至腕关节后双手拇指重叠按压劳宫穴,操作2~3遍。

16. 搓臂捋掌　受术者上肢自然垂于床边,术者一手在受术者上肢内侧,一手在外侧,双手快速搓动,搓移至手腕处后双掌夹住手掌向指端捋出,操作2~3遍。

17. 掌推背腰　掌根着力,沿督脉、华佗夹脊、膀胱经线路由上至下从大椎水平至腰骶部做推法,操作2~3遍。

18. 点按背俞穴　双手拇指点按揉背俞穴,操作1分钟。

19. 弹拨竖脊肌　拇指深按于腰部竖脊肌一侧,向对侧弹拨,也可往返运动。自上而下循序拨动,操作 2~3 遍。

20. 按揉腰背部　掌根吸定于腰背部,按膀胱经一、二侧线,自上而下按揉腰背部肌肉,操作 2~3 遍。

21. 分推腰背肌　双手掌根相对,置于第 1 腰椎处,手掌贴住施术部位,分别向两侧分推;自上而下至髂嵴,操作 2~3 遍。

22. 点按揉第 3 腰椎横突　拇指指腹着力,按压同侧第 3 腰椎横突,结合指揉和指拨法,操作 1 分钟。

23. 点按揉肾俞　双手拇指分别在两侧肾俞处点、按、揉,操作 1 分钟。

24. 点按揉腰眼　拇指指腹着力,按压同侧腰眼穴,结合指揉和指拨法,操作 1 分钟。

25. 指压臀部　以髂嵴高点后下方 2cm 处为中心,拇指指腹着力,按压同侧臀部,结合指揉和指拨法,操作 1 分钟。

26. 叠掌按腰　两手相叠置于腰中部,缓慢均匀向下按,持续片刻后,嘱受术者呼气的同时突然较用力下压,后迅速提手,操作 2~3 遍。

27. 擦腰骶　小鱼际或全掌横擦腰骶部,重点在八髎穴位置操作,以局部透热为度,操作半分钟。

28. 叩击腰骶部　双手虚掌或握空拳,沿督脉、两侧膀胱经第一侧线轻轻叩击腰骶部,然后单手虚掌在腰阳关处重点叩击,操作 1 分钟。

29. 㨰腰臀　沿同侧腰椎椎旁肌群至同侧臀部肌群操作,操作 1 分钟。

30. 揉臀部　掌根或肘部着力,按揉臀部肌肉,操作 2~3 遍。

31. 㨰大腿后侧　沿大腿后侧膀胱经直至小腿部,操作 2~3 遍。

32. 㨰大腿外侧　沿大腿外侧胆经操作,操作 2~3 遍。

33. 点按揉下肢经穴　环跳、承扶、殷门、委中、承山、昆仑穴。

34. 弹拨下肢外侧　双手拇指叠按置于环跳穴处,沿胆经方向自上而下弹拨下肢外侧肌群 2~3 遍。

35. 拿揉下肢后侧　在下肢后侧自上而下提拿,操作 2~3 遍。

36. 推下肢后侧　一手置于受术者骶部,一手掌自髂嵴平面开始从臀部经大腿后侧推至小腿后侧,用掌根推,推动速度应缓,遇皮肤较薄的部位(如腘窝)用力宜稍轻,但手掌应始终不离施术部位。

37. 拿跟腱　以拇指和中指指腹着力,拿提跟腱,重点是昆仑和太溪穴,结合指揉法,操作 2~3 遍。

38. 虚掌叩拍下肢后侧　双手虚掌同时或左右交替自上而下叩拍下肢后侧,操作 2~3 遍。

39. 另一侧腰及下肢操作　同 27~37。

(二) 仰卧位

头颈部和膝关节下方各垫一枕头。

40. 轮指推前额　双手手指张开,食指、中指、无名指、小指指腹依次划推过前额部,左右手交替,自前额正中线循序推进至两侧鬓角发际前缘,操作 3~5 遍。

41. 开天门　用拇指指腹在受术者印堂处按揉片刻,双拇指指腹轮流从印堂推至上星,在上星处双拇指稍用力叠按,叠按后拇指迅速回置印堂,操作 3~5 遍。

42. 轻抹前额　拇指指腹着力,自印堂穴同时向两侧分抹至太阳或头维穴,结合按揉穴位,点线结合,抹三揉十,反复操作 3~5 遍。

43. 抹双柳　双拇指指腹沿双眉缓慢从攒竹推至鱼腰,鱼腰抹至太阳,中间不停顿,操作 3~5 遍。

44. 运眼周、抹鱼尾纹　抹双柳后,拇指围绕眼眶沿攒竹 - 睛明 - 四白 - 太阳 - 鱼腰 - 攒竹做环形推法,操作 3 次后拇指置于四白穴点、按、揉;行手法一次后依原路线推抹整理 1 次,在四白穴稍用力以缓解手法的刺激。操作 3~5 遍。

45. 拿睛明、振睛明　单手拇指、食指指腹相对用力,捏拿睛明穴,亦可双手合掌,将小指末节尺侧置于睛明穴处,前臂静止性用力,在睛明穴处行振法,操作 3~5 遍。

46. 轻抹眼眶　拇指指腹着力,沿上眼眶下缘和下眼眶上缘,自内向外分抹,结合按揉攒竹、鱼腰、承泣穴,点线结合,抹三揉十,操作 3~5 遍。

47. 擦鼻翼两旁　双手手指伸直,食指、中指成剪刀状,置于鼻翼两旁,快速往返推擦;在操作过程中可食中两指、中无名两指交替进行。操作半分钟。

48. 揉太阳　拇指指腹置于太阳穴,先用拇指指腹桡侧做前后、上下的椭圆形揉法,再改为指腹环形揉法,操作片刻;然后由太阳推至头维,在头维穴按揉片刻,反复操作 3~5 遍,再回置太阳。

49. 推抹面颊　拇指指腹着力,沿面颊部阳明经循行路线,呈 "V" 字形推抹,结合按揉四白、地仓、颊车、听宫、头维穴,点线结合,抹三揉十,操作 3~5 遍。

50. 搓掌沐面　搓热双掌后,连续在受术者下颌 - 颊部 - 额部来回做环形摩法,反复操作 3~5 遍,手掌离面部皮肤似挨似不挨,若浴面状。

51. 搓揉耳郭　拇指指腹和食指中、末节桡侧面,对指搓揉耳郭最外缘、对耳轮、耳甲腔、耳垂,最后轻轻牵拉耳垂,操作 3~5 遍。

52. 搓耳根　双手手指伸直,食指、中指成剪刀状,置于耳根前后两侧,快速来回搓动至耳根发热。

53. 按百会、掐四神聪　拇指指腹在百会穴按揉;然后以拇、食、中、无名四指前后左右分置于四神聪穴,吸定后向百会方向内收牵引头皮,操作 3~5 遍。

54. 扫散少阳　拇指桡侧或食、中、无名、小指四指指腹着力,在两颞部自前向后快速单向轻推,100~200 次。

55. 拿五经　五指指腹分别对应督脉、太阳经、少阳经,自前额发际处边拿边向头顶部滑移,10~20 遍。

56. 叩击头部　双手食、中、无名、小指四指指间关节自然弯曲,腕关节有节律地上下摆动带动指端叩击头部 3~5 遍。

57. 勾揉项背　自第 2 胸椎棘突向上至枕骨粗隆,沿督脉、华佗夹脊及太阳经 5 条线;中指或食、无名指协同着力,逐节勾揉,每个点 10~20 次,每条线 3~5 遍。

58. 拉摩项背　自第 2 胸椎棘突向上至枕骨粗隆,沿督脉及太阳经 3 条线,四指指腹着力,边向上托,边向头部方向滑移,透热为度。

59. 勾揉风池、风府　中指或食、无名指协同着力,每穴操作半分钟。

60. 拿手三阴与手三阳　指腹着力,两手协同,自肩部开始,沿手三阴与手三阳经边拿边向下滑移,10~20 遍。

61. 拿揉曲池　拇指指腹按于曲池穴,其余四指协同用力,边拿边揉,操作半分钟。

62. 拿揉内关、外关　拇指与中指指腹分别按于内关与外关穴,协同用力,边拿边揉,操作半分钟。

63. 拿揉合谷　拇指指腹按于合谷穴,其余四指协同用力,边拿边揉,操作半分钟。

64. 摇肩抖肩　托肘环摇肩关节,正反各 5~10 遍;继之,握住腕关节,边牵拉边抖肩关节,操作半分钟。

65. 掌搓上肢　双手对掌着力,自上而下搓揉上肢,操作 3~5 遍。

66. 搓摩掌心　掌搓上肢后,双手掌置于腕部,拇指指腹沿腕背横纹向两侧分推,顺势拇示两指协调用力,将手腕背伸,拇指推搓掌心部,操作 3~5 遍。

67. 横拨手背肌筋　一手握住手掌部,一手拇指指腹自外向内横向划拨手背侧肌筋,操作 3~5 遍。

68. 捻拨十指　拇指指腹与食指桡侧相对用力,拿住手指根部两侧,在一定牵拉的基础上边捻边向指端滑移,每指 3~5 遍;继之捏住手指前后侧,先屈伸活动指间关节,然后突然用力牵拉手指 1 次,有时可闻及"咔嗒"声,注意用力不宜过大过猛。

69. 另一侧上肢操作　同 60~68。

70. 分推胸胁部　双手拇指从前正中线向相反方向沿肋间隙分别推至两侧腋中线;从锁骨第 1 肋间隙依次向下分肋,男分推 5 肋,女分推 2.5 肋。

71. 揉摩任脉　中指指腹着力,自天突穴开始,沿任脉边揉摩边向下滑移,结合按揉天突、膻中穴,2~3 遍。

72. 开胸顺气　手指并拢,指腹着力,自天突穴沿任脉至中庭穴,自上而下,左右手交替推动,操作 10~20 遍。

73. 下推中脘　手指并拢,指腹着力,自中庭穴沿任脉至神阙穴,自上而下,左右手交替推动,操作 10~20 遍。

74. 分抹腹部　双掌平贴于腹正中线上,由前正中线自上而下向两侧分抹,操作 3~5 遍。

75. 横摩腹部　掌根着力,从一侧侧腹中线推至对侧侧腹中线,然后四指横摩回到原位,并按上腹 - 脐旁 - 下腹依次滑推,操作 3~5 遍。

76. 斜摩腹部　两手掌置于受术者肋下侧腹,一手从侧腹横推过腹中线经侧腹达髂嵴,再循原路回置,两手交替滑推,操作 3~5 遍。

77. 点按揉中脘、天枢、气海　拇指点、按、揉中脘、天枢、气海,每穴操作 1 分钟。

78. 摩揉脘腹　全掌着力,以脐为中心,呈环形摩揉脘腹,操作 1 分钟。

79. 提拿腹肌　双手指尖同向,双掌分别置于受术者两侧腹中线,掌面紧贴皮肤,由两侧腹向中间脐部合拢,拇指与余四指在合拢的过程中提拿掌下皮肤及腹肌,提拿片刻,用振法,后松开,双手回置侧腹,操作 3~5 遍。

80. 掌振神阙　以劳宫对准神阙穴,施以掌振法,操作半分钟。

81. 下推关元　手指并拢,指腹着力,自神阙穴沿任脉至趾骨联合处,自上而下,左右手交替推动,操作 10~20 遍。

82. 合揉下肢内外侧　两手握拳,以第 2 指间关节和指掌关节之间的指背面顶住下肢的内外两侧,稍加压力做环形的揉法,自大腿揉至小腿,操作 3~5 遍。

83. 提拿足三阴、足三阳　拇指与余四指分别在下肢内侧、外侧处进行节律性的提捏,自上而下至踝部弹拨一下踝上跟腱,操作 3~5 遍。

84. 弹拨腿外侧　双手拇指叠按自上而下弹拨大腿及小腿外侧肌群 2~3 遍。

85. 㨰腿部内、外、前侧　在大腿内、外、前侧处行㨰法,操作 3~5 遍。

86. 掌推下肢　掌根着力,沿下肢内侧三阴经、前侧阳明经、外侧少阳经,自大腿根部向下推移,每条线操作 3~5 遍。

87. 拿揉血海、梁丘　以拇指和中指指腹分别对应梁丘和血海穴,边拿边揉,操作半分钟。

88. 点按膝眼　双手拇指同时点按内、外膝眼穴半分钟。

89. 揉搓膝周　双掌虎口分别置于膝部髌骨上缘及下缘处,以虎口着力左右快速揉搓10~20遍。

90. 按揉阳陵泉、足三里、三阴交　拇指指腹着力,按揉阳陵泉、足三里、三阴交穴,每穴操作半分钟。

91. 屈膝摇髋　握踝扶膝,屈膝屈髋,环摇髋关节,正反各 5~10 遍。

92. 摇踝部　下肢伸直,一手握住小腿下部,一手握住足背部,环摇踝关节,正反各5~10 遍。

93. 横拨足背肌筋　一手握住足掌部,一手拇指指腹自外向内横向划拨足背侧肌筋,操作 3~5 遍。

94. 推摩涌泉　双手握住足掌部,双手拇指自掌心经涌泉穴推至足趾部,操作10~20 遍。

95. 另一侧下肢操作　同 82~94。

96. 牵抖下肢　双手握住踝关节,边牵拉边左右上下抖动,操作半分钟。

(三) 禁忌证

1. 各种诊断不明确的急性外伤性疾病如骨折、截瘫,以及严重的骨质疏松。

2. 各种感染性、传染性疾病,如丹毒、骨髓炎、化脓性关节炎、脓毒血症、肝炎、骨结核等。

3. 有出血倾向或正在出血的部位、血液病或内脏溃疡穿孔以及皮肤异常,如单纯性紫癜、过敏性紫癜、血友病、烫伤、湿疹、溃疡性皮炎等。

4. 各系统危重疾病,如急性脑出血、心肌梗死急性期、肝衰竭、肾衰竭及各种恶性肿瘤等。

5. 妇女月经期或妊娠期,腹部和腰骶部操作要谨慎,一些活血化瘀作用的穴位处禁用手法,如三阴交、肩井、合谷等。

6. 各种原因引起的神志不清如昏迷、醉酒,以及精神病患者。

(四) 注意事项

1. 明确推拿操作的禁忌证。

2. 操作时应选择舒适的环境,受术者应处于放松的体位,有利于术者和受术者心理及生理上的放松。

3. 保健推拿手法操作强调舒适性和节律性,操作时要求手法动作连贯协调,以达到舒适放松保健的目的。

4. 保健推拿手法力度要适度,操作时应由轻到重,由浅入深,循序渐进。

5. 术者操作过程中注意力要集中,应随时观察受术者的反应。

6. 保健推拿手法套路可根据受术者的具体情况做适当调整。

第三节　自我保健推拿

自我保健推拿又名自我按摩,是指在自己身上实施推拿手法的操作方法,即通过自己的双手按摩自身经络腧穴或其他体表部位达到防病治病、强身健体、养生保健的作用。自我按摩是最早的一种按摩术,由按摩腹部及患处减轻疼痛开始。战国至秦汉时期已变成治疗常见病的方法。《素问·异法方宜论》指出"痿厥寒热"之症,治宜"导引按跷"。1973 年长沙马王堆汉墓出土的帛画导引图,描绘了导引姿势 44 种。晋代葛洪《抱朴子·道意》有以"自摩"法治疗头痛、腹痛的记载。魏晋南北朝至隋唐时期,自我按摩被广泛应用于强身防病。隋代巢元方《诸病源候论》每卷之末都介绍了养生方导引法。宋至明清时期,自我按摩渐趋完善,种类和方法已相当丰富,应用范围亦很广泛,许多医学著作中都作了专门论述。自我保健推拿有着鲜明的中国传统文化烙印,是中医学的特色疗法之一。中国传统自我保健推拿特点:①以防病益寿为目标;②与导引动功紧密结合;③与气功内练相互为用;④受道、佛、儒文化影响较深;⑤以头面部为操作重点;⑥形成简单易行的套路化操作法;⑦将自我推拿融合于日常生活中。

自我保健推拿手法比较简单易行,主要有按、摩、擦、拍、叩、搓、熨等。甚至不必以手为之,如涌泉可以两足互搓,牙齿可以上下相叩,口唇可以以舌撩之。某些活动关节类手法,在自我按摩时,就相应转化成运膏肓、摇天柱、摆臂、洒腿等类似导引的动作。

自我保健推拿名目繁多,可酌情择要而行,或重点在某一部位操作。如有时间全身操作,其顺序一般是头面、躯干、上肢、下肢,取其通络顺气之意。正如《修真精义杂论》所言:"终须从首至足,令相承取通也。"

由于我国传统的自我保健推拿法极为丰富,本节从中精选了 22 式实用、有效而见诸文字的传统自我保健推拿法作为介绍。流传于民间的自我保健推拿法大多是从这些传统方法中演变而来的。

1. 梳头

操作方法:以双手指腹交替自前发际紧贴头皮梳向后枕部,先中间后两边,先轻后重,至头皮微微发热即可,以舒适为度。自前向后为一拍,可做 4 个八拍,或次数不限,多多益善。

功效主治:清热祛风,活血安神。可防治头痛、感冒、头发早白、脱发、失眠等。

注意事项:操作前应剪除指甲,也可以用齿疏而圆钝的木梳或玉梳代替,用力不可过重。

2. 叩顶

操作方法:十指微屈,以双手指端从后枕部沿头顶两侧逐渐叩向前发际,先中间后两边,先轻后重,以舒适为度。自后向前为一拍,可做 4 个八拍,或次数不限,多多益善。

功效主治:疏风解表,活血养发。可预防感冒、头痛,防治秃发和头发早白。

注意事项:操作前剪除指甲。

3. 乘额

操作方法:擦热两手,双手交替以掌心和掌根,从印堂部向上直推至前发际,先轻后重,以舒适为度。自下向上为一拍,可做 4 个八拍,或次数不限,前额发热舒适为度。

功效主治:抗皱美颜,宁心安神。可预防头痛、失眠,减少额纹或延缓额纹的产生,达到颜面美容的效果。

注意事项:实际操作时可沿眼眶上缘向两边进行。

4. 摩面

操作方法:两掌相搓至热,先以双手中指紧贴鼻翼两旁,沿鼻梁两侧引导双掌向上直擦,至额部后两掌左右分开,继沿耳前缓缓向下擦回,往复循环,一周为一拍,可做 4 个八拍,或次数不限,以面部发热舒适为度。

功效主治:宣肺祛风,养颜安神。可预防感冒、失眠,防治颜面部雀斑、痤疮,达到养颜美容之效。

注意事项:操作前应搓热双掌,指掌应随面部的凹凸形状做适当调整,特别是鼻翼两旁凹陷处,是面部皮肤最毛糙和最易生雀斑的部位,不要遗漏。手法不宜过重。

5. 熨眼

操作方法:两掌互搓至极热,即以双手掌心或小鱼际部捂于眼部熨之,默数八拍,再搓再熨,可熨 4 次,或至舒适为度。

功效主治:温通气血,祛风明目。可消除眼睛疲劳。

注意事项:操作时不要用力按压眼球,以免引起意外。

6. 拭目

操作方法:两掌互搓至极热,接"熨眼"之后,即以小鱼际或鱼际部自内眼角向外眼角轻拭。自内向外为一拍,可做 4 个八拍,或次数不限,以眼周微热舒适为度。

功效主治:祛风明目,消肿养颜。可预防眼部疾病,防治眼周水肿和皱纹,解除眼部疲劳。

注意事项:操作时手法不宜过重,以免引起意外。

7. 擦鼻

操作方法:擦热双手,微握拳以两手拇指指间关节背侧骨突部于鼻梁两侧同时上下摩擦,或以中指指腹摩擦。上下一周为一拍,可做 4 个八拍,或以热为度。

功效主治:滋阴润肺,宣通鼻窍。可防治感冒鼻塞头痛,不闻香臭。

注意事项:手法力量轻重适度。

8. 叩齿

操作方法:微闭双目,上下牙齿轻轻叩击,一般以自己刚刚能听到叩齿声为度。可心中默数至 4 个八拍,或次数不限,多多益善。

功效主治:坚齿防龋,固体养颜。可坚固牙齿,预防牙齿脱落及龋齿。

注意事项:叩齿不宜太重,以防造成损伤,且叩齿时应集中精神,双目微闭。

9. 按耳窍

操作方法:以双手中指指端同时按于双耳窍中,约 3 秒后,双指同时向外拔出;或以双手掌心按住整个耳郭,约 3 秒后,双掌同时向外拔出。一按一放为一拍,可做 4 个八拍,或以舒适为度。

功效主治:聪耳祛邪,开通耳窍。可防治耳鸣,耳聋。

注意事项:中指指甲要剪短,稍低于指端。操作时下按宜缓慢,外拔要突发用力。中耳炎已化脓者禁用本法。

10. 鸣天鼓

操作方法:以两掌掩双耳,双手十指自然伸直置于后枕部,食指叠按中指之上,以食指向下、中指向上的爆发力弹击枕部"脑户"穴处。双手同时弹击一次为一拍,可做 4 个八拍。

功效主治:聪耳明目,醒脑安神。可防治头痛,头晕,健忘,失眠。

注意事项:弹击宜有力,务使耳中声闻如鼓。

11. 擦颈项

操作方法:头略前倾,一手扶按头顶固定头部,一手掌心置于颈项后部,行横擦法,可双手互换操作。来回一次为一拍,可每侧做 2 个八拍,共做 4 个八拍,或以透热为度。

功效主治:行气活血,通络养脑。可防治颈椎病、落枕及颈项强痛,并能改善脑部血液供应,预防脑部各种缺血性疾病。

注意事项:颈项部有皮肤病或皮肤破损者不宜操作。

12. 摇天柱

操作方法:先做头部的前倾后仰和左右侧转,然后做头部的左右侧倾摆动,随之做顺时针和逆时针方向的摇头动作。前倾后仰一次或左右侧转一次或左右侧摆一次摇头一周为一拍,每个动作可做 4 个八拍,或以舒适为度。

功效主治:舒筋活血,行气通络。可防治颈椎病,颈项强直,上肢麻木,头痛,头晕。

注意事项:运动的幅度应由小到大至生理限度位,速度宜缓慢进行。如出现眩晕等不适感,应减小幅度,减慢速度,直至逐渐停止。有颈椎病者应在医生指导下进行,椎动脉型颈椎病、脊髓型颈椎病及其他严重颅脑或颈椎病变者禁用此法。

13. 拿上肢

操作方法:一手抬起,另一手利用五指指腹之力,从肩部开始经上臂到小臂揉捏,反复操作 3~5 遍,期间使用拇指螺纹面按揉曲池穴 1 分钟、内关穴半分钟,做完一侧上肢再做另一侧。

功效主治:祛风解表,清热利湿。可以防治肩周炎、肩臂不举、颈椎病、颈肩臂麻木疼痛、心胸闷痛不舒、胸胁疼痛、头晕、失眠、多梦、口眼喎斜、胃痛、恶心、呕吐。

注意事项:上肢穿着应当宽松,便于操作,用力均匀柔和,操作细腻。如防治失眠,于睡前拿揉上肢内侧效果显著。

14. 扳摇腕

操作方法:双手五指分开,相互交叉,然后交叉之手做顺时针和逆时针方向各旋转摇动 5~6 次,最后双手相互背伸和掌屈各 5~6 次,做完一侧腕部再做另一侧。

功效主治:松解粘连,滑利关节。可防治腕部腱鞘炎,腕部腱鞘囊肿,腕部扭伤,上肢麻木,头晕,失眠,恶心。

注意事项:动作宜柔和,不可用力过大,注意手腕部充分休息,切不可疲劳活动,治疗期间避免热水刺激,养成温水洗手的习惯。

15. 捋十指

操作方法:一手的食指中节尺侧和中指中节桡侧相夹合,将另一只手的手指从指根部捋向指尖部并迅速滑出指端,在滑出指端时常可以听到清脆的响声,依照拇指、食指、中指、无名指、小指的次序进行,反复操作 3~5 遍,做完一只手再做另一只手。

功效主治:行气活血,调理脏腑。可防治手指腱鞘炎,手指硬皮病,手指麻木,退行性关节炎,咳嗽,气喘,腹泻,便秘,心慌,胸闷。

注意事项:用力均匀,主要是疏通气血,不必强求听到响声,手指若有伤口应避开操作。手指麻木多反映颈椎病或一过性脑缺血,双侧对称性出现手指发麻是糖尿病周围神经病变的常见症状。

16. 摩肚腹

操作方法:站位、坐位或卧位均可,左掌叠按于右手指之上,置于腹部,双手同时在腹部做顺时针方向的缓缓摩腹动作。循环一周为一拍,可做 4 个八拍,或次数不限,多多益善。

功效主治:健脾宽中,消食导滞。可防治腹胀、腹痛、便秘、呕吐、消化不良,还可用于减肥。

注意事项:宽衣解带直接置于腹部摩之更佳,用于饭后助消化可边散步边摩腹,如用以治疗便秘,在摩至左下腹时可稍加用力向下推动。

17. 运膏肓

操作方法:头略前倾,颈略上提,竖脊拔背,双手握空拳置于两胁,提双肩向上并向前环转。环转一周为一拍,可做 4 个八拍,或次数不限,以舒适为度。

功效主治:宽胸行气,活血怡神。可防治背痛、肩胛间区牵掣不适即胸部拘紧,预防咳嗽痰喘,还可消除疲劳,令人精神振奋。

注意事项:操作时应缓缓而行,或先慢后快。该法的动作要点在于运动肩胛骨部,不要仅仅做肩关节的运动,使肩胛骨与胸廓之间形成相对运动,并使菱形肌等肩胛间区内的肌群受到充分的牵引,还可通过扩胸、耸肩等动作作用于胸椎。操作时若感到肩胛骨下有弹响声

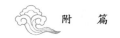

且伴有明显的疼痛,为该区病变较重、病程较久的表现,更应勤行此法。

18. 捶腰背

操作方法:站立位,双手握拳,两臂交替有节奏地向后甩,以拳眼部捶击腰背部中线,捶击胸椎时用力宜重。每捶一下为一拍,共做 4 个八拍,或次数不限,多多益善。也可坐位操作,先左拳反捶左背八拳,再右拳反捶右背八拳,最后双拳齐捶背部两个八拳。

功效主治:行气活血,宣肺益肾。可防治背痛、胸痛和肩周炎,还可宣肺化痰、补益肾气。

注意事项:操作时应由轻至重,以能忍受为度,捶击点应由下至上,并尽可能地高,同时应注意髋关节的转动配合。

19. 摩肾堂

操作方法:去上衣或仅穿贴身内衣取坐位或站位,先搓两掌至极热,然后于腰部两侧同时做上下直擦或由外向内摩转。每次为一拍,可做 4 个八拍,或次数不限,以透热为度。

功效主治:补肾强腰,清热利湿。可防治腰膝酸软等腰腿疾患,也可预防遗精、赤白带下、小便频数等泌尿、生殖系统疾病。

注意事项:本法中"肾堂"是指腰椎两侧、肋骨以下、髂嵴以上以"肾俞"穴为中心的较大区域,并不局限于一个点。操作时可配合收腹提肛动作。

20. 推下肢

操作方法:用拇指桡侧缘或食、中两指螺纹面吸定下肢部,自上而下压住受术部位,按照下肢后侧、下肢外侧、下肢前侧的顺序做直线单方向移动进行直推。操作时,要求动作轻快连续。一般频率每分钟 200~220 次,以推后皮肤不发红为佳。

功效主治:解肌发表,宣通气血。可防治下肢静脉曲张,下肢水肿,痉挛,腰腿酸软等疾患。亦可用于减肥。

注意事项:单方向直推,动作连续,防止跳跃,用力不宜过大。

21. 洒腿脚

操作方法:站立位,右手扶墙,左手自然下垂,左脚站立,右脚蹬踢并前后摆动,下肢前踢时用力,后摆时放松。前后摆动一次为一拍,可做 4 个八拍,或次数不限,多多益善。也可在行走或仰卧位时做踢腿动作。

功效主治:行气通督,健利腰脚。可增强体质,还可用于老年退行性膝骨关节炎、下肢类风湿关节炎及中风后遗症的康复锻炼。

注意事项:动作幅度应由小渐大,并尽可能地增大,速度不应过快,以防损伤。

22. 擦涌泉

操作方法:坐位或仰卧位,以左右手小鱼际或掌根摩擦对侧足底。以透热为度。也可两足相擦。

功效主治:滋肾固精,安神助眠。可强壮腰膝,增强体质,有助于改善睡眠。

注意事项:临睡前热水洗脚后擦之更佳。

第四节　小儿保健推拿

小儿保健推拿是指医者以中医理论为指导,结合小儿体质特点,辨证论治运用相应的推拿手法作用于特定的部位和经络穴位,以调整脏腑经络气血功能,从而达到预防保健作用的方法。小儿机体"稚阳未充,稚阴未长",脏腑娇嫩,形气未充,心肝常有余,肺脾肾常不足,

"纯阳"之体,生机蓬勃,发育迅速,故发病常以外感疾病和内伤饮食为多,病位多在肺、脾、肾三脏,具有易发病,易传变,气清灵,易康复的特点,故保健着重于肺脾肾三脏的调养。小儿保健推拿遵循头面部、上肢、胸腹、腰背、下肢的顺序,手法轻柔舒适,温婉大方,舒适度高,小儿容易接受。由于小儿肌肤细嫩,故而在手法操作时,为防止皮肤擦伤及增加手法效果,多使用滑石粉、茶油、冬青膏等介质。

（一）肺常不足

开天门、推坎宫、揉太阳、揉迎香、揉合谷、揉天突、擦胸骨、擦背、揉风池、拿肩井。

（二）脾常不足

揉中脘、揉脐、揉丹田、摩腹、按揉足三里、捏脊、揉脾俞、揉胃俞。

学习小结

1. 学习内容

	主要内容	主要方法
他人保健推拿	俯卧位和仰卧位全身保健推拿法	按、摩、揉、擦、压、推、拿、搓、抖、摇等手法操作
自我保健推拿	22 式自我推拿法	从头顶到足底共 22 个操作法
小儿保健推拿	肺常不足和脾常不足的小儿保健推拿操作	按、摩、揉、推、拿、捣、运、点、捏脊等手法操作

2. 学习方法　保健推拿方法与推拿手法人体训练相结合。

（唐宏亮）

复习思考题

1. 什么是保健推拿?
2. 保健推拿有哪些方法?
3. 他人保健推拿有何特点?
4. 中国传统自我保健推拿有何特点?

◇◇◇ 主要参考书目 ◇◇◇

［1］严隽陶 . 推拿学［M］.2 版 . 北京：中国中医药出版社，2009.

［2］罗才贵 . 推拿治疗学［M］. 北京：人民卫生出版社，2006.

［3］彭裕文 . 局部解剖学［M］.6 版 . 北京：人民卫生出版社，2004.

［4］柏树令 . 系统解剖学［M］.2 版 . 北京：人民卫生出版社，2010.

［5］房敏，刘明军 . 推拿学［M］. 北京：人民卫生出版社，2012.

［6］刘明军，孙武权 . 推拿学［M］.2 版 . 北京：人民卫生出版社，2016.

［7］金义成，孙武权 . 海派儿科推拿［M］. 上海：上海科学技术出版社，2019.

复习思考题
答案要点

模拟试卷